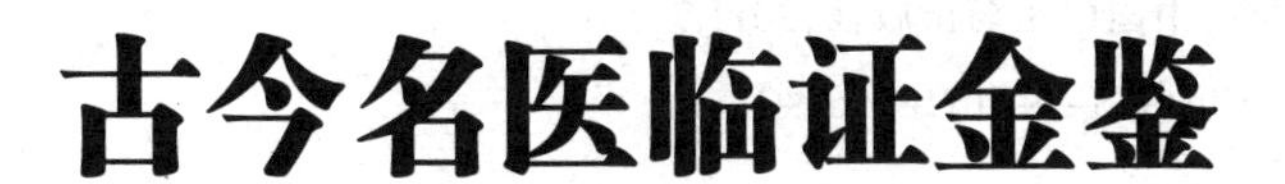

五官科卷

单书健　陈子华　编著

中国中医药出版社
·北京·

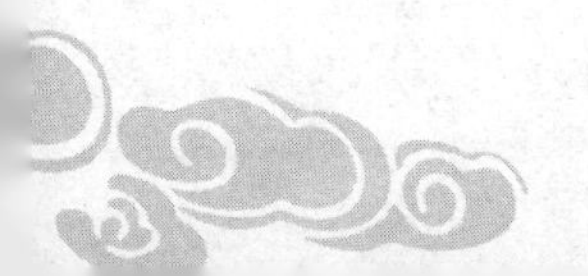

图书在版编目(CIP)数据

古今名医临证金鉴.五官科卷/单书健等编著.--2版.
--北京:中国中医药出版社,2011.7

ISBN 978-7-5132-0468-2

Ⅰ.①古… Ⅱ.①单… Ⅲ.①中医五官科学:临床医学—经验—中国 Ⅳ.①R24②R276

中国版本图书馆 CIP 数据核字(2011)第 078176 号

中国中医药出版社出版
北京市朝阳区北三环东路 28 号易亨大厦 16 层
邮政编码 100013
传真 010 64405750
保定市中画美凯印刷有限公司印刷
各地新华书店经销
*
开本 880×1230 1/32 印张 12.875 字数 255 千字
2011 年 7 月第 2 版 2011 年 7 月第 1 次印刷
书 号 ISBN 978-7-5132-0468-2
*
定价 23.00 元
网址 www.cptcm.com

如有印装质量问题请与本社出版部调换

社长热线 010 64405720
读者服务部电话 010 64065415 010 64065413
书店网址 csln.net/qksd/

序

十年前出版之《当代名医临证精华》丛书，由于素材搜罗之宏富，编辑剪裁之精当，一经问世，即纸贵洛阳，一版再版，为医林同仁赞为当代中医临床学最切实用、最为新颖之百科全书。一卷在手，得益匪浅，如名师之亲炙，若醍醐之灌顶，沁人心脾，开慧迪智，予人以钥，深入堂奥，提高辨治之水平，顿获解难之捷径，乃近世不可多得之巨著，振兴中医之辉煌乐章也，厥功伟矣，令人颂赞！

名老中医之实践经验，乃中医学术精华之最重要部分，系砺练卓识，心传秘诀，可谓珍贵之极。今杏林耆宿贤达，破除“传子不传女，传内不传外”之旧规，以仁者之心，和盘托出；又经书健同志广为征集，精心编选，画龙点睛，引人入胜。熟谙某一专辑，即可成为某病专家，此绝非虚夸。愚在各地讲学，曾多次向同道推荐，读者咸谓得益极大。

由于本丛书问世迨已十载，近年来各地之新经验、新创获，如雨后春笋，需加补充；而各省市名老中医珍贵之实践经验，未能整理入编者，亦复不少，更应广搜博采，而有重订《当代名医临证精华》之议，以期进一步充实提高，为振兴中医学术，继承当代临床大家之实践经验，提高中青年中医辨治之水平，促进新一代名医更多涌现，发展中医学术，作出卓越贡献。

与书健同志神交多年，常有鱼雁往还，愚对其长期埋首发掘整理老中医学术经验，采撷精华，指点迷津，详析底蕴，精心编辑，一心为振兴中医事业而勤奋笔耕，其淡泊之心志，崇高之精神，实令人钦佩。所写“继承老中医经验是中医学术发展的关键”一文，可谓切中时弊，力挽狂澜，为抢救老中医经验而呼吁，为振兴中医事业而献策，愚完全赞同，愿有识之士，共襄盛举。

顷接书健来函，出版社嘱加古代医家经验，颜曰：古今名医临证金鉴。愚以为熔冶古今，荟为一帙，览一编于某病即无遗蕴，学术发展之脉络了然于胸，如此巨构，实令人兴奋不已。

书健为人谦诚，善读书，且有悟性，编辑工作之余，能选择系之于中医学术如何发展之研究方向，足证其识见与功力，治学已臻成熟，远非浅尝浮躁者可比。欣慰之余，聊弁数语以为序。

八二叟朱良春谨识

时在一九九八年夏月

继承老中医经验是中医学术发展的关键

理论-实践脱节与文字之医

理论-实践脱节，即书本上的知识，包括教科书知识，并不能完全指导临床实践。这是中医学术发展未能解决的首要问题。形成理论-实践脱节的因素比较复杂，笔者认为欲分析解决这一问题，必须研究中医学术发展的历史，尤其是正确剖析文人治医对中医学术的影响。

迨医巫分野后，随着文人治医的不断增多，中医人员的素质不断提高，因为大量儒医的出现，极大地提高了医生的基础文化水平。文人治医，繁荣了中医学，增进了学术争鸣，促进了学术发展。

通医文人增加，对医学发展的直接作用是形成了以整理编次医学文献为主的学派。如许叔微、王肯堂、张景岳、沈金鳌、徐大椿等，他们步入医林之前均为享誉文坛的文人。由于儒家济世利天下的人生观，促使各阶层高度重视医籍的校勘整理、编撰刊行，使之广为流传。

文人治医对中医学术的消极影响约有以下诸端：

尊经崇古阻碍了中医学的创新发展。

两汉后，在儒生墨客中逐渐形成以研究经学，弘扬经书和从经探讨古代圣贤思想规范的风气，后人称之为经学风气。

这种学风对医学之影响自宋代始已十分显著，严重地束缚了医学的发展，近人谢利恒曾指出："儒家所谓道统者，移之而用于医者，于是神农、黄帝犹儒家之二帝三王，仲景、元化犹儒家之有周公、孔子矣。于是言医者，必高语黄农，侈谈灵素，舍是几不足与于知医之列矣。"一语道中了儒家尊经崇古之风给中医学带来的影响。宋以来，中医基础理论方面的著作，几乎均以对《内经》《难经》《伤寒论》的注释与发挥为主要形式，于解释不通，已见有悖之处，宁可提出所谓错简、脱衍等故，也不敢自立新说。

医经研读、类编、校正、考据、荟萃、发微、问难解惑、钩玄构成了当时医学著作的主体。如徐灵胎所说："言必本于圣经，治必尊于古法"，经典著作乃"金科玉律，不可增减一字"。尽管这些文献的整理对文献保留作出了贡献，但成为一种时尚，则将习医者带入尊经泥古的误区。儒家"信而好古"，"述而不作"一直成为医学写作的指导思想，这种牢固的趋同心理，削磨、遏制了医家的进取和创新。

尊经泥古带给医坛的是万马齐喑，见解深邃的医家亦不敢自标新见，极大地禁锢了人们的思想，导致了医学新思想的难以产生及产生后易受抑压。也导致了人们沿用陈旧的形式来容纳与之并不相称的新内容，从而限制了新内容的进一步发展，极大地延缓了中医学的发展。

侈谈玄理，无谓争辩。

我国现代科学的前辈任鸿隽先生，在《论中国无科学之原因》中指出："秦汉以后，人心梏于时学，其察物也，取其当然而不知其所以然，其择术也，骛于空虚而行避实际。"一些医学家受理学方法影响，以思辨为主要方法，过分强调理性作用，心外无物，盲目夸大了尽心明性在医学研究中的地位，对医学事实进行随意的演绎推理，以至于在各家学说中掺杂了大量的主观臆测、似是而非的内容（宋代以前文献尚重实效，宋代以后则多矜夸偏颇，侈谈玄理，思辨攻讦之作）。

无谓争辩中的医家，所运用的思辨玄学的方法，使某些医学概念外延无限拓宽，反而使内涵减少和贫乏，事实上思辨只是把人引入凝固的空洞理论之中。这种理论似乎能解释一切，实际上却一切都解释不清。它以自然哲学的普遍性和涵容性左右逢源，一切临床经验都可以成为它的诠注和衍化，阻碍和束缚了人们对问题继续深入的研究。理论僵化，学术惰于创新，通过思辨玄学方法构建的某些理论，不但没有激起后来医家的创新心理，反而把人们拉离临床实践的土壤。如薛立斋、赵献可的“肾命说”，孙一奎的“三焦说”，张景岳对朱丹溪的无谓争辩。实际上，三焦、命门之争，玄而又玄，六味、八味何以包治百病？

无病呻吟，附庸风雅的因袭之作。

“立言”的观念在文人中根深蒂固，一些稍涉医籍的文人，悠哉闲哉之余，也附庸风雅，编撰方书，有的仅是零星经验，有的只是道听途说，或率意为之、东拼西凑的因袭之作。对此，有一些医家也曾提出批评。

重文献，轻实践。

受到经学的影响，中医学的研究方法大抵停留在医书的重新修订、编次、整理、汇纂，呈现出“滚雪球”的势态。文献虽多，而少科学含量。从传统意义上看，尚有可取之处，但在时间上付出的代价是沉重的，因为这样的思想延缓了中医学的发展。

医经系统，历代数百注家，或节录或串讲，洋洋大观。

伤寒系统，有人统计注释《伤寒》不下千余家，主要是编次、注释，但大都停留在理论上的发挥和争鸣，甚或在如何恢复仲景全书原貌等问题上大作文章，进而争论诋毁不休，站在临床角度上深入研究者太少了。马继兴先生对《伤寒论》版本的研究，证明“重订错简”几百年形成的流派竟属子虚乌有。

方药系统，或简编，或扩编，历代本草方书洋洋大观。

各科杂病系统不成体系。因为在这个系统中，绝大多数医著实际上是方书。如《刘涓子鬼遗方》《妇人大全良方》是外、妇科著作，还是方书？当然列入方书更为恰当。有少数不能列入方书系统的，也是多方少论。

整个中医研究体系中重经典文献，轻临床实践是十分明显的。

一些医家先儒而后医，或弃仕途而业医，他们系统研究中医时多已年逾不惑，还要从事著述，真正从事临床的时间并不多，即使写出有影响的医著，其实践价值仍需推敲。

苏东坡曾荐圣散子方，某年大疫，苏轼用圣散子方而获效，逾时永嘉又逢大疫，又告知民众用圣散子方，而贻误病情者甚伙。东坡序曰：

昔尝见《千金方》三建散，于病无所不治。孙思邈著论以谓此方用药节度不近人情。至于救急，其验特异，乃知神物效灵，不拘常制，至理开惑，智不能知。今余所得圣散子，殆此意也欤。自古论病，惟伤寒至危急，表里虚实，日数证候，汗下之法，差之毫厘，辄至不救。而用圣散子者，不问阴阳二感，状至危笃者，连饮数剂则汗出气通，饮食渐进，更不用诸药连服取差。其轻者，心额微汗，正尔无恙，药性小热，而阳毒发斑之类，入口即觉清凉，此不可以常理诘也。时疫流行，平旦辄煮一釜，不问老少，各饮一大盏，则时气不入其门。平居无病，空腹一服则百疾不生。真济世之宝也……（圣散子方中多为温燥之品）

陈无择《三因方》云：此药实治寒疫，因东坡作序，天下通行。辛未年，永嘉瘟疫，被害者不可胜数。盖当东坡时寒疫流行，其药偶中而便谓与三建散同类。一切不问，似太不近人情。夫寒疫亦自能发狂，盖阴能发躁，阳能发厥，物极则反，理之常然，不可不知。今录以备寒疫治疗用者，宜审究寒温二疫，无使偏奏也。

《冷庐医话》记载了苏东坡孟浪服药自误：

“士大夫不知医，遇疾每为庸工所误。又有喜谈医事，孟浪服药以自误。如苏文忠公事可惋叹焉。建中靖国元年，公自海外归，年六十六。渡江至仪真，舣舟东海亭下。登金山妙高台时，公决意归毘陵。复同米元章游西山，逭暑南窗松竹下。时方酷暑，公久在海外，觉舟中热不可堪。夜辄露坐，复饮冷过度，中夜暴下，至旦惫甚，食黄芪粥，觉稍适。会元章约明日为筵，俄瘴毒大作，暴下不止。自是胸膈作胀，不欲饮食，夜不能寐。十一日发仪真，十四日疾稍增，十五日热毒转甚。诸药尽却，以参苓瀹汤而气寖止，遂不安枕席。公与钱济明书云：某一夜发热不可言，齿间出血如蚯蚓者无数，迨晓乃止，困惫之甚。细察病状，专是热毒根源不浅。当用清凉药，已令用人参、茯苓、麦门冬三味煮浓汁，渴即少啜之，余药皆罢也。庄生闻在宥天下，未闻治天下也。三物可谓在宥矣，此而不愈在天也，非吾过也。二十一日，竟有生意，二十五日疾革，二十七日上燥下寒，气不能支，二十八日公薨。余按病暑饮冷暴下，不宜服黄芪。迨误服之，胸胀热壅，牙血泛溢，又不宜服人参、麦门冬。噫！此岂非为补药所误耶？”

林昌彝《射鹰楼诗话》亦有如上之记载。

文人治医，其写作素养，在其学问成就上起到举足轻重的作用。而不是其在临床上有多少真知灼见。在中医学发展史上占有重要地位的医学著作并非都是经验丰富的临床大家所为。

众所周知的清代医家吴鞠通所著的《温病条辨》全面总结了叶天士的卫气营血理论，成为温病学术发展的里程碑，至今仍有人奉为必读之经典著作。其实吴鞠通著《温病条辨》时，从事临床只有六年，还不能说是经验宏富的临床家。

《温病条辨》确系演绎《临证指南》之作，对其纰谬，前哲今贤之驳辨批评，多为灼见。研究吴鞠通学术思想，必须研究其晚年之作《医医病书》及其晚年医案。因《温病条辨》成书于1798年，吴氏40岁，而《医医病书》成于道光辛卯(1831)年，吴氏时已73岁。仔细研究即可发现风格为之大变，如倡三元气候不同医要随时变化，斥用药轻描淡写，倡治温重用石膏，从主张扶正祛邪，到主张祛除邪气，从重养阴到重扶阳……。

明代医学成就最著者，一为李时珍之《本草纲目》，一为王肯堂之《证治准绳》。《证治准绳》全书总结了明代以前中医临床成就，临床医生多奉为圭臬，至今仍有十分重要的学术价值。但是王肯堂并不是职业医生、临床家。肯堂少因母病而读岐黄家言，曾起其妹于垂死，并为邻里治病。后为其父严戒，乃不复究。万历十七年进士，选翰林院庶吉士，三年后受翰林院检讨，后引疾归。家居十四年，僻居读书。丙午补南行人司副，迁南膳部郎，壬子转福建参政……独好著书，于经传多所发明，凡阴阳五行、历象……术数，无不造其精微。著《尚书要旨》《论语义府》《律例笺释》《郁冈斋笔麈》，雅工书法，又为藏书大家。曾辑《郁冈斋帖》数十卷，手自钩拓，为一时刻石冠。

林珮琴之《类证治裁》于叶天士内科心法多有总结，实为内科之集大成者，为不可不读之书，但林氏在自序中讲得清清楚楚：本不业医。

目尽数千年，学识渊博，两次应诏入京的徐灵胎，亦非以医为业，如《洄溪医案》多次提及：非行道之人。

王三尊曾提出“文字之医”的概念（《医权初编》卷上论石室秘录第二十八）：“夫《石室秘录》一书，乃从《医贯》中化出。观其专于补肾、补脾、舒肝，即《医贯》之好用地黄汤、补中益气汤、枳术丸、逍遥散之意也。彼则补脾肾而不杂，此又好脾肾兼补者也。……此乃读书多而临证少，所谓文字之医是也。惟恐世人不信，枉以神道设教。吾惧其十中必杀人之二三也。何则？病之虚者，虽十中七八，而实者岂无二三，彼只有补无泻，虚者自可取效，实者即可立毙……医贵切中病情，最忌迂远牵扯。凡病毕竟直取者多，隔治者少，彼皆用隔治而弃直取，是以伐卫致楚为奇策，而仗义执言为无谋也。何舍近而求远，尚奇而弃正哉。予业医之初，亦执补正则邪去之理，与隔治玄妙之法，每多不应。后改为直治病本，但使无虚虚实实之误，标本缓急之差，则效如桴鼓矣。……是书论理甚微，辨症辨脉则甚疏，是又不及《医贯》矣……终为纸上谈兵。”

“文字之医”实际的临床实践比较少，偶而幸中，不足为凭。某些疾病属于自限性疾病，即使不治疗也会向愈康复。偶然取效，即以偏概全，实不足为法。

文字之医为数不少，他们的著作影响左右着中医学术。

笔者认为理论与实践脱节，正是文人治医对中医学术负性影响的集中体现。

必须指出，古代医学文献临床实用价值的研究是十分艰巨的工作。笔者虽引用王三尊之论，却认为《石室秘录》《辨证录》诸书，独到之处颇多，同样对非以医为业的医家，如徐灵胎、林珮琴等之著作，亦推崇备至，以为不可不读。

老中医经验是中医学术精华的重要组成部分

中医药学历数千年而不衰，并不断发展，主要依靠历代医学家临床经验的积累、整理提高。历代名医辈出，多得自家传师授。《周礼》有“医不三世，不服其药”，可见在很早人们即已重视了老中医经验。

以文献形式保留在中医典籍之中的中医学术精华仅仅

是中医学术精华的一部分。为什么这样说，这是因为中医学术精华更为宝贵的部分是以经验的形式保留在老中医手中的。这是必须予以充分肯定、高度重视的问题。临床家，尤其是临床经验丰富、疗效卓著者，每每忙于诊务，无暇著述，其临床宝贵经验，留下来甚少。叶天士是临床大家，《外感温热篇》乃于舟中口述，弟子记录整理而成。《临证指南医案》，亦弟子侍诊笔录而成，真正是叶天士自己写的东西又有什么？

老中医经验，或禀家学，或承师传，通过几代人，或十几代或数百年的长期临床实践，反复验证，不断发展补充，这种经验比一般书本中所记述的知识要宝贵得多。

老中医经验形成还有一些形式，虽然并未禀承家学师传，但也十分珍贵。一些药物、方剂、治法，通过老中医自己的领悟、验证，或通过其加减变化，或发现了最佳药量，或发现了文献中未记载的作用，或对其适应症提出了明确选择标准，疗效提高，乃至于十分确切；经过整理提高，文献中的知识，确定无疑地变成了老先生自己的经验。这种经验也经过老中医长达几十年的临床验证，弥足可珍。

书中的知识要通过自己的实践，不断摸索不断体会，有了一些感受，才能真正为自己所利用。目前中医教材中也确实存在着理论与实际脱节的情况，纸上千般妙，临证却不灵。在这种情况下，锻炼提高临床水平，并非易事。真正达到积累一些经验，不消说对某些疾病能形成一些真知灼见，就是能准确地把握一些疾病的转归，亦属相当困难，没有十年二十年的长期的摸索，是不可能的。很显然，通过看书把老中医经验学到手，等于间接地积累了经验，很快增加了几十年的临床功力，这是中青年医生提高临床能力的必由之路。全面提高中医队伍的临床水平，必将对中医学术发展产生极大的推动作用。

笔者在前面谈了文人治医对中医学术的影响，其中最重要的不利影响，就是重理论轻实践，因而在实践经验性极强的中医学文献中，反而缺少系统的真正能指导临床实践的文献，这确实是一大遗憾。

文献是人类文明、文化繁荣、科技进步、历史发展的记录和显著标志。文献是创造的"中介"，是社会科学能力的两翼。丰富的科学的不断增殖的、不断被利用的文献，是一门科学不断发展的基础。

通过我们的努力，使老中医经验发掘整理出来，形成一次文献，必将极大地丰富祖国医学中的临床医学文献。鉴于中医临床文献尚显薄弱的现状，整理老中医经验，当然具有极其重要的文献价值了。

中医理论的发展源于临床经验的整理和升华，临床经验整理之著作，又成为理论发展之阶梯，如《伤寒论》《脾胃论》《湿热病篇》等。临床医学的不断发展是中医理论发展的基础。

老中医经验中不乏个人的真知灼见，尤其是独具特色的理论见解、自成体系的治疗规律都将为中医理论体系的发展提供重要的素材。尤其是传统的临床理论并不能完全满足临床需要时，理论与临床脱节时，老中医的自成规律的独特经验理论价值更大。

抢救继承老中医经验是中医学术发展的当务之急

目前,中医学面临着严峻的考验和前所未有的挑战:

临床范围的窄化,临床阵地的不断缩小,有真才实学而又经验丰富的老中医寥若晨星,信仰人群的迁移,观念的转变,全面发展中医临床已不复可能。

科研指导思想的偏差。不断用现代医学、现代科学去证明,去廓清中医学,中医永远处于这种地位,是难以按自身规律发展的。科研成果大部分脱离了中医药学的最基本特点,以药为主,医药背离,皮之不存,毛将焉附?

中医教育亦不尽人意。由于教材中对中医学的一些基本概念的诠释,与中医理论大相径庭,或以偏概全,尤其是中西并举,使学生无法建立起中医的思维方式,不能掌握中医学的精髓,不能用中医的思维方式去认识疾病,这是中医教育亟待解决的问题。中医学术后继乏人,绝非危言耸听,而是严酷的现实。

在强大的现代医学冲击下,中医仍然能在某些领域卓然自立,是因为其临床实效,现代医学尚不能取而代之。这是中医学赖以存在的基础,中医学的发展亦系之于此。无论从中医文献理论—实践脱节的实际状况,还是从培养中医临床人才,提高临床疗效来看,抢救、发掘、继承老中医经验,都是中医学术发展的战略起点和关键所在。

单书健

凡　例

一、《古今名医临证金鉴》，意在选取古今临床家于中医临证确有裨益之经验，以资临床借鉴。宗此标准，古代文献之选辑，以明清文献为主。

二、编排层次，每卷均先列古代文献，继以现代文献（1949年尚在世者均列入现代医家），其下分列病种，进而胪述各家经验。古代医家一般以生卒时间为序。每病之下，系统论述者居前，医话医案居后。间有部分理论论述，或内容顺序不宜后置者，而提置于前。病下各家经验，多为一篇。间有数家因不便以一篇介绍者，未予合并。

三、编入各卷中的医家均为声名显赫的大家，故介绍从简。间或有生卒时间无考者，只得抱憾缺如。

四、文献来源及整理者，均列入文后。未列整理者，多为老先生自撰。或所寄资料未列，或转抄遗漏，间亦有之，于兹恳请见谅。

五、古代文献，以保持古籍原貌为原则。间有体例欠明晰者，则略作条理，少数文献乃原著之删节摘录，皆着眼实用，意在避免重复，把握要点。

六、古代文献中计量单位，悉遵古制，当代医家文献则改为法定计量单位。一书两制，实有所因。

七、历代医家处方书写，各有特色，药名强求统一，似觉与原来风格不谐，故多遵原貌，不予划一。

八、曾请一些老先生对文章进行修改或重新整理素材，以突出重点，使主旨鲜明，识邃意新；或理纷治乱，而重新组构，俾叶剪花明，云净月出。

九、各文章之题目多为编纂者所拟，或对仗不工，或平仄欠谐，或失雅训，或难概全貌，实为避免文题重复，勉强而为之，敬请读者鉴谅。

《古今名医临证金鉴·五官科卷》述要

单书健　陈子华

《黄帝内经》对眼与眼病的认识已有很大的进步。首次提出：目、眼、眶、外眦（锐眦）、约束、络、白眼、黑眼、瞳子、目系等名称及其生理功能，并对某些眼病的病机作了初步探讨，记载了30余种眼部病症。已初具眼的生理、解剖、病机等方面的理论基础。

《内经》论及耳鼻咽喉口齿科疾病有耳聋、耳鸣、耳中有脓、耵聍、鼽嚏、鼻衄、鼻渊、喉痹、猛疽、瘖、口糜、口疮、齿痛、龋等30多种。

隋朝巢元方等人所撰《诸病源候论》中，卷二十八列目病专篇共38候。此外，伤寒病、温病、妇人病、小儿病等候中还收载不少与全身病相关的眼症。书中提到的解剖名词，除目、眼、白睛、黑睛、瞳子、眦等外，还首次应用了睑、眉、睫毛、缘等名词。多从风热、痰饮、脏腑虚损，血气不荣等方面认识；对眼病症状的描述则较前人详细，这些都为以后眼科临床证候诊断打下了一定的基础。其中对于耳鼻咽喉口疾病，设有专卷论述，列症69候，还有不少疾病散见于其他各卷中，全书论及耳鼻咽喉口齿疾病有130多候。

孙思邈《千金要方》、《千金翼方》，将鼻、口、舌、唇、齿、喉、耳病归为七窍病，收集治法甚多，列方291首，灸法14首。此外，还列有通九窍药品、衄血药品、耳聋药品、口舌干燥药品、坚齿药品、口疮药品等。治疗方面，除了内治之外，更广泛地采用药物外治、手术、针灸、砭法、导引及食疗等。

王焘所编《外台秘要》，所载治疗五官鼻咽喉口齿疾病药方不下400首。

隋代已采用拔牙手术，唐代政府所编的《新修本草》上载有用汞合金镶牙补牙的方法(引自《本草纲目》)，兔唇修补术，也在这个时期被采用。另据文献记载，唐代邵英俊著有《口齿论》和《排玉集》(即《口齿方》)，但已佚失。

唐初武德年间设立的太医署中，已将耳、目、口、齿疾病从内、外科范围内划分出来，自成一科，称“耳目口齿科”。

此期对后世眼科影响较大的著作有《诸病源候论》、《备急千金要方》、《外台秘要》、《龙树眼论》、《刘皓眼论准的歌》等。另外，还有《陶氏疗目方》、《天竺经论眼》等眼科医书，以及其他医籍中收藏的眼科资料。

孙思邈所著《备急千金要方》与《千金翼方》中，有丰富的眼科资料。对眼科病因进行了总结，归纳为19因，并在《内经》的基础上，发展了眼科脏腑病机，内外治法并重，介绍内治和外用处方约80个。

王焘撰《外台秘要》，卷二十一专论眼疾，收载了数十种医书的150首眼科处方。该书所引《天竺经论眼》，从内容上分析，并非印度医学的翻译作品，而是受了印度医学生理、解剖观点影响的我国早期的眼科专著。

《刘皓眼论准的歌》是晚唐时期，在《龙树眼论》的影响下著成的另一部眼科专书。该书所载的五轮歌及眼病的内、外障分类法，对中医眼科学术的发展影响深远。

此外，唐朝已能配制假眼。据《太平御览》所载："唐崔嘏失一目，以珠代之。"

王怀隐等人所著《太平圣惠方》之卷三十二与卷三十三，眼科病症约60种，治眼方剂500多首，基本上总结了唐以前的眼科成就。

南宋《三因方》最早提到"八廓"一词，但没有阐述具体内容。大约成书于南宋末叶的《葆光道人眼科龙木集》才首次介绍了八廓的名称和内容，主要是论眼病的病机，并未配属眼位。

元朝危亦林所著《世医得效方》之卷十六为"眼科"。其内容分总论、各论、附篇三部分，总论中对五轮所配眼位作了调整，使其与《灵枢·大惑论》所划眼部与脏腑相应的关系相吻合；对八廓，不仅首次配上了天、地、火、水、风、雷、山、泽等八象名称，而且还给每一廓配属了眼位，充实了八廓的内容。各论列七十二症，每症之症状描述主要以《刘皓眼论准的歌》为基础。

元末，有托名孙思邈著之《银海精微》。该书总论中对八廓又分别上了乾、坎、艮、震、巽、离、坤、兑的八卦正名。至此，八廓的每一廓都有了三种名称。该书各论载有81种病症。其中66种已见于唐宋文献。

南宋赵希鹄的《洞天清录》一书记载："叆叇，老人不辨细书，以此掩目则明。"叆叇，即是眼镜，说明早在宋朝我国已开始用眼镜矫正视力。

《太平圣惠方》有耳鼻咽喉口齿科内容四卷，《圣济总录》有耳鼻咽喉口齿科内容达十二卷，基本上已成为一部专科专著。

明朝中叶，徐春甫辑《古今医统大全》，其眼科部分仍列72症，有证有方。此外，该书还首次转载了《原机启微》十八篇原文。

明朝薛己等撰《薛氏医案》，同样收入了《原机启微》这部重要的眼科专著，并于其后附录了各家论述摘要、前贤医案，和按十剂分类的39个处方及治疗小儿眼病的25个处方等，都具有较高的参考价值。

王肯堂所辑《证治准绳》，在“七窍门”内有眼科专篇。其总论首次对五轮、八廓等词的含义作了解释，而且对八廓之配位，一反过去与五轮重叠的见解，而改为眼正面的八方配位法。这种主张被后世不少医家所接受。各论汇集眼部病症170余种，凡肉眼所能见到的症状，几乎都作了描述，对临床诊断很有帮助，而且书中的病症名多为后世所采用。

明朝末叶，龚信的《古今医鉴》、龚廷贤的《寿世保元》、赵献可的《医贯》、张介宾的《景岳全书》等，都有眼科专篇。其共同特点是注重整体辨证，而不采用五轮八廓学说。

明末，傅仁宇辑眼科专书《审视瑶函》。介绍名医医案、五轮八廓、运气学说等；主要讨论眼科的基础理论，论述眼病的病因病机，收入了《原机启微》的十八节原文与处方；列眼病108症，所述病理与辨证，主要以《内经》与《证治准绳》为依据。黄庭镜著《目经大成》，该书有不少突出的见解。

顾锡的《银海指南》，该书把八廓的功能与经络联系起来，而且与《审视瑶函》一样，认为八廓内迹可寻，有病时才能从眼部血络的走向与位置分辨出来。书中所用以病因、脏腑等分析眼部病症的方法，明确而实用。

此外，明清其他眼科专书，如程玠的《眼科应验良方》、邓苑的《一草亭目科全书》、王子固的《眼科百问》，及撰人不详的《异授眼科》《眼科奇书》等，对后世也有一定影响。

清·陈梦雷等所编《古今图书集成·医部全录·目门》共十三卷。择要辑录历代眼科文献，前为医论，后为方药、针灸、导引、医案等，内容丰富，颇有参考价值。

清代中医眼科较有创见的著作不多。黄岩的《秘传眼科纂要》和康维恂的《眼科菁华录》等，在当时还有一定的影响。

明代耳鼻咽喉口齿科，也有不少新的成果。明初《普济方》中“身形”一集共四十三卷，其中耳鼻咽喉口齿科便占十八卷之多。陈实功《外科正宗》载有鼻息肉摘除手术，其法“用细铜箸二根，箸头钻一小孔，用丝线穿孔内，二箸相离五分许，以二箸头直入鼻痔根上，将箸线绞紧，向下一拔，其痔自然拔落。”薛己《口齿类要》一书，论述喉舌口齿诸病，是传至今日的口齿科专书中较早的一本，其中附有验案多则。

王肯堂《证治准绳》中列有耳病、鼻病、咽喉病、口病、齿病、唇病等七类，说明其分科辨证施治更为细致。

吴谦等人编著《医宗金鉴》，整理古人及前人的医疗经验，内容丰富，载有耳鼻咽喉口齿唇舌的疾病约50余种，并附有绘图，便于明了患病的部位。

乾隆12年（公元1744年）到光绪28年（公元1902年）中，白喉、烂喉痧等疫喉先后四次大流行，此时喉科有较快的发展，专书陆续问世，如《喉科指掌》、《尤氏喉科秘书》、《咽喉经验秘传》、《重楼玉钥》、《经验喉科紫珍集》等不下40多种，其中《重楼玉钥》首先提出用养阴清肺汤治疗白喉，对于抢救白喉病人起到较好的效果。除此有专论疫喉的，如《喉白阐微》、《疫痧草》、《白喉全生集》、《白喉治法忌表抉微》、《痧喉正义》、《白喉条辨》等30多种。因为经过反复的临床验证，至此对抗疫喉有了比较完善的治法。

《古今名医临证金鉴·五官科卷》，所收病种较少。一则中医临床范围的狭化，实际如此，二则我进行的工作尚不尽人意。

尽管现代眼科学进展迅速，但对眼底疾病之疗效，仍不及中医药，故《古今名医临证金鉴·五官科卷》眼科部分只选取眼底疾病及内眼疾病。

陈达夫先生熟谙内妇儿科，循内科以究眼科，遵六经以统目病。中心性视网膜脉络膜炎陈氏体会当属太阴厥阴病变，多虚中挟实之证，法当滋补肝肾，醒脾利湿；视神经炎，陈氏多从肝肾论治；寒邪直中肾经，闭塞目中玄府，可分为二端：其一，少阴伤寒表实，太阳少阴同病。两眉头痛，涕如清水，脉沉而紧；其二，少阴里虚，房事或梦遗后伤于寒，肾虚寒邪直中少阴，闭塞目中玄府，因而失明。每用麻黄附子细辛汤。风邪滞留三阳，闭塞目中玄府，则疏解三阳而开目中玄府，方用柴葛解肌。

庞赞襄先生对眼底病多从郁治，庞氏认为实证乃因郁而滞，虚证则因郁致虚，善治眼底病者，必先解郁。若郁结不解，脉络不通，郁热不除，玄府郁闭，气血何以上下流通，目何以得养，视万物而察秋毫；其治每从疏肝解郁，健脾清热入手，多用散结导滞，宣通开窍之品。张望之先生亦认为水轮病多始于郁，开郁导滞乃首选之举。

姚和清先生临证重整体观念，循乙癸同源，辨析入微，可资师法。

韦文贵先生亦为眼科世家，家学渊源，经验丰富，韦氏体验，起病之缓者，多为肝肾不足，以补肝肾为要务；因于实邪者，如络伤血溢，气机阻滞，水气上泛，痰湿不化，则不宜纯用补益。制方用药宜轻灵精巧，以升举上浮，而治目疾，如用补阴，宜与轻扬之品相伍，如龟板、鳖甲之配桑叶，首乌之配蔓荆子，熟地之伍羌防，俱臻佳妙。

张皆春先生，专攻眼科，临证50余载，造诣精深，临证虚实补泻，明辨脏腑，善调阴阳，唯循辨证施治，立法谨严，方药轻灵。

姚芳蔚先生乃姚和清先生哲嗣，既全面继承其父之经验，又有发展。论述眼病出血之证治，细致入微，颇多见解。韦玉英教授乃韦文贵先生之女，幼承庭训，长期临证，学验俱富,如儿童视神经萎缩之重在治肝,外伤性视神经萎缩以化瘀为先,内障眼病滋补兼以通利,足资临证师法。庞万敏先生乃庞赞襄先生之侄,承庞氏之学又独具心得。

于眼底病之辨证，刘益群先生重内窥辨证，探索眼底镜下改变之中医治疗规律；李传课教授既重视从全身表现辨证，又重视网膜改变之辨证，足补昔贤之未逮。

陆南山先生乃沪上眼科巨擘,认为中心性视网膜脉络膜炎当从脾湿论治,并探讨其治疗规律,与柏超然先生之论黄斑病变应调脾胃,异曲同工。提示我侪于兹,当三致意矣。

于祖望教授,于中医五官科学造诣精深,颇多建树。辨析鼻槁每审三证，肝燥、脾湿、水涸；蔡福养教授治疗鼻窒，每用五法，蠲痹活血，自有见解，张赞臣先生治疗鼻衄补益肝气，并用宣泄，调整气机。

复发性口疮，病程长较难根治。执于清热养阴，每多不效。于阳虚而发口疮，蔡福养先生尤多体验，析为：脾胃虚寒口疮，脾胃寒热错杂口疮，中气不足口疮，肾阴虚口疮四证，细致入微。

吴光烈先生于清凉不效之口疮，每治以大枣绿豆羊肉汤，效果颇佳。

郑艺文教授，体会口糜一证，每多寒热夹杂，虚实并见，上热下寒之证。用滋血养阴，引火归元，以四物加知、柏、丹皮、肉桂而获著效。

目 录

·古代医家经验·

眼病

王肯堂 五轮八廓说与瞻视昏渺 …… 3
傅仁宇 内外二障论 …… 11
赵献可 眼目论 …… 14
张景岳 眼目论证 …… 18
顾养吾 瞳神论，气血痰病论 …… 29
康息尘 瞻视昏渺治疗指要 …… 34
郑寿全 目病阴阳虚实辨 …… 36
邓 苑 内障治法 …… 38
刘耀光 青盲目昏证治 …… 43

鼻塞、鼻鼽、鼻渊

王肯堂 鼻塞、鼻鼽、鼻渊证治准绳 …… 48
张景岳 鼻塞论治 …… 53
汪蕴谷 鼻渊慎勿攻伐 …… 55
李 铎 鼻渊三案 …… 57
何书田 鼻渊类案 …… 59
何 游 鼻塞两案 …… 60
沈祖复 冰蛳散治疗鼻息肉案 …… 61

高秉钧 鼻渊案举 …… 62
李文荣 鼻渊案绎 …… 63
王孟英 甘凉清肃治疗鼻渊案 …… 65
徐守愚 温阳益气治疗鼻渊久病案 …… 66
何长治 头痛鼻渊四案 …… 67
孙采邻 沙苑蒺藜治疗鼻渊案 …… 69
柳宝诒 清宣疏泄治疗鼻渊案 …… 71
刘子维 风热痰壅，鼻流浊涕案 …… 73
马培之 鼻塞案 …… 75
张聿青 鼻鼽案 …… 76
余听鸿 鼻疡医案 …… 77
丁甘仁 养阴潜阳案 …… 80
张汝伟 鼻塞案绎 …… 81

口糜口疮

薛 己 口疮述要 …… 83
王肯堂 口糜口疮证治准绳 …… 85
张景岳 口疮论证 …… 89
赵献可 口疮论 …… 93
邹 岳 口疮真诠 …… 95
沈 璠 湿热口糜案 …… 96
齐秉慧 口舌生疮案 …… 97
王孟英 滋阴潜降治疗口糜案绎 …… 98
马培之 咽喉上腭溃烂案 …… 100
巢崇山 清热解毒治疗唇口成疳案 …… 101
曹沧洲 口疳三案 …… 102

徐守愚　甘桔汤合滋肾丸治疗唇口糜痛案……………… 103
丁甘仁　口疮舌疳类案……………………………………… 104
曹颖甫　葛根芩连合承气法治口舌生疮案……………… 106
周　镇　阴虚肝火上炎舌糜案…………………………… 107

·现代医家经验·

眼底病、内眼疾病

陈达夫　六经辨治　眼体同研…………………………… 111
庞赞襄　目病多郁，宜先疏解清散
　　　　神光永烛，务调脾胃肾肝……………………… 134
姚和清　重整体观念　循乙癸同源……………………… 152
韦文贵　眼底病证治述要………………………………… 165
姚芳蔚　视网膜出血证治体会…………………………… 187
张皆春　视惑明辨脏腑　治盲善调阴阳………………… 198
马一民　辨证必求辨病　活法自能圆机………………… 211
李熊飞　肝风目暗　调脾为先…………………………… 224
张怀安　内眼病治循八法　暴盲症重在治肝…………… 230
张望之　水轮病多郁　导滞治为先……………………… 248
夏贤闽　视网膜脱离、视网膜震荡证治大要…………… 252
骆省吾　漫云眼底皆属肾　从肝论治早建功…………… 258
李纪元　炎症勿专事寒凉　出血莫偏执化瘀…………… 263
刘佛刚　视神经萎缩以调补肝肾为要务………………… 272
刘益群　眼底病的内窥辨证……………………………… 277
李传课　眼底病辨证发微………………………………… 287
蔡玉友　眼底出血　慎勿滥施活血化瘀………………… 293

莫维馨 止血化瘀汤治眼底血证…………………… 298
柏超然 黄斑病变应调脾胃………………………… 301
杨国松 滋阴祛瘀法应用举隅……………………… 305
庞万敏 青盲审肝郁阴虚 出血辨热扰血瘀……… 308
曹仁方 针药并用治疗眼底疾病…………………… 315
陆南山 中心性视网膜脉络膜炎 当从脾湿论治…… 322
韦玉英 瞳神内眼病滋补通利
视神经萎缩治肝化瘀……………………… 326

鼻塞、鼻鼽、鼻渊

干祖望 辨析鼻槁审三证 肺燥脾湿肾水涸………… 335
华良才 慢性鼻炎证治体会………………………… 338
蔡福养 鼻窒五法………………………………… 342
吕承全 辛散透窍 内外两途……………………… 345
谭敬书 慢性鼻炎以活血为主……………………… 348
耿鉴庭 散风活络清气肃鼻 荸荠冰硼清窍外用…… 349
张赞臣 鼻鼽补肺并宣泄………………………… 351
汤承祖 鼻鼽、鼻渊的内外治法…………………… 353
许履和 苍耳子散治鼻渊………………………… 355
屠揆先 鼻内治养肺 外治宣散…………………… 357

复发性口疮

蔡福养 莫云口疮多火热 应审脾肾阳气衰………… 359
傅再希 细辨虚实疗口疮 每需辛热用干姜………… 363
吴光烈 大枣绿豆羊肉汤治疗复发性口疮………… 365
傅宗翰 实火宜泄宜折 虚火宜养宜潜…………… 367
史方奇 复发性口疮四证………………………… 368

郑艺文 寒热错杂虚实并见 燮理阴阳引火归原…… 370
乔保钧 复发性口疮外治举要…………………………… 372
张珍玉 口疮病心脾 渗湿佐清热………………………… 373
汤承祖 温摄并举 引火归原…………………………… 375
跋……………………………………………………… 378

古代医家经验

王肯堂

五轮八廓说与瞻视昏渺

王肯堂（1549～1613），字宇泰，明代医家

五轮八廓

金之精腾结而为气轮，木之精腾结而为风轮，火之精腾结而为血轮，土之精腾结而为肉轮，水之精腾结而为水轮。气轮者，目之白睛是也，内应于肺，西方庚辛申酉之金，肺主气故曰气轮。金为五行之至坚，故白珠独坚于四轮，肺为华盖，部位至高，主气之升降，少有怫郁，诸病生焉。血随气行，气若怫郁，则火胜而血滞，火胜而血滞则病变不测。火克金，金在木外，故气轮先赤，金克木而后病及风轮也。金色尚白，故白泽者顺也。风轮者，白内青睛也，内应于肝，东方甲乙寅卯厥阴风木，故曰风轮。目窍肝，肝在时为春，春生万物，色满宇宙，惟目能鉴，故属窍于肝也。此轮清脆，内包膏汁，有涵养瞳神之功，其色青，故青莹者顺也。世人多黄浊者，乃湿热之害，唯小儿之色最正，至长食味，则泄其气而色亦易矣。血轮者，目两角大小眦是也，内应于心，南方丙丁巳午火，心主血，故曰血轮。夫火在目为神光，火衰则有昏瞑之患，火炎则有

焚燎之殃，虽有两心而无正轮。心君主也，通于大眦，故大眦赤者，实火也。心包络为小心，小心相火也，代君行令，通于小眦，故小眦赤者，虚火也。若君主拱默，则相火自然清宁矣。火色赤，唯红活为顺也。肉轮者，两睥是也，内应于脾，中央戊己辰戌丑未之土，脾主肉，故曰肉轮。脾有两叶，运动磨化水谷外，亦有两睥动静相应，开则万用，如阳动之发生，闭则万寂，如阴静之收敛。土藏万物而主静，故睥合则万有寂然而思睡，此藏纳归静之应也。土为五行之主，故四轮亦为睥所包涵，其色黄，得血而润，故黄泽为顺也。华元化曰：目形类丸，瞳神居中而前，如日月之丽东南而晚西北也。内有大络六，谓心、肺、脾、肝、肾、命门各主其一；中络八，谓胆、胃、大小肠、三焦、膀胱各主其一；外有旁支细络，莫知其数，皆悬贯于脑，下连脏腑，通畅血气，往来以滋于目。故凡病发则有形色丝络显见，而可验内之何脏腑受病也。外有二窍以通其气，内有诸液出而为泪，有神膏、神水、神光、真气、真元、真精，此皆滋目之源液也。神膏者，目内包涵膏液，如破则黑稠水出是也。此膏由胆中渗润精汁结而成者，能涵养瞳神，衰则有损。神水者，由三焦而发源，先天真一之气所化，在目之内，虽不可见，然使触物损破，则见黑膏之外，有似稠痰者是也。在目之外，则目上润泽之水是也。水衰则有火胜燥暴之患，水竭则有目轮大小之疾，耗涩则有昏眇之危。亏者多，盈者少，是以世无全精之目。神光者，谓目自见之精华也。夫神光发于心，源于胆，火之用事。神之在人也大矣，在足能行，在手能握，在舌能言，在鼻能嗅，在耳能听，在目能视，神舍心，故发于心焉。真血者，即肝中升运滋目经络之血也，此血非比肌肉间易行之血，因其脉络深高难得，故谓之真也。真气者，盖目之经络中往来生用之气，乃先天真一发生之元阳也，大宜和畅，少有郁滞，诸病生焉。真精者，乃先后天元气所化精汁，起于肾，施于胆，而后及瞳神也。凡此数者，一有所损，目则病矣。人目自圆而长，外有坚壳数重，中有清脆，内包黑稠神膏一函，膏外则白稠神水，水以滋膏，水外则皆血，血以滋水。膏中一点黑莹，是胆所聚之精华。唯此一点，烛照鉴视，空阔无穷者，是曰水轮，内应于肾，北方壬癸亥子水也，妙在三：胆汁、肾气、心神也。五轮之中，四轮不鉴，唯瞳神乃照物者。风轮则有包卫涵养之功，风轮有损，瞳神不久留矣。或曰瞳神，水也，气也，血也，膏也。曰非也，非血非气，非水非膏，乃先天之气所生，后天之气所成，阴阳之妙道，水火之精华，血养水，水养膏，膏护瞳神，气为运用，神则维持，喻以日月，理实同之，而午前则小，午后则大，亦随天地阴阳之运用也。大抵目窍于肝，主于肾，用于心，运于肺，藏于脾，有大有小，有圆有长，亦由禀受之异，男子右目不如左目精华，女子左目不如右目光彩，此各得其阴阳气分之主也。然聪愚佞直，柔刚寿夭，亦能验目而知之，神哉！岂非人身之至宝乎？

八廓应乎八卦，脉络经纬于脑，贯通脏腑，达血气往来，以滋于目。廓如城郭，然各有行路往来，而匡廓卫御之意也。乾居西北，络通大肠之腑，脏属肺，肺与大肠相为阴阳，上运清纯，下输糟粕，为传送之官，故曰传道廓。

坎正北方，络通膀胱之腑，脏属于肾，肾与膀胱相为阴阳，主水之化源以输津液，故曰津液廓。艮位东北，络通上焦之腑，脏配命门，命门与上焦相为阴阳，会合诸阴，分输百脉，故曰会阴廓。震正东方，络通胆腑，脏属于肝，肝胆相为阴阳，皆主清净，不受浊秽，故曰清净廓。巽位东南，络通中焦之腑，脏属肝络，肝与中焦相为阴阳，肝络通血以滋养，中焦分气以化生，故曰养化廓。离正南方，络通小肠之腑，脏属于心，心与小肠相为脏腑，为阳受盛之胞，故曰胞阳廓。坤位西南，络通胃之腑，脏属于脾，脾胃相为脏腑，主纳水谷以养生，故曰水谷廓。兑正西方，络通下焦之腑，脏配肾络，肾与下焦相为脏腑，关主阴精化生之源，故曰关泉廓。脏腑相配，《内经》已有定法，而三焦分配肝肾者，此目之精法也。盖目专窍于肝而主于肾，故有二络之分别焉。左目属阳，阳道顺行，故廓之经位法象亦以顺行；右目属阴，阴道逆行，故廓之经位法象亦以逆行。察乎二目两眦之分，则昭然可见阴阳顺逆之道矣。

目昏花

运气：目昏有四：一曰风热。经云：少阳司天之政，风热参布，云物沸腾，太阴横流，寒乃时至，往复之作，民病聋瞑。此风热参布目昏也。二曰热，经云：少阴在泉，热淫所胜，病目瞑。治以咸寒。此热胜目昏也。三曰风。经云：岁水不及，湿乃大行，复则大风暴发，目视䀮䀮。此风胜目昏也。四曰燥。经云：阳明司天，燥淫所胜，目昧眦伤。治以苦着热是也。经云：肝虚则目䀮䀮无所见，耳汨汨阳无所闻，善恐，如人将捕之状。海藏云：目瞑，肝气不治也。镇肝明目，羊肝丸、补肝散、养肝丸。许学士云：《素问》曰久视伤血，血主肝。故勤书则伤肝，主目昏。肝伤则自生风，热气上腾致目昏。亦不可专服补药，但服益血镇肝明目药自愈。经云：胆移热于脑，则辛頞鼻渊，传为衄衊瞑目。《千金方》用牛胆浸槐子，阴干百日，食后每日吞一枚，可以治之。经云：肾足少阴之脉，是动则病，坐而欲起，目䀮䀮如无所见。又云：少阴所谓起则目䀮䀮无所见者，阴内夺故目䀮䀮无所见也。此盖房劳目昏也，左肾阴虚，益本滋肾丸、六味地黄丸。右肾阳虚，补肾丸、八味地黄丸。刘河间云：目昧不明，热也。然玄府者，无物不有，人之脏腑皮毛，肌肉筋膜、骨髓爪牙，至于世之万物，尽皆有之，乃气出入升降之道路门户也。人之眼耳鼻舌，身意神识，能为用者，皆升降出入之通利也。有所闭塞者，不能为用也。若目无所见，耳无所闻，鼻不闻臭，舌不知味，筋痿骨痹，爪退齿腐，毛发堕落，皮肤不仁，肠胃不能渗泄者，悉由热气怫郁，玄府闭密，而致气液血脉荣卫精神，不能升降出入故也。各随郁结微甚，而为病之重轻，故知热郁于目，则无所见也。故目微昏者，至近则转难辨物，由目之玄府闭小，如隔帘视物之象也。或视如蝇翼者，玄府有所闭合者也。或目昏而见黑花者，由热气甚而发之于目，亢则害，承乃制，而反出其泪泣，气液眯之，以其至近，故虽微而亦见如黑花边。娄全善曰：诚哉，河间斯言也。目盲耳聋，鼻不闻臭，舌不知味，手足不能运用者，皆由其玄府闭塞，而神气出入升降之道路不通利。

故先贤治目昏花，如羊肝丸，用羊肝引黄连等药入肝，解肝中诸郁。盖肝主目，肝中郁解，则目之玄府通利而明矣。故黄连之类，解郁热也。椒目之类，解湿热也。茺蔚之类，解气郁也。芎、归之类，解血郁也。木贼之类，解积郁也。羌活之类，解经郁也。磁石之类，解头目郁，坠邪气使下降也。蔓菁下气通中，理亦同也。凡此诸剂，皆治气血郁结目昏之法，而河间之言，信不诬矣。至于东垣、丹溪治目昏，用参芪补血气，亦能明者，又必有说通之。盖目主气血，盛则玄府得利，出入升降而明，虚则玄府无以出入升降而昏，此则必用参芪四物等剂，助气血运行而明也。倪仲贤论气为怒伤散而不聚之病曰：气阳物，类天之云雾，性本动。聚其体也，聚为阴，是阳中之阴，乃离中有水之象，阳外阴内故聚也。纯阳故不聚也。不聚则散，散则经络不收。经曰：足阳明胃之脉，常多气多血。又曰：足阳明胃之脉，常生气生血。七情内伤，脾胃先病，怒，七情之一也。胃病脾病，气亦病焉。《阴阳应象大论》曰：足厥阴肝主目，在志为怒，怒甚伤肝、伤脾胃，则气不聚，伤肝则神水散，何则？神水，亦气聚也。其病无眵泪痛痒、羞明紧涩之证，初但昏如雾露中行，渐空中有黑花，又渐睹物成二体，久则光不收，遂为废疾。盖其神水渐散而又散，终而尽散故也。初渐之次，宜以《千金》磁朱丸主之，镇坠药也。石斛夜光丸主之。羡补药也。益阴肾气丸主之，壮水药也。有热者，滋阴地黄丸主之。此病最难治，饵服上药，必要积以岁月，必要无饥饱劳役，必要驱七情五贼。必要德性纯粹，庶几易效。不然必废，废则终不复治。久病光不收者，亦不复治。一证因为暴怒，神水随散，光遂不收，都无初渐之次，此一得永不复治之证也。又一证为物所击，神水散，如暴怒之证，亦不复治，俗名为青盲者是也。世病者多不为审，第曰目昏无伤，始不经意，及成，世医亦不识，直曰热致，竟以凉药投，殊不知凉药又伤胃。况凉为秋为金，肝为春为木，又伤肝矣。往往致废而后已。病者不悟药之过，犹诿之曰命也。医者亦不自悟，而曰病拙，悲夫。

视瞻昏眇证　谓目内外别无证候，但自视昏眇蒙昧不清也。有神劳，有血少，有元气弱，有元精亏而昏眇者，致害不一。若人年五十以外而昏者，虽治不复光明。盖时犹月之过望，天真日衰，自然日渐光谢，不知一元还返之道，虽有妙药，不能挽回，故曰不复愈矣。此专言平人视昏，非因目病昏眇之比。各有其因，又当分别。凡目病外障而昏者，由障遮之故。欲成内障而昏者，细视瞳内亦有气色。若有障治愈后昏眇者，因障遮久，滞涩其气，故光隐眊，当培其本而光自发。有目病渐发渐生，痛损经络，血液涩少，故光华亏耗而昏。有因目病治失其中，寒热过伤，及开导针烙炮炙失当，当而失中，伤其血气，耗其光华而昏者。已上皆宜培养根本，乘其初时而治之。久则气脉定，虽治不愈。若目在痛时而昏者，此因气塞火壅，络不和畅而光涩，譬之烟不得透，火反不明。如目暴痛，愈后尚昏者，血未充足，气未和畅也。宜谨慎保养，以免后患。若目病愈久而昏眇不醒者，必因六欲七情、五味四气、瞻视哭泣等故，有伤目中气血精液脉络也。早宜调治，久则虽治亦不愈矣。

若人年未五十，目又无痛赤内障之病，及斫丧精元之过，而视昏眇无精彩者，其人不寿。凡人年在富强，而多丧真损元，竭视苦思，劳形纵味，久患头风，素多哭泣，妇女经产损血者，目内外别无证侯，只是昏眊，月复月而年复年，非青盲则内障来矣。

睛黄视眇证　风轮黄亮如金色，而视亦昏眇，为湿热重而浊气熏蒸清阳之气，升入轮中，故轮亦色易。好酒嗜食，湿热燥腻之人，每有此疾。与视瞻昏眇证本病不同。

干涩昏花证　目自觉干涩不爽利，而视物昏花也。乃劳瞻竭视，过虑多思，耽酒恣燥之人，不忌房事，致伤神水，目上必有证如细细赤脉，及不润泽等病在焉。合眼养光良久，则得泪略润，开则明爽，可见水少之故。若不戒谨保养，甚则有伤神水，而枯涩之变生矣。治惟滋阴养水，略带抑火，以培其本，本正则清纯之气和，而化生之水润。若误认火实，用开烙针泄之治者，则有紧缩细小之患。

（《证治准绳》）

傅仁宇

内外二障论

傅仁宇，明代医家

内外障者，一百零八证之总名也。障者，遮也，如物遮隔，故云障也。内障之证，不红不紫，非痛非痒，惟觉昏朦。其外障者，乃睛外为云翳所遮，故云外障。然外障可治者，有下手处也；内障难治者，外不见证，无下手处也。且内障之人，二目光明，同于无病者，最难分别，惟目珠不动，微可辨耳。先贤俱言脑脂下垂，遮隔瞳神，故尔失明，惟有金针可以拨之，坠其翳膜于下，能使顷刻复明。予因深思，眼乃五脏六腑之精华上注于目而为明，如屋之有天窗也，皆从肝胆发源，内有脉道孔窍，上通于目而为光明，如地中泉脉流通，一有瘀塞，则水不通矣。夫目属肝，肝主怒，怒则火动痰生，痰火阻隔肝胆脉道，则通光之窍遂蔽，是以二目昏朦，如烟如雾，目一昏花，愈生郁闷，故云久病生郁，久郁生病。今之治者，不达此理，俱执一偏之论，惟言肝肾之虚，止以补肝补肾之剂投之，其肝胆脉道之邪气，一得其补，愈盛愈蔽，致目日昏，药之无效，良由通光脉道之瘀塞耳。余故譬之井泉，脉道塞而水不流，同一理也。如执定以为肝肾之虚，余思再无甚于劳瘵者，人虽将危，亦能辨察秋毫，由此推之，因知肝肾无邪，则目决不病。专是科者，必究其肝肾果无邪而虚耶，则以补剂投之；倘正气虚而邪气有余，必先驱其邪气，而后补其正气，斯无助邪害正之弊。则内障虽云难治，亦可以少尽病情矣。至于外障，必据五轮而验证，方知五脏之虚实，而五脏之中，惟肾水神光深居于中，最灵最贵，辨析万物，明察秋毫。但一肾水而配五脏之火，是火太有余，水甚不足，肾水再虚，诸火益炽，因而为云为翳、为攀睛、为瘀肉。然此证虽重，尚可下手施治，非如内障之无可下手也。然今之业是科者，煎剂多用寒凉以伐火，暂图取效，点药皆用砒、硇以取翳，只顾目前。予观二者皆非适中之治，亦非仁术之所宜也。故治火虽云苦寒能折，如专用寒凉，不得其当，则胃气受伤，失其温养之道，是以目久病而不愈也。至于药之峻利，夫岂知眼乃至清至虚之府，以酷烈之药攻之，翳虽即去，日后有无穷之遗害焉，良可慨也。予业岐黄，朝夕承先大人庭训，附以管见，遂忘固陋，订制煎剂点药，虽非适中之治，然亦不越于规矩准绳之外也。所用煎剂，惟以宽中开郁、顺气消痰、滋阴降火、补肾疏风为主。点药专以去翳明目为先，然点药惟用气而不用质，去翳虽不神速，决无后患，其制药之玄妙，诚非世俗所得知也。但药得于家传，兼以苦心思索有年，幸得其妙。至于目疾危急，万不得已间用砒、硇，亦必用药监制其毒，分两之中，十用其一，毫不敢多也。此予治人之目，必抱兢业之心。至病目者，愈当小心禁戒，即如劳神、酒色、忿怒诸事，并宜捐弃，否则目愈之后，不能久视，久视则目珠隐隐作痛，日后决伤于目。是以劳神诸事，俱宜忌也。盖心藏乎神，运光于目，凡读书作字，与夫妇女描刺，匠作雕錾，凡此皆以目不转睛而视，又必留心内营。心主火，内营不息则心火动，心火一动则眼珠隐隐作痛，诸疾之所由起也。且人未有不亏肾者，夫肾属水，水能克火，若肾无亏，则水能上升，可以制火，水上升，火下降，是为水火既济，故虽神劳，元气充足，亦无大害。惟肾水亏弱之人，难以调治，若再加以劳神，水不上升，此目之所以终见损也。今吾辈治目，务宜先审其邪正之虚实，当首驱其有余之邪气，而后补其不足之正气，治斯当而病斯愈矣。此治目之次第，至于临证圆机，神而明之，又在乎人，专是业者，宜究心焉。

（《审视瑶函》）

赵献可

眼 目 论

赵献可，字养葵，明代医家

经曰：“五脏六腑之精，皆上注于目而为之精。”肾藏精，故治目者以肾为主。目虽肝之窍，子母相生，肾肝同一治也。

华元化云：“目形类丸，瞳神居中而前，如日月之丽东南而晦西北也。有神膏、神水、神光、真血、真气、真精，此滋目之源液也。”神膏者，目内包涵膏液。此膏由胆中渗润精汁积而成者，能涵养瞳神，衰则有损。神水者，由三焦而发原，先天真一之气所化，目上润泽之水是也。水衰则有火胜燥暴之患，水竭则有目轮大小之疾，耗涩则有昏眇之危。亏者多，盈者少，是以世无全精之目。神光者，原于命门，通于胆，发于心火之用事也。火衰则有昏瞑之患，火炎则有焚燥之殃。虽有两心，而无正轮。心，君主也，通于大眦，故大眦赤者，实火也。命门为小心，小心，相火也，代君行令，通于小眦，故小眦赤者，虚火也。若君主拱默，则相火自然清宁矣。真血者，即肝中升运滋目注络之血也。此血非比肌肉间易行之血，即天一所生之水，故谓之真也。真气者，即目之经络中往来生用之气，乃先天真一发生之元阳也。真精者，乃先天元气所化精汁，起于肾，施于胆，而后及瞳神也。凡此数者一有损，目则病矣。大概目圆而长，外有坚壳数重，中有清脆肉，包黑稠神膏一函。膏外侧白稠神水，水以滋膏。水外则皆血，血以滋水。膏中一点黑莹，是肾、胆所聚之精华。惟此一点，烛照鉴视，空阔无穷者，是曰水轮，内应于肾，北方壬癸亥子水也。五轮之中，惟瞳神乃照。或曰：瞳神水耶？气耶？血耶？膏耶？曰：非气，非血，非水，非膏。乃先天之气所生，后天之气所成，阴阳之妙蕴，水火之精华。血养水，水养膏，膏护瞳神，气为运用，神即维持。喻以日月，理实同之。男子右目不如左目精华，女子左目不如右目光彩，此皆各得其阴阳气血之正也。

许学士云：经曰：足少阴之脉，是动则病坐而欲起，目䀮䀮如无所见。又曰：少阴所谓起则目䀮䀮无所见者，阴内夺，故目䀮䀮无所见也。此盖房劳目昏也。左肾阴虚，益阴地黄丸、六味地黄丸；右肾阳虚，补肾丸、八味地黄丸。

东垣云："能远视不能近视者，阳气有余，阴气不足也。"海藏云："目能远视，责其有火；不能近视，责其无水。"《秘要》云："阴精不足，阳光有余，病于水者，故光华发见散乱，而不能收敛近视，治之在心肾。心肾平，则水火调而阴阳和。"夫水之所化为血，在身为津液，在目为膏汁。若贪淫恣欲，饥饱失节，形脉劳甚，过于悲泣，能断耗阴精。阴精亏则阳火盛，火性炎而发见，阴精不能制伏挽回，故越于外而远照，不能近之而反视也。治之当如何？壮水之主，以镇阳光。

东垣云："能近视不能远视，阳气不足，阴气有余也。"海藏云："目能近视，责其有水；不能远视，责其无火。"《秘要》云："此证非谓禀承近窥之病，乃平昔无病，素能远视，而忽然不能者也。盖阳不足，阴有余，病于火者，故光华不能发越于外，而畏敛近视耳。治之在胆肾。胆肾足，则木火通明，神气宣畅，而精光远达矣。"夫火之所用为气，在身为威仪，在目为神光。若纵恣色欲，丧其元阳。元阳既惫，则云霾阴翳，肾中之阴水仅足以回光自照耳，焉能健运精汁，以滋于胆，而使水中之火远布于空中耶？治之当何如？益火之原，以消阴翳。

以上之症，皆阴弱不能配阳。内障之病，其病无眵泪、痛痒、羞明、紧涩之症。初但昏如雾露中行，渐空中有黑花，又渐睹物成二体，久则光不收，遂为废疾。患者皆宜培养先天根本，乘其初时而治之。况此病最难疗，服药必积岁月，绝酒色淫欲，毋饥饱劳役，驱七情五贼，庶几有效。不然必废，终不复也。世不知此，始曰目昏无伤，略不经心。及病成，医亦不识，直曰热致，竟用凉药。殊不知凉药伤胃，况凉为秋为金，肝为春为木，又伤肝矣，往往致废而后已。病者不悟药之过，诿之曰命也。医者亦不自悟，而曰病拙。悲夫！

又有阳虚不能抗阴者，若因饮食失节，劳役过度，脾胃虚弱，下陷于肾肝，浊阴不能下降，清阳不能上升。天明则日月不明，邪害空窍，令人耳目不明。夫五脏六腑之精，皆禀受于脾土，而上贯于目。此"精"字，乃饮食所化之精，非天一之元精也。脾者，诸阴之首也；目者，血气之宗也。故脾虚则五脏之精气皆失所司，不能归明于目矣。况胃气下陷于肾肝，名曰重强。相火挟心火而妄行，百脉沸腾，血脉逆上，而目病矣。若两目暗昏，四肢不怠者，用东垣益气聪明汤。若两目紧小、羞明畏日者，或视物无力、肢体倦怠，或手足麻木，乃脾肺气虚，不能上行也，用神效黄芪汤。若病后，或日晡，或灯下，不能视者，阳虚下陷也，用决明夜光丸，或升麻镇阴汤。

张子和云："目不因火则不病。白轮病赤，火乘肺也；肉轮赤肿，火乘脾也；黑水神光被翳，火乘肝与脾也；赤脉贯目，火自甚也。能治火者，一句可了。"但子和一味寒凉治火，余独补水以配火，亦一句可了。至于六淫、七情错杂诸症，详倪仲贤《原机启微》。此书甚好，而薛立斋又为之参补，深明壮水之主、益火之原，甚有益于治目者也。

（《医贯》）

张景岳

眼目论证

张景岳（1563～1640），名介宾，明代医家

眼目一证，虽古有五轮八廓及七十二证之辨，余尝细察之，似皆非切当之论，徒资惑乱，不足凭也。以愚论之，则凡病目者，非火有余则阴不足耳，但辨以虚实二字，可尽之矣。盖凡病红肿赤痛，及少壮暂得之病，或因积热而发者，皆属之有余。其有既无红肿，又无热痛，而但或昏或涩，或眩运，或无光，或年及中衰，或酒色过度，以致羞明黑暗，瞪视无力，珠痛如呕等证，则无非水之不足也。虚者当补，实者当泻，此固其辨矣，然而实中亦有兼虚者，此于肿痛中亦当察其不足；虚中亦有兼实者，又于衰弱内亦当辨其有余。总之，虚实殊途，自有形气脉色可诊可辨也。知斯二者，则目证虽多，无余义矣。

眼科有风热之说，今医家凡见火证，无论有风无风，无不称为风热，多从散治，而不知风之为义，最当辨析。夫风本阳邪，然必有外感，方是真风，因风生热者，风去火自息，此宜散之风也。若本无外感，止因内火上炎而为痒为痛者，人亦称为风热，盖木属肝，肝主风，因热极而生风者，热去风自息，此不宜散者也。如果风由外感，必见

头痛鼻塞，或为寒热，或多涕泪，或筋骨酸疼而脉见紧数，方可兼散。如无表证，而阴火炽于上者，则凡防风、荆芥、升麻、白芷、细辛、川芎、薄荷、羌活之类，皆不宜用；虽曰亦有芩、连、栀、柏，自能清火，然宜升者不宜降，用散者是也，宜降者不宜升，用清者是也。若用药不精，未免自相掣肘，多致可速者反迟，病轻者反重，耽视日久，而医障损明，无所不致，又孰能辨其由然哉？此不可不察其阴阳升降之道也。外有《升阳散火辨》在二卷中，亦宜参阅。

眼目之证，当察色以辨虚实。经曰：黄赤者多热气，青白者少热气。故凡治黄赤者，宜清肝泻火，治青白者，宜壮肾扶阳，此固不易之法也。至于目黄一证，尤宜辨其虚实，不可谓黄者必由热也，盖有实热而黄者，有虚寒而黄者。实热之黄如造曲者然，此以湿热内蓄，郁蒸而成，热去则黄自退，非清利不可也；若虚寒之黄，则犹草木之凋，此以元阳日剥，津液消索而然。其为病也，既无有余之形气，又无烦热之脉证，惟因干涸，所以枯黄。凡此类者其金衰已甚，使非大加温补，何以回生？切不可因其色黄，概执为热，而再加清利，鲜不危矣。

翳障当分虚实。大都外障者，多由赤痛而成，赤痛不已，则或为胬肉，或为瘢靥，此皆有余之证，治当内清其火，外磨其障。若内障者，外无云翳而内有蒙蔽，《纲目》谓其有翳在黑睛，内遮瞳子而然。《龙木论》又云：脑脂流下作翳者，足太阳之邪也；肝风冲上作翳者，足厥阴之邪也。故治法以针言之，则当取三经之俞，如天柱、风府、太冲、通里等穴是也。又闻有巧手妙心，能用金针于黑眼内拨去云翳，取效最捷者，此虽闻之，而实未见其人也。又有所谓内障者，察其瞳子则本无遮隔，惟其珠色青蓝，或微兼绿色，或瞳人散大，别无热壅等证，而病目视不明，或多见黑花等证，此悉由肾气不足，故致瞳子无光，若有所障而内实无障也，治当专补肾水，气虚者尤当兼补其气。又有七情不节，肝气上逆，或挟火邪而为蒙昧不明，若有所障者，虽其外无赤痛，然必睛珠胀闷，或口鼻如烟，此亦有余之证。气逆者先当顺气，多火者兼宜清火；若气不甚滞，火不甚盛，必当滋养肝血。然有余者，多暴至，若因循日积者，多不足也，又当以此辨之。

论　　治

火证眼目赤痛，或肿或涩，或羞明胀闷，凡暴病而火之甚者，宜抽薪饮加减主之。火之微者，宜徙薪饮、黄芩黄连汤之类主之。若阴虚而火盛者，宜加减一阴煎、泻白散、滋阴地黄丸之类主之。若久病不已，或屡发而多火者，宜黄连羊肝丸、明目羊肝丸，或固本还睛丸之类主之。

真阴不足，本无火证，而但目视无光及昏黑倦视等证，悉由水亏血少而然，宜《济阴》地黄丸、左归丸之类主之。或兼微火者，宜明目地黄丸、固本还睛丸之类主之。若阴中之阳虚者，宜大补元煎、左归饮、人参养营汤、十全大补汤之类主之。

风热肿痛之证，察其果有外感，方可从散，宜芎辛散、明目细辛汤、助阳和血汤之类择而用之。若风热相兼者，宜芍药清肝散、当归龙胆汤、蝉花散之类主之。

翳障遮睛，凡火有未清者，宜蝉花散、八味还睛散之类主之。凡退翳诸药，如白蒺藜、木贼、密蒙花、蛇蜕、青葙子、草决明、石决明、夜明砂之类，皆所宜用。然欲退翳于已成，终属费力，不若早杜其源也。

点眼诸方，载者固多，然皆不若金露散之为妥也，或用丹砂散亦妙。若火连五脏，热毒深远，而凡过用寒凉点洗者，多致留邪，大非良法。若火邪不甚而暴为赤痛者，用鸡子黄连膏，其效甚捷，或黄连膏。

目眶岁久赤烂，俗呼为赤瞎是也，当以三棱针刺目眶外出血，以泻湿热而愈。或用洗烂弦风赤眼方，亦妙。

述　　古

龙木禅师论曰：人有双眸，如天之有两曜，乃一身之至宝，聚五脏之精华。其五轮者，应五行，八廓者，应八卦。凡所患者，或因过食五辛，多啖炙煿，热餐面食，饮酒不已，房室无节，极目远视，数看日月，频扰心火，夜读细字，月下观书，抄写多能，雕镂细作，博奕不休，久被烟火，泣泪过多，刺头出血太甚，若此者，俱散明之本。复有驰骋田猎，冲冒尘沙，日夜不息者，亦伤目之由。又有少壮之时，不自保惜，逮自四旬，以渐昏蒙。故善卫养者，才至中年，无事常须瞑目，勿使他视，非有要事，不宜辄开，则虽老而视不衰。大抵营卫顺则斯疾无由而生，营卫衰则致病多矣。且伤风冷则泪出，虚烦则昏蒙，劳力则眦赤，白肿则肺家受毒，生疮则风热侵肺，黄乃酒伤于脾，血灌瞳人及赤色，俱是心家有热，羞明见红花为肝邪，黑花则肾虚，青花胆有寒，五色花是肾虚有热，不可一概为治。若虚不补而实不泻，亦难收救。然上虚乃肝虚，下虚乃肾虚，肝虚则头晕耳聋目眩，肾虚则虚壅生花，耳作蝉鸣，大宜补肝益肾。其有热泪交流，两睑赤痛，乃肝之热极；迎风有泪，为肾虚客热，凉肝泻肾，必得其宜。至于五脏，各以类推。虚则生寒，实则生热。补泻之用，须在参详，毫厘之差，千里之谬。余则无非有所触动，或大病之后，所患不一。至于暴赤一证，多因泛热冲上，或眠食失时，饱食近火得之，加以劳役失于调摄，过食毒物，变成恶证，医者不源本始，但知暴赤属阳，或以散血之剂，或以凉心之药，纵使退散，遂致脾经受寒，饮食不进，头目虚烦，五脏既虚，因成内障。亦有见其不进饮食，俾更服热药，遂致暴燥热气上攻，昏涩眵泪，或犯盛怒，辛苦重劳，遂生胬肉。心气不宁，风热交并，变为攀睛。证状不一，是为外障。又加读书博奕，筹劳过度，名曰肝劳，不可但投以治肝之剂，及作他证治之，终于罔效，惟须闭目珍护，不及远视，庶乎疾瘳。

若乎患风疹者，必多眼暗，先攻其风，则暗自去。妇人胎前产后，用药亦须避忌。小儿所患，切宜善治，惟略加淋洗。若披镰针灸，断不可施，犹戒用手频揉，或因兹睛坏，至于莫救。以上诸证，专是科者宜留意焉。

杨仁斋曰：眼者，五脏六腑之精华，如日月丽天而不可掩者也。其大眦属心，其白睛属肺，其乌珠属肝，其上下睑胞属脾，而中之瞳仁属肾。是虽五脏各有证应，然论其所主，则瞳子之关系重焉。何以言之？夫目者，肝之外候也，肝属木，肾属水，水能生木，子肝母肾也，有子母而能相离者哉？故肝肾之气充，则精彩光明，肝肾之气乏，则昏蒙眩晕。若乌轮赤晕，刺痛浮浆，此肝热也；燥涩清泪，枯黄绕睛，此肝虚也。瞳人开大，淡白偏斜，此肾虚也；瞳人集小，或带微黄，此肾热也。一虚一实，以此验之。然肝肾之气，相依而行，孰知心者神之舍，又所以为肝肾之副焉，所谓一而二，二而一者也。何则？心主血，肝藏血，凡血热冲发于目者，皆当清心凉肝，又不可固执水生木之说。夫眼以轻膜裹水，照彻四方，溯源反本，非天一生水，又孰为之主宰乎？

析而论之，则拘急牵飕，瞳青胞白，痒而清泪，不赤不痛，是谓之风眼。乌轮突起，胞硬红肿，多泪湿浆，裹热刺痛，是谓之热眼。眼浑而泪，胞肿而软，上壅朦胧，酸涩微赤，是谓之气眼。其或风与热并，则痒而浮赤；风与气搏，则痒涩昏沉。血热交聚，故生淫肤、粟肉、红缕、偷针之类。气血不至，故有眇视、胞垂、雀眼、盲障之形。淡紫而隐红者为虚热，鲜红而妒赤者为实热。两眦呈露生胬肉者，此心热血旺，白睛红膜如伞纸者，此气滞血凝。热证，瞳人内涌，白睛带赤；冷证，瞳人青绿，白睛枯槁。眼热经久，复为风冷所乘则赤烂；眼中不显，但为痰饮所注则作疼。肝气不顺而挟热，所以羞明；热气蓄聚而伤饱，所以饱合。吁！此外证之大概然尔。然五脏不可阙一，脾与肺独无预何也？曰：白睛带赤，或红筋者，其热在肺；上胞下胞，或目唇间如疥点者，其热在脾。脾主味也，五味之秀养诸中，则精华发见于其外。肺主气也，水火升降，营卫流转，非气孰能使之？前所谓五脏各有五证应者，于此又可推矣。

虽然，眼之为患，多生于热，其间用药，大抵以清心凉肝，调血顺气为先。有如紧脓恶燥，设遇虚证，亦不过以当归、地黄辈润养之，则轻用温药不可也，况夫肺能发燥，肝亦好润，古方率用杏仁、柿干、饴糖、沙蜜为佐，果非润益之意乎？至于退翳一节，尤关利害。凡翳起于肺家受热，轻则朦胧，重则生翳。珍珠衣，状如碎米者易散；梅花翳，状如梅花瓣者难消。虽翳自热生，然治法先退翳而后退热者，去之犹易；若先去赤热，则血为之冰，而翳不能去。其有赤眼，与之凉药过多，又且涤之以水，反掌而冰凝。眼特一团水耳，水性清澄，尤不可觇规于点洗。喜怒失节，嗜欲无度，穷役目力，泣涕过伤，冲风凌雾，当暑冒日，不避烟火，饮啖热多，此皆患生于脏腑者也，专恃点洗可乎哉？惟有静坐澄神，爱护目力，放怀息虑，心逸日休，调和饮食以养之，斟酌药饵以平之，明察秋毫，断可必矣。

张子和曰：圣人虽言目得血而能视，然血亦有太过不及也。太过则壅闭而发痛，不及则目耗竭而失明，故年少之人多太过，年老之人多不及，但年少之人则无不及，年老之人间犹有太过者，不可不察也。夫目之内眦，太阳经之所起，血多气少；目之锐眦，少阳经也，血少气多。目之上网，太阳经也，亦血多气少；目之下网，阳明经也，血气俱多。然阳明经起于目两旁交頞之中，与太阳少阳俱会于目，惟足厥阴经连于目系而已。故血太过者，太阳阳明之实也，血不及者，厥阴之虚也。故出血者，宜太阳阳明，盖此二经血多故也。少阳一经不宜出血，血少故也。刺太阳阳明出血则愈明，刺少阳出血则愈昏，要知无使太过不及，以血养目而已。凡血之为物，太多则溢，太少则枯。人热则血行疾而多，寒则血行迟而少，此常理也。

目者，肝之外候也。肝主目，在五行属木。木之为物，太茂则蔽密，太衰则枯瘁矣。夫目之五轮，乃五脏六腑之精华，宗脉之所聚，其气轮属肺金，肉轮属脾土，赤脉属心火，黑水神光属肾水，兼属肝木，此世俗皆知之矣。及有目疾，则不知病之理，岂知目不因火则不病。何以言之？气轮变赤，火乘肺也；肉轮赤肿，火乘脾也；黑水神光被翳，火乘肝与肾也；赤脉贯目，火自甚也。能治火者，一句可了，故《内经》曰：热胜则肿。凡目暴赤肿起，羞明隐涩，泪出不止，暴寒目瞒，皆大热之所为也。治火之法，在药则咸寒吐之、下之，在针则神庭、上星、囟会、前顶、百会。血之翳者，可使立退，痛者可使立已，昧者可使立明，肿者可使立消。惟小儿不可刺囟会，为肉分浅薄，恐伤其骨。然小儿水在上，火在下，故目昏；老人火在上，水不足，故目昏。《内经》曰：血实者宜决之。又曰：虚者补之，实者泻之。如雀目不能夜视及内障，暴怒大忧之所致也，皆肝主目血少，禁出血，止宜补肝养肾。至于暴赤肿痛，皆宜以铧针刺前五穴出血而已，次调盐油以涂发根，甚者虽至于再至于三可也，量其病势，以平为期。子和尝自病目，或肿或翳，羞明隐涩，百余日不愈。眼科张仲安云：

宜刺上星、百会、攒竹、丝空诸穴上出血，又以草茎纳两鼻中，出血约升许，来日愈大半，三日平复如故，此则血实破之之法也。

李东垣曰：五脏六腑之精气皆禀受于脾，上贯于目。脾者诸阴之首也，目者血脉之宗也，故脾虚则五脏之精气皆失所司，不能归明于目矣。心者，君火也，主人之神，宜静而安，相火代行其令。相火者，胞络也。主百脉，皆荣于目。既劳役运动，势乃妄行，又因邪气所并而损血脉，故诸病生焉。凡医者不理脾胃，乃养血安神，治标不治本，是不明正理也。若概用辛凉苦寒之剂，损伤真气，促成内障之证矣。又东垣曰；能远视不能近视者，阳气不足，阴气有余也，乃气虚而血盛也。血盛者，阴火有余，气虚者，气弱也，此老人桑榆之象也。能近视不能远视者，阳气有余，阴气不足也，乃血虚气盛也。血虚气盛者，皆火有余，元气不足也。火者，元气之贼也。

王海藏曰：目能远视，责其有火，不能近视，责其无水，宜东垣地黄丸主之。目能近视，责其有水，不能远视，责其无火，东垣定志丸主之。

愚谓此二子之说，在东垣以不能近视为阳不足，不能远视为阴不足；在海藏以能远视不能近视，责其有火无水；能近视不能远视，责其有水无火，何二子之言相反也？岂无是非之辩哉？观刘宗厚曰：阳气者，犹日火也，阴气者，金水也。先儒谓金水内明而外暗，日火外明而内暗，此自不易之理也。然则内明者利于近，外明者利于远，故凡不能远视者，必阴胜阳也，不能近视者，必阳胜阴也。由此言之，则海藏是而东垣非矣。若以愚见评之，则但当言其不足，不必言其有余。故曰：不能远视者，阳气不足也；不能近视者，阴气不足也。岂不甚为明显？若东垣以阴气有余，阳气有余，皆谓之火，则能视者皆火病也。海藏云：能近视责其有水，能远视责其有火，则当责者亦是病也。此等议论，余则未敢服膺。

王节斋曰：眼赤肿痛，古方用药，内外不同。在内汤散，则用苦寒辛凉之药以泻其火，在外点洗，则用辛热辛凉之药以散其邪。故点药莫要于冰片，而冰片大辛热，以其性辛甚，故借以拔出火邪而散其热气。古方用烧酒洗眼，或用干姜末、生姜汁点眼者，皆此意也。盖赤眼是火邪内炎，上攻于目，故内治用苦寒之药，是治其本，如锅底之去薪也。然火邪既客于目，从内出外，若外用寒凉以阻逆之，则火郁内攻不得散矣。故点药用辛热而洗眼用热汤，是火郁则发，因而散之，从治法也。世人不知冰片为劫药，而误认为寒，常用点眼，遂致积热入目而昏暗障翳，故云：眼不点不瞎者也。又不知外治忌寒凉，而妄将冷水、冷物、冷药挹洗，致昏瞎者有之。

愚按：节斋之论，甚属有理，然寒凉点眼之法，亦非尽不可用，但用之有宜否耳。盖点以寒凉，用治火也。若火之微者，其势轻，其邪浅，或偶触烟火风热，或素有标病，邪在肤腠之间，而热不深者，即用黄连膏之类，暂为清解，亦可去热，浮热去而目自愈，无不可也。若火之甚者，本于五脏而炽及三阳，欲以一星之寒凉，济此炎炎之盛势，其果能否？此其解热之功毫无所及而闭热之害惟目受之矣。故凡病火眼之甚者，点以寒凉，痛必连珠，正由火郁而然耳。所以，久点寒凉而不效者，未有不致于坏目，此王节斋之论，有不可不察，而凡治痈疽外证者，亦当并识此义。

薛立斋曰：前证若体倦少食，视物昏花，或饮食劳倦益甚者，脾胃虚也，用补中益气汤。眵多紧涩，赤脉贯睛，或脏腑秘结者，用芍药清肝散。若赤翳布白，畏日羞明，或痛如刺者，上焦风热也，用黄连饮子。若久视生花，畏日，远视如雾者，神气伤也，用神效黄芪汤。大凡午前甚而作痛者，东垣助阳和血汤；午后甚而作痛者，黄连天花粉丸；午后甚而不痛者，东垣益阴肾气丸主之。

（《景岳全书》）

顾养吾

瞳神论，气血痰病论

顾养吾，清代医家

瞳　神　论

五轮八廓，既详哉言之矣，是为目之体，未及目之用也。若夫灵明默运，鉴万物，察秋毫，则有瞳神在焉。华元化曰：目形类丸，瞳神居中而向前，犹日月之丽东南而晦西北也。目有神膏神水神光，真血真气真精，皆滋目之源液也。神膏者，目内包涵膏液，此膏由胆中渗润精汁，积而成者，故能涵养瞳神，衰则有损。神水者，由三焦发源，先天真一之气所化，目中润泽之水是也。水衰则有火胜燥爆之患，水竭则有目轮大小之疾，耗涩则有昏眊之患，亏者多而盈者少，故世无全精之目也。神光者，源于命门，通于胆，发于心，火之用事也。火衰则有昏瞑之患，火炎则有焚燎之殃，故衰宜补，炎宜降。心君，主也，通于大眦，故大眦赤者，实火也。命门为小心，小心相火也，代君行令，通于小眦。小眦赤者，虚火也。若君主拱默，则相火自然清宁矣。真血者，即肝中升运滋目注络之血也，此血非比肌肉间流行之血也，即天一所生之水，故谓之真也。真气者，目之经络中往来生用之气，乃先天真一发生之元阳也。真精者，乃先天元气所化之精汁，起于肾，施于胆，而后及瞳神也。凡此数者，一有所损，目难治矣。大概目圆而长，外有坚壳数重，中则青胞，内包黑稠神膏一函，膏外则白稠神水，水以滋膏，水外则皆血，血以滋水。膏中一点黑莹，是肾胆所聚之精华。惟此一点，烛照鉴观，空阔无穷，是为人身之至宝，天地之灵光。或曰：瞳神，水也、气也、血也、膏也。曰，非也。非水、非气、非血、非膏，乃先天之气所生，后天之气所成，阴阳之蕴妙，水火之精华。血养水，水养膏，膏养瞳神，气运用，神维持，喻以日月，理固有然。而午前则小，午后则大，亦随阴阳之运用也。大抵目窍于肝，源于肾，用于心，运于肺，藏于脾，有大有小，有圆有长，亦由禀受之异也。夫男子右目不如左目精华，女子左目不如右目光彩，此各得阴阳气分之正也。

云间谢东田先生，精通医理，尝谓余曰：治目以瞳神为本。瞳神不损，虽翳障满布，不难逐时消退。瞳神若损，纵极挽救，亦属徒劳无益。故著此论，以明其关系甚重，不可视为泛常。尔时互相参究，深受其益。今东田已入仙乡，余亦桑榆日暮，捉笔追思，曷胜寒鸟恋群之概。

气病论

经云：气脱者目不明。气者清阳之气也，清阳不升，则浊阴不降，而目安能烛照无遗乎。人在天地间，莫非气化之流行，脏腑经络，气得其正，何用不臧。气失其正，何往弗害？故曰：百病生于气也。又近见应震王氏曰：行医不识气，治病从何据，堪笑道中人，未到知音处。旨哉斯言，是实治身治病第一大纲。盖气之为用，无所不至，一有不调，无所不病。为虚为实，为寒为热，变态莫可名状。气有不调之处，即病根所在之处也。明者摄而调之，犹如解结，一举手而即脱然矣。故本乎天者，天之气也；本乎地者，地之气也。人身之气亦应之。阳气有余，为目赤壅肿；阴气有余，为隐涩羞明；中气不足，为眼皮宽纵；凝而不行，为脾生瘿核。实者破之，虚者补之，滞者行之，郁者达之，寒者温之，热者凉之，不知者调之疏之。凡五行五志，五脏六腑，皆赖气以为之用。常则安，变则病，是以圣人谓诸病皆因于气，而况目病乎？故医者当参观互证，酌宜而治之，庶于斯道无愧矣。

血　病　论

经曰：目得血而能视，血者气之所化也。故血盛则形强，人生所赖，惟斯而已。润经络，泽脏腑，养筋骨，充满一身，而目受其荫，固宜流通，而不宜瘀滞者也。然人之初生，必从精始，精之与血似乎非类，而丹家曰：涕唾汗津精液血，七般灵物尽为阴。则凡属水类，皆天一地六所化，而血即精之类也。但精藏于肾，所蕴不多，苟房劳太过，精亏则血亦亏，而七窍不灵矣。夫血本阴类，其动者皆由于火，或外邪不解，而火郁于经，或纵饮不节，而火动于胃，遂使血热妄行，致成目赤眦疡。治法以凉血清火为主，或壅瘀于经络，则睛珠胀闷，或郁结于睥眦，则胬肉堆突，或乘风热，则发椒疮粟疮之类。总以行血散血为治。若痛伤痕陷，白障满泛等症，皆属血虚邪乘所致，治宜行血补血为先。盖太阳经起于目内眦，血多气少。少阳经起于目锐眦，血少气多。阳明经起于目之两旁交頞之中，气血俱多，惟厥阴连于目系而已。故血太过者，太阳阳明之实也。血不及者，厥阴少阳之虚也。能辨过与不及，庶攻补皆得宜矣。以是知血化于气，而又为精类。阳虚不能生血，所以血宜温而不宜寒。阳亢最能伤阴，所以血宜静而不宜动。察于此而得其养营之道，则目光如炬，又何血病之足虞哉？

痰 病 论

经曰：湿气变物，水饮内蓄，中满不食，是言饮也，非言痰也。痰之与饮，虽曰同类，而实有不同也。盖饮为水液之属，凡呕吐清水，及胸腹膨胀，吞酸嗳腐等症，此皆水谷之余，停积不行，是即所谓饮也。若痰之不同乎饮者，饮清澈而痰稠浊，饮惟水谷停积而化，痰则五脏之伤皆能致之。然究其原，痰即人之津液，无非水谷所化，但化得其正，则形体强，营卫充。若化失其正，则脏腑病，津液败，而血气即化为痰矣。后人治痰，开口便言痰火。有云怪症为痰者，有云痰为百病之母者，痰之为害，不綦重乎？然则虚实之间，尤不可不辨。惟验其年力犹盛，血气未伤，或以肥甘过度，或以湿热盛行，或风寒外闭皮毛，或逆气内连肝膈，皆能生痰动火，害及于目。惟察其病气形气，俱属有余者，即实痰也，实痰则宜消伐。若年及中衰，形气羸弱，或以多病，或以劳倦，或以忧思酒色，致成劳损，非风卒厥者，或脉见细数，脏无阳邪，时为呕恶泄泻，气短声喑者，皆有目暗不明之患。但察其形气病气，本无有余者，即虚痰也。虚痰则宜扶助元气，使精血充旺，则痰自消矣。然痰之所生，无不由乎脾肾。脾恶湿，湿胜则为痰，肾属水，水泛亦为痰。脾家之痰，有虚有实，肾家之痰，则无非虚耳。痰病延及于目，治最棘手，惟调其寒热虚实，气血阴阳，则无有不愈。昔王隐君谓内外百病，皆生于痰，悉以滚痰丸攻之，其亦但顾目前，而不知后患者也。

（《银海指南》）

康息尘

瞻视昏渺治疗指要

康息尘，清代医家

经曰：肾足少阴之脉，动则病生，目䀮䀮无所见，又云：少阴病目䀮䀮无所见者，阴内夺，故目䀮䀮无所见，此盖房劳目昏也。左肾阴虚，右肾阳虚，刘河间曰：目珠不明，玄府热也，然玄府者，无物不有。人之脏腑皮毛肌肉、筋膜骨髓、爪牙，至于世人万物，尽皆有之，乃气出入升降之道路门户也。人之眼耳鼻舌身意神识，能为用者，皆升降出入之通利也。有所闭塞者不能为用也，目无所见，耳无所闻，鼻不知臭，舌不知味，筋痿骨痺，爪脱齿腐，毛发坠落，皮肤不仁，肠胃不能渗泄，悉由热气怫郁，玄府闭塞而致。气液血脉荣卫精神，不能升降出入故也，各随郁结微甚而为病之重轻。故知热郁于目，则无所见也。故目微昏者，虽至近转难辨物，由目之玄府闭塞，如隔帘视物之象，或视如蝇翼者，玄府有所闭塞者也。或目昏而见黑花者，由热气甚而发之于目，亢则害成，乃制而反，出其泪泣，气液眯之，以其至近，故虽微而亦见如黑花也。娄全善公曰：诚者河间斯言也，目盲耳聋，鼻不知臭，苦不知味，手足不能运用者，皆由玄府闭塞。而神气升降出入之道路不通故也，故先贤治目昏花，如羊肝丸用羊肝引黄连等药，入肝解肝中诸郁。盖肝主目，肝中郁解，则目之玄府通利而目明矣。故黄连之类，解积郁也；羌活之类，解经郁也；磁石之类，收歛真气，精华归明于目也。蔓荆下气通中，理亦同也。凡此诸剂，皆治气血郁结，目昏之法，而河间之言，信不诬矣。至于东垣丹溪治目昏，用参芪补气血，亦能明目，人必有说通之。盖目主气血，盛则玄府得通利，出入升降而明，虚则玄府不能出入升，降而昏，此则必用参芪四物汤等剂，助气血运行而明也。

瞻视昏渺

原因　瞻视昏渺有多端，血少神劳与损元，若是人年过五十，要明须自觅仙丹，曾经病目后，昏渺各寻源。

证状　内外别无他症，但自视昏渺，矇昧不清。

方剂　三仁五子丸　传授三仁五子丸，内障生花不计年，沉香归苓肉苁蓉，熟地酒制有奇功。

（《眼科菁华录》）

郑寿全

目病阴阳虚实辨

郑寿全（1824～1911），字钦安，晚清医家

按目病一条，眼科有七十二种之别。名目愈多，学者无从下手。余为之括其要，统以外感内伤两法判之，易于明白了然。从外感者，多由染天行时气而作（时气二字，指六气也）。看是何邪干于何部，干于肺者，白睛受病，干于心者，两眦受病，干于肝者，黑珠受病，干于肾者，瞳子受病，干于脾者，上下眼皮受病。无论何邪由外入内，初起定见恶风、畏寒、恶热、头痛、红肿胀痛，羞明流泪，赤脉缕缕等情。或失于宣散，过于寒凉，久久不愈，便生翳障赤白等雾，皆是从外而生者也。治之之法，按定时令部位，不外祛风清热升散等方而已。余欲按定六客，逐部以论病论方，未免太繁；外形已经说明，学者思之而亦即得之矣。从内伤而得于者，则有七情之别，七情者，喜、怒、悲、哀、恐、惧而已。七情之扰，总属伤神，神者火也、阳也、气也。过于喜者损心阳，则心中之阴邪自盛，即为客邪，上乘而生赤翳障雾；过于怒者损肝阳，肝中之阴自盛，即为客邪，〔上乘而生〕青翳障雾；过于忧思者损脾阳，脾中之阴自盛，即为客邪，上乘而生黄翳障雾；过于恐惧者

损肾阳，肾中之阴自盛，即为客邪，上乘而生黑翳障雾；过于悲哀者损肺阳，肺中之阴自盛，即为客邪，上乘而为白翳障雾。此数目疾，定无羞明红肿痛甚恶热喜冷，其人少气懒言，身重嗜卧，面色青白，脉或虚细浮大中空，种种情形，皆是内伤虚损而生者也。亦有一发而即痛胀欲裂，目赤如榴者，由先天真气附肝而上，欲从目脱也，定见唇口黧黑，或气喘促，喜极热汤水，六脉或暴出如绳，或脉劲如石，或浮大而空，或釜沸者是也，法宜回阳收纳为要。伤于心者，可与补坎益离丹、桂枝、龙牡汤；伤于肝者，可与乌梅丸；伤于脾者，可与建中、理中汤；伤于肾者，可与潜阳、真武、封髓等方；伤于肺者，可与姜桂汤、桂苓姜半汤；先天真气暴出者，可与回阳、白通汤备载数方，略陈大意，添减分两，在人变通。设或果有血虚阳亢为殃者，其人定有火邪可征，如六味地黄汤、丹栀四物汤，皆可选用。近来市习，一见目痛，并不察究内外虚实，多用虫退、木贼、红花、菊花、决明、归尾、赤芍、荆芥、防风、薄荷、生地、夜明砂、夏枯草、冬桑叶、谷精草；与夫壮水明目丸、杞菊地黄丸、滋肾养肝丸，如此等方药，治外感风热血虚，每多立效，若七情损伤，由内出外之目病，鲜能获效。学者当细心体会，内外两法，切勿混淆，方可售世。

（《医法圆通》）

邓 苑

内障治法

邓苑，清代医家

内障受病，多因瞳神不红不肿，人不经意，日久不治，便成痼疾。瞳神属肾，又通胆腑，人身最灵者，惟此瞳神。而人身最重者，惟此肾经，所谓乙癸同源之义也。夫人有阴虚者，有阳虚者。阴虚则水不滋木，少火挟肝木而上炎，肝通眼窍，眼斯病矣。盖肾经如太极图也，水火具焉。右肾属阳水，左肾属阴水，命门少火居中。少火者阳也，以一阳陷于二阴之中，成乎坎之象，故《易》谓天一生水也。水火和平，百骸通畅，然脾土非少火不生，肝木非肾水不养，脾气足自生肺金，肝气充自培心火，则肾为五脏之源，所谓先天真气，生身立命，正在此也。故无水者，壮水之主以镇阳光；无火者，益火之源以消阴翳。非独治目，诸症可例推矣。此水火乃无形之水火，即先天真阴真阳也，阴虚补阴，阳虚补阳，脉候参之，庶几勿失。若水火有亏，瞳神受疾，遂为内障等症。内障者，血少神劳，肾虚也，法当养血补阴，安神明目。须用加减地黄丸主之，空心服；兼进五宝丹，饭后服，自获奇效。或千金磁朱丹，与石斛夜光丸，连服，及后方选用。

六味地黄丸　壮水之主，左尺微弱，补水以配火。

怀地黄（酒洗蒸晒九次，又酒煮烂捣膏，八两）怀山药（四两，炒）　山萸肉（去核，四两，洗蒸慢火炒）　白茯苓（去皮屑，净蒸过晒干，三两）　牡丹皮（去骨，三两）　光泽泻（去毛，三两）

俱为末，同地黄膏捣匀，加炼蜜为丸，如梧子大，每日空心，用滚水吞三钱，即以美膳压下。直至肾经，且无泥膈之事。

加当归、五味、生地黄、柴胡，名益阴肾气丸。（等分）

加枸杞白菊。

八味地黄丸　益火之源，右尺火衰，补火以固本。

六味加制附子（一两）　肉桂（一两）

愚以附、桂性烈，用还少丹代之，尤妙。

还少丹　滋补肾水，温养少火，诸虚百损，男妇咸宜，久服却病延年。

怀地黄（四两，酒润蒸晒九次，竹刀切片，酒煮捣膏）

甘枸杞（四两，人乳蒸二次，乘热同地黄捣）　肉苁蓉（二两，酒洗去浮甲，蒸过同地黄捣）　川巴戟（酒浸去骨晒干，二两，炒研）　川续断（二两，酒炒）　川牛膝（二两，酒炒）　川杜仲（二两，姜汁炒断丝）　山萸肉（去核净，二两，酒洗蒸过，晒干，炒）　远志肉（水洗去骨，晒干，二两，炒）　石菖蒲（用小而节密者去毛，二两，炒）　楮实子（拣净，二两，炒）　小茴香（二两，炒）　白茯苓（去皮木屑，水淘净，蒸过晒干，二两）

怀山药（二两，蒸炒）

各制就和匀，用枣肉二百枚，捣和，加炼蜜为丸，如梧子大，每日早晚滚汤好酒，任服任吞五七十丸。此丸久服健筋骨，利关窍，充精血，美颜色，有大滋益，养生至宝。昔仙密授妇人服之，果得高寿，且如童颜。因子不服，须发皓然，筋骨痿软，时当怒责，一官遥见，拘问女何打父。妇曰：是吾子也，不服吾药故打之，取方叹赏，名打老儿丸。原系孙真人自龙宫得来，凡肾经补药，俱可渐加。

加味逍遥散　治郁怒伤肝，眼目赤涩昏暗，妇人多有之，血虚发热，口干自汗，月经不调，腹痛等症。

大当归（酒洗，一钱）　白芍药（酒炒，一钱）　白茯神（去皮，一钱）　白术（土炒，一钱）　北柴胡（炒，一钱）　牡丹皮（一钱）　苏薄荷（三分）　甘草（三分）　川黄连（三分，吴茱萸煎汤拌炒）

上咀片水煎。古方有栀仁，赵氏恐其伤胃气，故去之。

归脾汤　治思虑伤脾，不能摄血，或健忘怔忡，惊悸盗汗，寤而不寐，或心脾作痛，嗜卧少食，大便不调，或肢体重痛，月经不调，赤白带下等症。

人参一钱　白术一钱　茯神一钱　枣仁一钱　远志一钱　归身一钱　黄芪一钱　木香三分　甘草三分

上咀片水煎，龙眼肉三个为引。心藏神而主血，肝藏魂而藏血，脾藏意而统血。若思虑俱伤，而血不归经，故有前症，治以此方，使气血和畅，补肝实脾。血之散于外者，悉归中州，而听太阴所摄矣。

天王补心丹　治心血不足，神志不宁，津液枯竭，健忘怔忡，大便不利，口舌生疮等症。

人参（去芦，一两） 元参（炒，一两） 丹参（炒，一两） 天冬（去心，一两） 麦冬（去心，一两） 五味子（蜜浸蒸，如生用亦可，二两） 柏子仁（炒，二两） 酸枣仁（炒，二两） 远志肉（甘草煎水浸一宿炒，二两） 白茯神（去皮木，二两） 归身（酒洗烘，二两） 白桔梗（炒，五钱） 生地黄（酒洗姜汁炒，二两，研，忌铁器）

上为末，炼蜜为丸，如椒目大，白滚汤吞服三钱，卧时服。

五宝丹 主开瞽复明，瞳神缺者能圆，陷者能起，突者能平，真至宝也。

夜明沙（水洗极净晒干醋炒） 晚蚕砂（拣去土子极净，醋炒） 凤凰退（壳内白衣洗净，微火焙干，如焦者不用） 老母鸭肝（水泡切片，新瓦焙干，忌铁器） 嫩雄鸡肝（制如前）

各为极细末，各等分和匀，每日早晚用酒调服三钱，服至七日见效。如重者，再服一料自愈。

千金磁朱丹 治神水宽大渐散，昏如雾中行，渐睹空中黑花，又渐睹物成二体，久则光不收，及内障神水淡绿色淡白色者。

磁石（吸针者，二两） 辰砂（一两） 神曲（四两）

共三味，先以磁石置巨火中煅，醋淬七次，晒干，另研极细，水飞候干二两，辰砂另研极细，水飞候干一两，生神曲末三两，与前药和匀，更以神曲末一两，水和作饼，煮浮为度，搀入前药内，炼蜜为丸，如梧子大，每服二十丸，加至三十丸，饭汤送下，空心服。

上方以磁石辛酸寒，镇坠肾经为君，令神水不外移也；辰砂微甘寒，镇坠心经为臣，令神水不外移也，辰砂微甘寒，镇坠心经为臣。肝其母，此子能令母实也，肝实则目明。神曲辛温甘，化脾胃中宿食为佐，生用者发其生气，熟用者敛其暴气也。服药后，俯视不见，仰视渐睹星月者，此其效也。亦治心火乘金，水衰反制之病，久病屡发者，服之则永不更作，空心服，午前更以石斛夜光丸主之。

石斛夜光丸 治症上同。

天门冬（去心焙，二两） 拣人参（二两） 菟丝子（酒煮制研，七钱五分） 五味子（炒，五钱） 麦门冬（去心焙，一两） 杏子仁（泡去皮尖，七钱五分） 白茯苓（去皮，二两） 枸杞子（七钱五分） 川牛膝（七钱五分） 生地黄（一两） 熟地黄（一两） 家白菊（七钱五分） 白蒺藜（五钱） 金石斛（五钱）肉苁蓉（五钱，酒洗去浮甲） 真川芎（五钱） 甘草（五钱，炒） 陈枳壳（去穰面炒，五钱） 怀山药（七钱五分） 青葙子（五钱，炒） 直防风（五钱） 川黄连（五钱，炒） 草决明（七钱五分） 羚羊角（镑末，五钱） 乌犀角（镑，五钱）

上二十五味制末，炼蜜为丸，如梧子大，每服三五十丸，温盐汤任下。

（《一草亭目科全书》）

刘耀先

青盲目昏证治

刘耀先（1864～）字延年，晚清民国时期眼科医家

青盲症

青盲症之起，不痛不痒，不红不肿，瞳神不大不小，并无别之颜色，俨然与好眼一般，只是不能睹物。乃玄府幽隐之源郁遏，不得发此灵明耳。譬诸井泉脉道流通，一有瘀塞则水不通矣。夫目属肝木，肝主怒，怒则痰动火生，痰火阻隔肝胆脉道，则通光之窍遂闭，是以二目昏矇如烟如雾，日渐月增。一有即时不能通光者，以急速治之。治之之法，以滋胆开郁，继又清热降火则愈。缓则气定，经络郁闭不能疗矣。宜服清热地黄汤，傅氏以镇肝明目羊肝丸、复明丸二方、本事方以治之。

近时此症颇多，医者多有不明症之本源，见目不红不肿、不痛不痒，便谓肝肾两亏以滋肝补肾剂治之，药之一下，病反增剧。不曰药不投病，反曰内障不能治疗。余自幼研究是症，系玄府幽隐之源郁遏，脏腑精华不能上升归明于目。且以舒经开郁，清热降火，另立一方名清热地黄汤，用之其效甚捷。古方多有不效者，余删补之。业斯道

者，自细斟酌用之。

小儿青盲眼，此症极危险。盖因病后热留，经络壅闭，玄府精华不能上升荣养之故。此时民国甲子患疹后余热未尽得是病者不少，症之起不疼不痒，不红不肿，如无病状，只是不能睹物，盲瞽日久，父母不知为盲。以速速急治，缓则经络郁久，不能治疗。宜舒经清热饮治之。

舒经清热饮

栀子二钱　黄芩　黄连一钱　归尾　赤芍　防风　独活各一钱半生地　天冬各二钱

水三盅煎至一盅，温服。

服此方热甚不退者，加龙胆草或加犀角五分，便秘加川大黄。服十余剂后有效，病痊愈矣。

清热地黄汤加减　治肝肾热邪，青盲内障，内热烦渴，并皆治之。

生地三钱　天冬、生杭芍、玄参各二钱半　黄芩二钱　黄连一钱半　枳壳　当归　地骨皮　黄柏各二钱　甘草一钱

右为二剂，水二盏煎一盏，空心温服。

拉拉地村魏姓一少女，十一二岁，患眼不红不肿、不痛不痒，瞳神阴暗处看如黄豆大，阳光处看如绿豆大，亦非散大症，并无别之颜色，饮食行动如无病症。左目三日不能睹物，右目微看人形。病六日，就余治疗乃青盲症，用清热地黄汤兼服磁朱丸，服至八剂，右目能视。服二十余剂，二目痊愈。

镇肝明目羊肝丸　治瞳神不大不小，并无别色。

复明丸　治青盲内障，阴虚内热。

又方　治肝肾两虚，或因他病而弱，青盲初起，服之如神。

菟丝子酒洗，炒　补骨脂　巴戟　肉苁蓉竹刀切片，炒浸，焙干　川牛膝酒洗，炒　枸杞各一两　青盐二钱

右研细末，猪腰子一个，竹刀切开，半边，去内筋膜，入药末一钱，将线缚紧，用上好陈酒蘸湿，炙熟，冷定火性，食之即愈。

目昏症

瞻视昏眇者，谓目内外无症候，但自视昏暗不清也。有神劳，有血少，有元气弱，有元精亏而昏花者。有目病屡发屡愈，渐渐血液衰耗，光华亏损而昏者。宜滋阴和血。有因开导针烙，失血过多，精华耗散而昏者。宜养血。有目因暴痛红肿愈后而昏者。有伤寒热病后而昏者。有气滞火壅，终不和畅而光涩，譬之烟不得透散，血未充足，气未和畅。宜养气血则愈。若养之不慎，六欲七情不加谨戒，四气五味纵性贪恣，元精不能保守，无精彩神光者，其人寿必不能延纪矣。此言平人目昏，以后方选用。有目病外障余翳未尽而昏者，按外障病治。有内障瞳神，内另有气色而昏者，按内障症治。

人若年越五旬，两目昏花者，犹月之过望，天真日衰，虽妙药难痊。

经云：少阴病目　　无所见，阴内夺目　　无所见。此盖房劳目昏也。

刘河间曰：目昧不明，热也。然玄府者，无物不有，人之脏腑、皮毛、肌肉、筋膜、骨髓、爪牙，至于世之万物尽皆有之，乃气出入升降道路门户也。人之眼耳鼻舌身意神识，能为用者，皆由升降出入之通利也。有所闭塞者，不能为用也，若目无所见，耳无所闻，鼻不闻臭，舌不知味，筋痿骨痹，爪退齿腐，毛发堕落，皮肤不仁，肠胃不能渗泄者，悉由热气滞郁、玄府闭密而致，气液、血脉、营卫、精神不能升降出入故也。各随郁结微甚，而察病之轻重也。故知热郁于目无所见也，故目微昏者，虽至近转难辨物，由目之玄府闭小也，隔帘视物之像也。或视如蝇翼者，玄府有所闭合者也。或目昏而见黑花者，由热气甚而发之于目，亢则害承乃制，而反出其泪泣，气液昧之，以其至近，故虽微而亦见如黑花也。

楼全善曰：诚哉！河间斯言也。目盲、耳聋、鼻不知臭、舌不知味、手足不能运用者，皆由玄府闭塞，而神气出入升降之道路不通故也。故先贤治目昏花，如羊肝丸引黄连等药入肝，解肝中诸郁。盖肝主目，肝中郁解则目玄府通利而明矣。故黄连之类解热郁也，椒目之类解湿郁也，茺蔚之类解气郁也，芎、归之类解血郁也，木贼之类解积郁，羌活之类解经郁，磁石之类收敛真气精华归明于目也。蔓荆下气通中，理亦同也。凡此诸剂，皆治气血郁结目昏之法。而河间之言，信不诬矣。至于东垣、丹溪治目昏，用参芪补血气，亦能明目，又必有说通之。盖目主气血，盛则玄府得通利，出入升降而明；虚则玄府不断出入升降而昏，此则必用参芪、四物汤等剂，助气血运行而明也。

明目壮水丸　治肝肾不足，眼目昏暗，常见黑花，多下冷泪。补肾养肝，生血明目。

熟地　生地各二两　丹皮二两半　天冬　麦冬　山萸　菊花枸杞各二两　牛膝一两三钱　人参　归身　五味子　菟丝子各一两云苓　山药各一两

右为细末，炼蜜为丸桐子大，空心盐汤下百丸。

加减驻景丸　治肝肾俱虚，两眼昏暗，视物如隔云雾。

枸杞子　菟丝子　五味子　车前子　楮实子　川椒炒，各一两熟地　归身各五钱

右为细末，炼蜜为丸如桐子大，空心盐汤下五七十丸。

清热地黄汤　治暴痛红肿目昏，伤寒瘟疫热留不发，及妇女经脉血热后目昏不睹者。气滞火壅，终不和畅而光涩，宜服。方见瞳神散大症。

龟鹿二仙膏　此膏治虚损梦泄遗精，瘦削少气，目视不明等症。久服大补精髓，益气养神。

三仁五子丸　治肝肾不足，体弱眼昏，内障生花，不计近远。

（《眼科金针》）

王肯堂

鼻塞、鼻鼽、鼻渊证治准绳

王肯堂（1549～1613），字宇泰，明代医家

鼻　　塞

卫气失守，寒邪客于头面，鼻亦受之不能为用，是不闻香臭矣。故经曰心肺有病，鼻为之不利。洁古曰：视听明而清凉，香臭辨而温暖者是也。治法宜先散寒邪，后补卫气，使心肺之气得交通，则鼻利而闻香臭矣。丽泽通气汤主之。眼多眵泪，温肺汤。咳嗽上喘，御寒汤。目中溜火，气寒血热，泪多，脐下冷，阴汗，足痿弱，温卫汤。耳鸣，口不知谷味，气不快，四肢困倦，行步不正，发脱落，食不下，膝冷阴汗带下，喉中介介不得卧，口舌嗌干太息，头不可回顾，项筋紧急脊强痛，头旋眼黑头痛，呵欠嚏喷，温卫补血汤。人参汤、辛夷散、增损通圣散、辛夷汤、醍醐散、通关散、防风汤、排风散、毕澄茄丸，皆治鼻塞之剂，宜审表里寒热而用之。小蓟一把，水二升，煮一升，去渣温服。外治：通草散、菖蒲散、瓜蒂散、蒺藜汁、葫芦酒，或用生葱分作三段，早用葱白，午用葱管中截，晚换葱管末梢一截，塞入鼻中，令透里方效。王汝言曰：鼻塞

不闻香臭，或但遇寒月多塞，或略感风寒便塞，不时举发者，世俗皆以为肺寒，而用解表通利辛温之药不效，殊不知此是肺经素有火邪，火郁甚则喜得热而恶见寒，故遇寒便塞，遇感便发也。治法清肺降火为主，而佐以通气之剂。若如常鼻塞不闻香臭者，再审其平素，只作肺热治之，清金泻火清痰，或丸药噙化，或末药轻调，缓服久服，无不效矣。此予所亲见而治验者。其平素原无鼻塞旧证，一时偶感风寒，而致窒塞声重，或流清涕者，自作风寒治。薛新甫云：前证若因饥饱劳役所伤，脾胃之气不能上升，邪害空窍，故不利而不闻香臭者，宜养脾胃，使阳气上行则鼻通矣，补中益气汤之类是也。孙氏姑，鼻不闻香臭有年矣，后因他疾，友人缪仲淳为处方，每服用桑白皮至七八钱，服久而鼻塞忽通。鼻塞久而成齆，盖由肺气注于鼻，上荣头面，若上焦壅滞，风寒客于头脑，则气不通，冷气停滞，搏于津液，脓涕结聚，则鼻不闻香臭，遂成齆也。内服芎䓖散、山茱萸丸。外用赤龙散、通顶散、雄黄散、黄白散、通草散。

鼻　鼽

谓鼻出清涕也。《内经》运气鼻鼽有二：一曰火攻肺虚鼻鼽。经云：少阴司天，热气下临，肺气上从，鼽衄鼻窒。又云：少阴司天，热淫所胜，及病鼽衄嚏呕。又云：少阳司天，火淫所胜，甚则鼽衄。又云：少阳之复，烦躁鼽嚏。又云：少阴司天，客胜则鼽嚏。又云：岁金不及，炎火乃行，民病鼽嚏。又云：金不及曰从革，从革之纪，其病嚏咳鼽衄，治以诸寒是也。二曰金助肺实鼻鼽。经云：阳明所至为鼽嚏，治以温剂是也。孙一奎曰：大肠，肺之府也。胃，五脏之所受气者也。经曰：九窍不利，肠胃之所生也。鼻主无形者。经曰：清气通于天。又曰：鼻主天气。设肠胃无痰火积热，则平常上升之气，皆清气也。纵火热主令之岁，何尝病耶。若肠胃素有痰火积热，则其平常上升之气，皆氲而为浊矣。金职司降，喜清而恶浊，今受浊气熏蒸，凝聚既久，壅遏郁结而为涎涕，至于痔珠息肉之类，皆由积久燥火内燔，风寒外束，隧道壅塞，气血升降被其妨碍，浇培弥厚，犹积土而成阜也。即非火热主令之岁，有不病者乎，治者无拘于运气之说可也。细辛散、《本事》通草丸、《三因》辛夷散、《千金》细辛膏、川椒散、塞鼻柱膏，皆温热之剂，真是脑冷者，乃可用。白芷丸，有外感者可服。丹溪云：肥人鼻流清涕，乃饮食痰积也。苍术、片芩、南星、川芎、白芷、辛夷、甘草，或末或丸皆可，白汤下。

鼻　　渊

谓鼻出浊涕也。经云：胆移热于脑则辛頞鼻渊，鼻渊者，浊涕不止也。传为衄衊瞑目，又云：泣涕者脑也，故脑渗为涕，故得之气厥也。王太仆注云：脑液下渗则为浊涕，涕不止如彼水泉，故曰鼻渊也。頞，谓鼻頞也。足太阳脉起于目内眦，上额交巅，上入络脑。足阳明脉起于鼻，交頞中，傍约太阳之脉。今脑热则足太阳逆，与阳明之脉俱盛，薄于頞中，故鼻頞酸痛也。热盛则阳络溢，阳络溢则衄出汗血也。血出甚，阳明、太阳脉衰，不能荣养于目，故目瞑。厥者，气逆也。皆由气逆而得之，宜服防风汤。运气鼻渊皆属热。经云：少阴之复，甚则入肺，咳而鼻渊，治以苦寒是也。仲景云：肺中寒者，吐浊涕。《原病式》曰：夫五行之理，微则当其本化，甚则兼其鬼贼，故经曰亢则害，承乃制也。《易》曰：燥万物者，莫熯乎火。以火炼金，热极而反化为水，故其热极则反汗出也。由是肝热甚则出泣，心热甚则出汗，脾热甚则出涎，肺热甚则出涕，肾热甚则出唾。经曰：鼻热甚出浊涕。又曰：胆移热于脑，则辛頞鼻渊。故凡痰涎涕唾稠浊者，火热盛极消烁致之也。或言鼽为肺寒者误也。但见鼽涕鼻窒，遇寒则甚，遂以为然，岂知寒伤皮毛则腠理致密，热气怫郁而病愈甚也。《三因》苍耳散、严氏辛夷散，皆表剂也。丹溪治鼻渊药，南星、半夏、苍术、白芷、神曲、酒芩、辛夷、荆芥。娄全善治一中年男子，右鼻管流浊涕有秽气，脉弦小，寸滑，左寸涩，先灸上星、三里、合谷，次以酒芩二两，苍术、半夏各一两，辛夷、细辛、川芎、白芷、石膏、人参、葛根各半两，分七帖服之痊愈，此乃湿热痰积之证也。孙一奎云：尝以防风通圣散，除硝黄，其滑石、石膏减半，倍加辛夷花，先服三五帖，再用此为丸，每服七十丸，早晚白汤吞，服半斤则瘳矣。抑金散。戴复庵云：有不因伤冷而涕多，涕或黄或白，或时带血，如脑髓状，此由肾虚所生，不可过用凉剂，宜补脑散，仍以黑锡丹、紫灵丹、灵砂丹。亦有痰气者，宜南星饮。头风鼻涕下如白带，宜辛夷丸。久患鼻脓极臭者，以冷水调百草霜末服。治脑漏验方：人参、白术、川芎、当归各一钱，黄芪、防风各七分，陈皮八分，白芷、木通各五分，辛夷四分，细辛、升麻、炙甘草各三分，水煎，食后半饱服。又方川芎二钱，防风一钱二分，白芷、荆芥穗、黄芩、石膏各一钱，细辛、升麻、木通各七分，藁本、桔梗各五分，甘草三分，末之，每七钱加煅过黄鱼脑中骨三钱，茶清调下。虚人加人参、麦门冬。鼻中时时流臭黄水甚者脑亦时痛，俗名控脑砂，有虫食脑中。用丝瓜瓜藤近根三五尺许，烧存性，为细末酒调服即愈。又方：沉香少许，宿香去白二钱，雄黄、皂角各少许，白牛毛、橙叶焙各二钱。上为细末。吹入鼻中。倘有少许血出不妨，血出加炒山栀子。灸法：囟会在鼻心直上，入发际二寸，再容豆是穴，灸七壮。又，灸通天，在囟会上一寸，两傍各一寸灸七壮。左臭灸左，右臭灸右，俱臭俱灸。曾用此法灸数人，皆于鼻中去臭积一块如朽骨，臭不可言，去此痊愈。

（《证治准绳》）

张景岳

鼻塞论治

张景岳（1563～1640），名介宾，明代医家

鼻为肺窍，又曰天牝，乃宗气之道，而实心肺之门户，故经曰：心肺有病而鼻为之不利也。然其经络所至，专属阳明，自山根以上，则连太阳、督脉，以通于脑，故此数经之病，皆能及之。若其为病，易窒塞者谓之鼽，时流浊涕而或多臭气者，谓之鼻渊，又曰脑漏，或生息肉而阻塞气道者，谓之鼻齆，及有喷嚏、鼻衄、酒皶、赤鼻之类，各当辨而治之。然总之鼻病无他也，非风寒外感则内火上炎耳。外感者，治宜辛散，内热者，治宜清凉，知斯二者，则治鼻大纲尽乎是矣。

鼻塞证有二：凡由风寒而鼻塞者，以寒闭腠理，则经络壅塞而多鼽嚏。此证多在太阳经，宜用辛散解表自愈，如川芎散、神愈散，及麻黄、紫苏、荆芥、葱白之类皆可择用；若由火邪上炎而鼻塞者，单宜清火，火之微者，多近上焦，出自心肺，宜清化饮、黄芩知母汤之类主之。火之甚者，多出阳明，或微兼头痛，宜竹叶石膏汤、凉膈散之类主之。若风寒兼火者，即防风通圣散之类亦可用。大都常塞者多火，暴塞者多风寒，当以此辨之。

鼻涕多者，多由于火，故曰：肺热甚则鼻涕出。由此观之，则凡无故多泪及多口涎者，亦多属肝脾之火，皆其类耳。

鼻渊证，总由太阳督脉之火，甚者上连于脑而津津不已，故又名为脑漏。此证多因酒醴肥甘，或久用热物，或火由寒郁，以致湿热上熏，津汁溶溢而下，离经腐败，有作臭者，有大臭不堪闻者，河间用防风通圣散一两，加薄荷、黄连各二钱以治之。古法有用苍耳散治之者，然以余之见，谓此炎上之火而治兼辛散，有所不宜，故多不见效，莫若但清阴火而兼以滋阴，久之自宁，此即高者抑之之法，故常以清化饮加白蒺藜五钱或一两，苍耳子二三钱。若火之甚者，再以清凉等剂加减用之，每获痊愈，或用《宣明》防风汤之意亦可。但此证一见，即宜节戒早治，久则甚难为力也。凡鼻渊脑漏，虽为热证，然流渗既久者，即火邪已去，流亦不止，以液道不能扃固也。故新病者，多由于热，久病者，未必尽为热证，此当审察治之，若执用寒凉，未免别生他病。其有漏泄既多，伤其髓海，则气虚于上，多见头脑隐痛及眩运不宁等证，此非补阳不可，宜十全大补汤、补中益气汤之类主之。又《医学正传》有脑漏秘方，亦可检用。

（《景岳全书》）

汪蕴谷

鼻渊慎勿攻伐

汪蕴谷，名文琦，清代医家

古人谓鼻渊一证，乃寒凝脑户，太阳湿热为病。皆治标而不求其本，攻邪而反耗其元，于经旨迥乎不合，其说可足信欤？经曰：胆移热于脑，则辛频鼻渊。明属内伤，与外感无涉。何医家辛夷、苍耳、防、芷杂投，致轻者重而重者危也。夫脑属神脏，藏精髓而居高位。鼻为肺窍，司呼吸而闻香臭。清阳由此而升，浊阴无由而上，是为平人。盖少阳生发之气，全赖肾水为之滋养。肾水虚则胆火无制而上逆于脑，脑热蒸蒸，气化浊涕，走空窍而出于鼻，臭不堪闻。涕愈下则液愈耗，液愈耗则阴愈亏。斯时也，头为之倾矣，喉为之咳矣，身为之热矣，食为之减矣。而医者犹曰：风未散也，表药不可缺；寒未退也，辛味不可除。曾不知辛散伤元，有升无降，有阳无阴。肾肝虚于下，肺气虚于上，虽有卢、扁，奈之何哉？虽然，胆之火胡为而入脑也？经谓其脉起于目锐眦，上抵头角，下耳后，曲折布于脑后，脉络贯通，易于感召。惟其虚也，则灼脑炙髓，随液下漏，治宜戒怒以养阳，绝欲以养阴。药进补水保肺，俾水壮火熄，木荣金肃，胆汁充满，而火自安其位矣。倘脾胃渐亏，阳分渐弱，又宜变通：或脾、肾双补，或阴阳两救，庶几有济。且脑为诸阳之会，髓为至精之物，鼻属金气之路。治脑也补在髓，治鼻也清在金。脑满可以生水而制火，金空可以化液而制木。而春升少阳之气，与厥阴相为表里，上属于脑。如此，则经谓胆热所关，义亦明矣。

（《杂症会心录》）

李　铎

鼻渊三案

李铎，清代医家

何某，患鼻塞不闻香臭已经半载，服辛散通窍之剂不少，卒不能开，求治于余。诊得肺脉浮数，是火郁清道，宜清金降火，用凉膈散加杏仁、白芷、菖蒲数剂，火降气通，渐次而愈。又治一人鼻塞，气不通利，浊涕稠粘，屡药不效，已经年余。脉两寸浮数，亦属火郁之证，忆《类案》江氏引越人云，肺热甚则出涕，故热结郁滞壅塞而气不通也，投以升阳散火汤十余剂，果验。后以清肺药调理而瘳。

戴某，年二十六，患鼻息，窒塞疼痛，不闻香臭。此因过食厚味，积热于肺，日久凝浊结成息肉，滞塞鼻窍，如雨霁之地突生芝菌也。先以防风通圣散加三棱、海藻，研末调服数剂，继投泻白散加黄芩、杏仁、天麦门冬十余剂，又仿韩氏以白矾末加硇砂少许吹其上，果渐消化，后以此法治数人，悉验。

鼻生息肉，症不多见，此治甚善。

余妪，年七十，患鼻渊病，数年来，至夜鼻液清涕益甚，鼻中窒塞，香臭不闻，频频头痛昏晕，服参、芪、术、附补剂则痛稍缓，一进疏风通窍则头痛愈甚，近又牙关松颊。按，鼻渊由风热烁脑而液下渗为病。经曰脑渗为涕。又曰胆移热于脑，辛频鼻渊。肺热甚则出涕，鼻为肺窍，肺气清则通，肺气热则塞。论此当必以疏风清热通窍之剂，乃为正治，今服辛凉药增剧，又非实证。且老人头痛昏眩，多属阳虚而致，盖头为诸阳之首也，牙关为诸风之司，下颏松颊固由肺肾气虚不能收束也。诊脉细软无力，治宜理阳益气固肾，议补中益气加附子、枸杞、沙苑、苁蓉之类，且方中有升、柴能升清降浊，与老人鼻渊合宜。若少年体壮患此，当从实治，此乃从治之义，服至十余剂而诸款皆善，令其多服久服，必臻其效。惟鼻渊老恙，难望向愈，仅堪带病延年耳。

凡证有实即有虚，不必泥定鼻渊尽是阳明火动，读此可见。

（《医案偶存》）

何书田

鼻渊类案

何书田（1774～1837），名其伟，清代医家

肝胆之火郁结于脑顶，则发胀而鼻窍闭塞，时流清涕。久之，即是鼻渊之候。

生首乌　羚羊角　桑叶　肥知母　茅根肉　丹皮　山栀　甘菊花　石决明

少阳胆热，上移脑顶，鼻流秽涕。暂用清泄之法。

生首乌　龙胆草　羚羊角　生山栀　甘菊　牡丹皮　冬桑叶　石决明　肥知母　茅根

向患痰红，近兼鼻窍时通时塞，间流清涕。昨因跌仆受伤，痰红又作。此肺家蕴热不泄，积来鼻渊之候。至吐红，则属肝络内损，不可兼治。暂拟清肺凉阴，急切恐未能奏效也。

生地　牡丹皮　石决明　桑白皮　橘红　麦冬　生首乌　肥知母　羚羊角　茅根

久患鼻渊，阴虚头晕。年高不能痊愈。

生地　阿胶　石决明　料豆皮　麦冬　生首乌　女贞　甘菊花　冬桑叶　橘红

（《簳山草堂医案》）

何 游

鼻塞两案

何游，号澹安，清代医家

阳不交阴，鼻塞不通，两膝麻而不暖，乃命门火微也。用潜阳温补。

熟地四钱　茯神二钱　杞子二钱　半夏一钱五分　胡桃肉二钱　归身二钱　枣仁三钱　苁蓉一钱五分　新会皮一钱

内风煽烁，肺气不宣，以致鼻窍不利，面部红肿搐动，以清金化风，热邪自泄。此方暂服。

羚羊角　桑白皮　石决明　甘菊　豨莶草　荆芥　生米仁　地骨皮　知母　生甘草

接服方

熟首乌　归身　桑叶　泽泻　生甘草　麦冬肉　丹皮　豨莶　黑山栀

（《何澹安医案》）

沈祖复

冰蛳散治疗鼻息肉案

沈祖复，字礼庵，清末医家

北栅口许某之孙，年十四，面色黄瘦，小溲时带白腻，时常鼻塞，似伤风状。他医诊之，服发散药。先生细审其鼻孔内，左有息肉，甚大，右孔较小。先生曰："此儿正元素亏，气虚湿热下注，是为膏淋。况风热上蒸于肺，鼻为肺窍，故息肉生焉。"但息肉本可用冰蛳散点之。因许君子已早亡，只此一孙，未便用猛烈品，以老式冰片一味研末点之。方用辛夷、白术、川萆薢、海金沙、黄柏、泽泻、桑白皮、黑山栀、桔梗等。逾数日又来诊，视左鼻息肉已缩小，呼吸顺利矣。录此后，先生谕源曰："临证宜细心详察，不可草率从事。此病本非奇异，皆未得要领，慎之！"

（《医验随笔》）

高秉钧

鼻渊案举

高秉钧（1755～1827），字锦庭，清代医家

高某，性情躁急，阳动太过，气火上升，郁于隧窍，脑热暗泄，而为鼻渊。络道失和，颈项结核。东垣升散阳火，丹溪统治诸郁，咸取苦辛为法。然药乃片时之效，欲得久安，须怡悦情志为要。

川芎　连翘　土贝母　郁金　制蚕　迎春花　昆布　海藻　香附　黑栀

冯某，阴精不足，脑髓不固，鼻渊淋下，并不秽浊。每遇晴暖则稍止，逢阴雨则益甚，其为阳虚显然，宜天真丸主之。

人参　黄芪　白术　山药　苁蓉　归身　天冬　羊肉

陆某，胆移热于脑而为鼻渊，浊涕自出。

辛夷　白芷　藁本　苍耳子　升麻　川芎　防风

二诊：症势渐平，丸药缓图。

广藿梗一斤　雄猪胆十枚，为末泛丸如绿豆大，每服一钱

（《谦益斋外科医案》）

李文荣

鼻渊案绎

李文荣，字冠仙，清代医家

张瑞郊大兄，予世交也，忽得鼻渊症。伊家常延徐医，因请调治，两月有余，浊涕浓臭不减，更增鼻塞不通，头昏而痛。徐医自称所用之药皆古人鼻渊治法，查书可证。奈此症最难治耳。张大兄不得已，来就予诊。情形恍惚，予诊脉毕，谓之曰："症非难治，但治不得法耳！"初诊立方，令服药三帖，鼻涕大减，鼻全不塞，头不昏痛，再诊，原方加减，令服七帖，竟痊愈矣。照方令加二十倍，熬膏常服，以杜后患。有伊友问予曰："他人医两月余无效而加病，老翁一见，以为无难，一、二诊而果痊愈，何其神也？"予笑应之曰："此非足下所知也！行医必知古方，不知古方有合用者，有不合用者，全在医有灵机，不可泥古也！况鼻渊一症，古方全不合用。予向过浒关，适有总办张姓正患鼻渊，诸医不效，讬总库黄拙安恳予诊治。予阅所服之方，无非泥石法者。盖古方治此病，大抵用辛夷、苍耳辈通脑之药，殊不思《内经》云：胆移热于脑，则辛頞鼻渊。今不知治热之来路，唯用辛热之药上通于脑，脑愈热而臭涕愈多。日久脑虚。头昏头痛所由来也。治不得效，甚有谓之脑寒者。经明云：胆移热于脑，何得谓之寒？夫鼻渊由脑热而来，脑热由胆热所致。只须凉胆，使无热可移于脑，脑虽有余热，自由浊涕而去，何愁病之不愈哉？予竟将此理开于脉案，方用犀角地黄汤，以羚角易犀角清补肝胆。盖胆在肝短叶之下，相为表里，清胆必先清肝，甲乙皆得所养，则不生火而热自清。再合温胆汤，重用竹茹，兼清肺胃以化痰。药煎成后，入猪胆汁少许以为引。一药得效，数服痊愈。今治张兄之病，予若不思而得者，盖有成竹在胸也。”其友闻之，称拜服而去。

（《仿寓意草》）

王孟英

甘凉清肃治疗鼻渊案

王孟英（1808～1868），名士雄，清代医家

程秋霞之子，患脑漏，医与辛夷、苍耳之药，渐有寒热，改用柴、葛、羌、防数帖，遂至寒热日发数次，神昏自汗，势甚可危。孟英用竹叶石膏汤一剂，寒热退而神清进粥，继以甘凉清肃，复投滋润填阴，旬日而愈。

（《王氏医案》）

徐守愚

温阳益气治疗鼻渊久病案

徐守愚，清代医家

新昌城中俞某鼻渊久病治案。

鼻渊俗名脑漏。据述自感风邪，咳嗽鼻塞而起。余思肺主出气，皮毛为肺之合，风邪客于皮毛，则肺之窍道闭，闭则清气不升，浊气不降而鼻渊生焉。苍耳子散为治鼻渊本药，以湿与热上蒸于脑，疏散则愈。至入鼻而瘜肉，犹之湿地得热而生芝菌，异病同源，理固有诸。夫天气通于鼻，一呼一吸，自有常度。今鼻气太通，清涕滴沥不断，腥臭异常，脑中似觉空甚而喜熨热手，沥沥恶寒，四肢倦怠，饮食无味，按脉浮濡细代，其阳气大亏可知矣。寻常胜湿清热之药，未中病情，须变法治之。

生碧苏木三钱　生黄芪三钱　附子一钱　防风一钱　蔓荆子一钱　苍耳子一钱　茯苓三钱　生姜三钱　生甘草一钱　白芷一钱　大枣三钱

（《医案梦记》）

何长治

头痛鼻渊四案

何长治（1821～1889），字补之，号鸿舫，清代医家

劳心，木郁火炽，致鼻渊常作，脉细数。当从肝肺滋化。

生黄芪钱半　中生地三钱　焦山栀钱半　煅牡蛎三钱　茯苓三钱　甘草四分　制首乌二钱　甘菊花钱半　秦艽钱半　远志钱半　陈皮八分　加细桑枝五钱　辛夷蕊八分

左。头疼鼻渊，已患十年，近发较甚；骨热，舌尖碎，脉数不静。由烦火上炽，肝液受耗也。暂从清化法。

当归尾　川芎　荆芥　生甘草　炒山栀　桔梗　白芷　酒炒黄芩　辛夷蕊　川贝去心

水少些，沸即斟服。

左。脑漏久，肺液受伤。脉左关仍数，木火不熄也。拟养肺清肝法。

生黄芪二钱　枸杞子三钱　秦艽钱半　川芎八分　中生地三钱　远志钱半　制首乌三钱　怀牛膝三钱　炒山栀钱半　生甘草四分　甘菊花钱半　广陈皮八分　干荷蒂三枚　加细桑枝五钱

左。劳心过度，郁火上侵脑府。头痛，鼻塞多秽涕，脉

细数不调。暂从清化法。

鲜生地四钱　石决明三钱　天花粉三钱　玉桔梗一钱　炒川朴八分　广陈皮八分　炒山栀钱半　秦艽钱半　甘菊花钱半　怀牛膝三钱　生甘草四分　加鲜竹茹二钱　辛夷蕊八分

（《何鸿舫医案》）

孙采邻

沙苑蒺藜治疗鼻渊案

孙采邻，清代医家

予妹素多肝郁，胸中常闷，木火上炎，或目珠红肿，或有时鼻衄，或偶尔舌痛，已有年矣。今于道光癸未春，忽左鼻出臭水，或清或浓，或如豆腐脑者，其臭不堪。始为鼻渊，继成脑漏，病成而前之鼻洪目肿舌痛等，并不一发，合证脉而详审之，皆肝火郁而冲肺，肺窍开于鼻，木火侮金，故见于左鼻也。肝与胆为表里。经云：胆移热于脑，发为鼻渊，甚则漏下如豆腐脑者，此之谓脑漏也。虽分两名，其理一也。予于斯而得一探本究源之治，庶几无蕴矣。

不落水猪脑一具，用辛夷末五钱，白芷末三钱，同猪脑拌和，放磁盆内。再以陈酒二两拌匀，置饭锅上，蒸熟听用　广藿香叶三两　北沙参三两　焦冬术二两　百合三两　茯苓二两　炙甘草一两半　薄荷头八钱　归身一两　白芍一两，炒　北柴胡五钱　黑山栀一两半　苡仁三两，炒

上药十二味为细末，再入制熟猪脑捣和，用神曲打糊为丸。每服五钱，食后滚水送下。

服此一料，左鼻臭水及如豆腐脑者俱止。因停药多日，又渐有鼻水，并无臭气，索性停剂。数月间，日渐水多，味仍

带臭，以后如豆腐脑者益多，夜睡则清黄水常有，起身后头一举，则脑中之浊水由喉舌而出，午后如腐脑者尤甚。嘱其再将前丸合服，自尔平可，而执意不听，欲速愈方快。于甲申九秋，予妹倩王履安访得祝由之术，以为数日建绩。往返数里，服符水半月，毫无功效，而尚不思服药，予亦无如之何矣。后于冬十月，适有鲍君名嘉应者，官居浙省玉泉场，告假来吴，延予诊治。一日偶谈及向有鼻渊，治之罔效。后遇故乡郑公，用六味地黄汤，加沙苑蒺藜，服之觉臭水少减。适又遇一友，亦得此疾多年。有教伊单服沙苑蒺藜一味，煎汤作茶饮，服之痊愈。因亦用此煎服，日三二次无间，月余而鼻渊全瘳矣，永不再发，诚平淡中之神奇也。予闻之甚快，因将是方嘱予妹服之，日服三四盏，不可间断。如言服之，不一月而脑漏臭水内如腐脑之成块者，俱十去其五六矣。再如前服，两月而症霍然矣。

吴妪，年四旬，道光癸未二月初二诊。素喜烧酒，左鼻息肉有年，迩来疼痛无时，牵连左目头角，痛极防其失明，脉浮数有力。病起数载，治之匪易。方用酒炒枯芩、酒炒知母、薄荷、甘草、桑白皮、陈皮、池菊、辛夷、加荷叶边一小个。河水一盏半，煎至一半服。服后左鼻痛有停时，非前之痛极难忍可比也。

换方：原方去陈皮、荷叶边，加小生地、元参、白芷、酒焙龙胆草八分，同煎。服四帖，鼻痔痛减其半，且有时不痛，即痛亦大缓矣。后仍于前方出入，而痛平矣。至于鼻息，外用硇砂少些，同明矾同研。日点息肉上，待其滴尽清黄水，希其渐消为妥。然亦须戒酒，或可图之。　（《竹亭医案》）

柳宝诒

清宣疏泄治疗鼻渊案

柳宝诒（1842～1901），字谷孙，晚清医家

贾。胆火上升，脑液被烁，则流浊涕，而阴分由此而伤，内热神倦，脉数少纳。木气受病，生生之气不荣也。当以清木养阴为主。

黑山栀　丹皮　白芍　白薇　夏枯草　刺蒺藜　广陈皮　苡仁　生甘草　茯苓　枣仁川连炒　左牡蛎　竹茹

二诊：酒性入胆，其热上升于脑，脑烁液流，下出于咽，病情于鼻渊相似。左关脉斜出而弦，胆热上盛。用清上泄热之法。

黑山栀　丹皮　辛夷　夏枯草　薄荷头　银花炭　连翘　淡黄芩　生甘草　藿香梗　鸡距子　竹二青　竹叶

又方：藿香头晒干　生甘草　黑栀仁　研末，用猪胆汁拌丸，青黛为衣。空心开水送下。

王。木火为风邪所遏，左偏头痛，鼻流浊涕，正与鼻渊相似。当从少阳疏泄。

黑山栀　丹皮　辛夷　夏枯草　刺蒺藜　银花炭　连翘　荆芥　甘菊花　牛蒡子　羚羊角　广橘皮　竹茹　荷叶

许。热毒走入髓海，又为凉邪所束，脑气闭塞不爽，势将留为鼻渊。古人以鼻渊为壅疾宜通，今仿其意。

苍耳子　菖蒲根　辛夷　薄荷头　黑山栀　白芷　连翘　刺蒺藜　生甘草　夜交藤　竹茹　竹叶

蒋。鼻窍闭塞，咳嗽内热，肺胃之气不和。用清泄法。

蔓荆子　牛蒡子　薄荷头　连翘　桔梗　枳壳　南沙参　川石斛　苦丁茶　辛夷　杏仁　通草　甘菊炭　枇杷叶

二诊：用清泄法，鼻窍得通，咳逆亦减。但新邪虽解，而宿病难清。再与养阴清上，冀其渐可。

北沙参　细生地　小麦冬　丹皮　黑山栀　橘红　川石斛　蔓荆子　苦丁茶　辛夷　甘菊花　桔梗　淡竹叶　鲜荷叶

（《柳宝诒医案》）

刘子维

风热痰壅，鼻流浊涕案

刘子维，晚清医家

某，鼻流浊涕，天膛肿痛，声嘶耳闭，头昏项痛。

薄荷八分　防风二钱　苍耳子三钱　辛夷三钱去毛　白芷一钱　黄芩二钱　桔梗二钱　天麻一钱　川芎八分　生白芍一两　茯苓五钱　甘草二钱　银花八钱

三付，服二付即愈。

李俊注：此鼻渊也。《五癃津液别论》曰：举则液上溢。《气厥论》曰：胆移热于脑，则辛频鼻渊。鼻渊者，浊涕下，不止也。王注：频鼻颈，辛谓酸痛。夫上焦为阳，阳中有阴，应乎天而主降。肺为五脏六腑之盖，脑为髓之海，皆富于金水之气，位上焦而司清降之职。热在肺，不能布水谷之精以下溉，而溢出于鼻，俗谓之热伤风。热入脑，脑液失守，下渗如泉，合不布之水津，源源溢出，则谓之鼻渊。胆为少阳相火之气，其移热于脑者，火克金也。然必先肺而后脑，必热伤风不治而后酿为鼻渊也。三阴三阳之经脉、上下项、耳、目、口、鼻诸上窍，皆在天气范围中。天膛痛、声嘶、耳闭、头昏、项痛诸病，皆上焦清肃之令不行，风热痰浊壅滞所致也。

肺开窍于鼻而通脑，故下渗之脑液及不布之水津，皆得出焉，然鼻涕有得之下虚上实者。《阴阳应象大论》曰：人年六十，涕泣俱出是也，有得之神不守精者；《解精微论》曰：志悲则脑渗为涕是也。鼻渊为病，则得之风寒外郁，风热上壅，虽未下虚而上实则一，虽未悲哀，而神不守精则一。

方以白芍安定脏气为主；薄荷、防风、苍耳、辛夷、白芷、桔梗、天麻、川芎则祛风散寒，豁痰开窍，以通天气；银花、黄芩则散热泻火以清天气；茯苓则通上窍以出清阳；甘草则缓中气，以和诸药者也。

诸辛药之躁动，得白芍之柔静，以节制之，则邪去而正不扰。《至真要大论》曰：补上治上制以缓，故用甘草。夫鼻渊之为热，本由风寒外郁，而非阴虚，故不养阴生水，然至阳盛则地气不足，亦有热甚则消水而成阴虚，宜治以六味及犀角地黄等汤者，此证虽阳盛于上，犹未至于阴虚也。

（《圣余医案诠解》）

马培之

鼻塞案

马培之（1820～1903），名文植，晚清医家

大桥，朱左。鼻息多年，胀垂窍外，鼻梁壅肿，头昏耳目不聪，湿火上蒙清窍，阴分已亏。拟养阴以清肝肺。

北沙参　石决　枇杷叶　麦冬　赤芍　甘草　丹皮　丝瓜络　大贝　连翘　玄参　藕节

二诊：阴虚肝肺蕴热，鼻痔壅塞，头目不清。养阴清肺。

生地　沙参　丹皮　羚羊角　石决　玄参　夏枯草　竹茹　赤芍　蛤粉　大贝　黄芩　天麦冬　竹叶

三诊：头目稍清，鼻痔稍缩，午后马口不洁，似有遗沥，气虚阴虚，湿热内蕴。还拟养阴清化。

原方去竹茹，加石膏。

（《外科集腋》）

张聿青

鼻 鼽 案

张聿青（1844～1905），名乃修，晚清医家

金左。浊涕结聚，鼻窍不通。肺胃湿热熏蒸，浊气闭塞清窍，名曰鼻鼽，久必至衄。

炒黑山栀仁二钱　桔梗一钱　马兜铃一钱五分　酒炒淡芩一钱五分　冬瓜子三钱　广郁金一钱五分　生薏仁四钱　茯苓三钱　泽泻二钱　干枇杷叶三片

二诊：浊涕稍减，鼻窍仍然窒塞。湿热熏蒸于上。上病而下取之。

炒黑山栀仁三钱　冬瓜子三钱　生熟薏仁各二钱　煨石膏四钱　马兜铃一钱五分　桔梗七分　木猪苓二钱　炙升麻三分　礞石滚痰丸三钱，开水先送下

三诊：湿热上攻，不克下达。再清泄其上。

炒山栀仁三钱　苍耳子一钱五分　白茯苓三钱　淡黄芩一钱五分　冬瓜子四钱　生薏仁四钱　元参肉三钱　苦桔梗一钱　干枇杷叶三钱　藿胆丸每日卧服八分，开水先送下

龙井茶炭八分　橄榄核炭二钱　二味研细代鼻烟。

（《张聿青医案》）

余听鸿

鼻疡医案

余听鸿（1847～1907），名景和，晚清医家

程崇明　手太阴蕴热，致生鼻疮，理宜清肺。

羚羊片　桔梗　桑白皮　甘草　黑山栀　石决明　黄芩　连翘　荆芥　白蒺藜

宋南浔　鼻息不利，按脉弦数。此肝阳扰肺，非小恙，最宜养性。

枇杷叶　桑叶　杏仁霜　通草　石决明　钩藤尖　苏子　桔梗　荷叶边

复方　鼻生旋螺，系属肺热。又增咳嗽气逆，脉仍弦大。夏令伊迩，须防咯血。

羚羊　苏子　杏仁　马兜铃　瓜蒌仁　青铅　橘皮　芦根　枇杷叶　鲜竹茹

叶青浦　鼻为肺之外候，风温客脑则额痛鼻渊，兼之痰火气逆，姑拟养阴肃肺。

北沙参　冬桑叶　辛夷　钩藤　石决明　白蒺藜　川石斛　料豆　枇杷叶

复方　鼻流黄色浊涕，有腥秽之气，是脑热未楚。仍从前法。但此症久延，必致虚弱，当以奇授藿香丸煎服之，

庶几相须奏效。

羚角片　桑叶　辛夷　半夏曲　北沙参　生石决　石斛　蒺藜　枇杷叶　青荷叶

附　奇授藿香丸

鲜藿香八两，研极细末，雄猪胆汁和丸，如桐子大。每服三钱，苍耳子汤送下。

俞芦墟　鼻管焮肿，两傍色紫，脓汁浸淫，痒而不痛。此为鼻䘌疮，系风热客于肺络。姑拟辛散治之。

庄北拆　鼻痔形如榴子，渐渐垂下，窒塞孔中，有碍气息。此乃肺经风热郁久而成，宜辛夷散肺饮主之。

辛夷　生地　知母　百合　煅石膏　黄芩　甘草　升麻　麦冬　枇杷叶

江　积瘀在络，动络血逆。今年六月初，时令暴热，热气吸入，首先犯肺，气逆血涌。强降其血，血药皆属呆滞，而清空热气，仍蒙闭于头髓空灵之所，诸窍痹塞，鼻窒息肉。出纳之气，都从口出，显然肺气郁蒸，致脑髓热蒸，脂液自下。古称烁物消物莫如火，但清寒直泄中下，清空之病仍然。议以气分轻扬，无取外散，专事内通，医工遇此法，则每每忽而失察。

连翘　牛蒡子　通草　桑叶　鲜荷叶汁　青菊花叶

临服，入生石膏末煎一沸。

附论　张会卿曰：鼻病无他也，非风寒外感，则内火上炎耳。外感治宜辛散，为热治宜清凉。知斯二者，治鼻大纲尽乎是矣。此治内症之大概也。惟治外科者，亦不能出此范围。鼻开窍于肺，五气入鼻，藏于心肺，心肺有病，鼻为之不利也。属阳明，位居中土，脾热病者，鼻先赤。伤寒二日，阳明受之，阳明主肉，挟络于口，鼻为肺窍，胆移热于脑，则辛頞鼻渊，鼻渊者浊涕下而不止也。相火司天，鼽衄鼻窒。君火司天，鼽衄鼻窒。肺之外症，属火者多，风寒湿兼而有之，肺属金畏火，肺主气，风寒湿壅滞气机。至于鼻疽、鼻痔、鼻息、鼻痈，坚硬难除者，或风寒郁结，或喜食膏粱煿炙，阳明化热，经络壅塞而成，阳明主肉，故肉坚而不易化也，属阳明者多。肺𪒟疮、酒皶鼻、赤鼻、粉刺、肺风，或酒湿伤脾，脾经蕴热熏灼于肺，属脾肺者多。脑漏一症，其因有三，或伤于风，或伤于寒，或伤于热，或肝胆之热上移于脑。伤于风者太阳隐痛，其涕清；伤于寒者额隐痛，其涕浊；伤于热其涕黄浊，腻而臭秽者也。亦有脑髓不固，淋下无度，精气不足，致成虚怯。今录之方，虽曰外症，皆属内因。故治鼻须辨三因，内因、外因、不内外因。辨于指掌，治鼻之法得矣。余听鸿注。

（《外证医案汇编》）

丁甘仁

养阴潜阳案

丁甘仁（1865～1926），名泽周，晚清民国医家

朱左。水亏不能涵木，肝阳上升，清空逼脑液而下流，鼻渊腥涕，头胀眩晕，心悸少寐，脉象弦小而数，舌光绛，宜育阴潜阳而安心神。

川石斛二钱　明天冬二钱　大生地三钱　花龙骨三钱　左牡蛎四钱　酸枣仁三钱　朱茯神三钱　天花粉三钱　肥知母钱半　灵磁石三钱　夏枯花钱半　金器一具　琥珀多寐丸钱半，吞服

吴右，阴虚肝胆火升，风燥外乘，鼻渊腥涕，内热口干，拟育阴清泄。

京元参钱半　甘菊花三钱　苍耳子钱半　生石决五钱　净蝉衣八分　薄荷叶八分　生甘草六分　天花粉三钱　夏枯花钱半　苦桔梗一钱　冬桑叶三钱　陈辛夷八分　川象贝各二钱　活芦根一尺

另用陈辛夷八分　苍耳子一钱半　炒薄荷八分　青葱管一钱半，煎汤熏鼻。

（《丁甘仁医案续编》）

张汝伟

鼻塞案绎

张汝伟，民国医家

洪勤和，女，年四十岁，无锡，住五原路二七二弄十号，后脑并脊椎骨，相引而痛，鼻窦发炎，窒息而痛，形寒淅淅然，并不发热，已有月余。诊脉，有滑而左弦。此由肝胃不和，痰热内蕴，风寒外袭所致。宜宣肺和肝，疏风清热治之。

辛夷　苦丁茶　羌独活　玉蝴蝶各一钱　香白芷四分　天花粉　潼沙苑　夏枯花　炙女贞各三钱　苏叶梗钱半　通天草二钱

二诊，鼻塞较通，脑后脊椎之痛，亦较减，风邪犹未全透，痰湿亦未化净，所以口腻不爽。素无痰吐，风尽而痰自化。拟用九味羌活法加减，一鼓而平之。

川羌活钱半　香白芷五分　北细辛四分　玉蝴蝶一对　仙半夏　藁本　炒广皮各二钱　刺蒺藜三钱　清防风　炒荆芥　姜竹茹各钱半

本证始末：此大中华橡胶厂总经理洪承祖之弟妇。诊治二次，鼻通炎退，诸恙痊愈。

方义说明：此证着眼，在形寒不发热，是入于络而不及于腑，故纯用舒风通窍，轻清治法。第二方之细辛一味，直达少阴，疏透之力尤剧，所以能见效神速。

（《临症一得》）

薛　己

口疮述要

薛己（1488～1558），字新甫，明代医家

口疮上焦实热，中焦虚寒，下焦阴火，各经传变所致，当分别而治之。如发热作渴饮冷，实热也，轻则用补中益气汤，重则用六君子汤。饮食少思，大便不实，中气虚也，用人参理中汤。手足逆冷，肚腹作痛，中气虚寒也，用附子理中汤。晡热内热，不时而热，血虚也，用八物加丹皮、五味、麦门。发热作渴，唾痰，小便频数，肾水亏也，用加减八味丸。食少便滑，面黄肢冷，火衰土虚也，用八味丸。日晡发热，或从腹起，阴虚也，用四物、参、术、五味、麦门。不应，用加减八味丸。若热来复去，昼见夜伏，夜见昼伏，不时而动，或无定处，或从脚起，乃无根之火也，亦用前丸，及十全大补加麦门、五味，更以附子末，唾津调搽涌泉穴。若概用寒凉，损伤生气，为害匪轻。

治　验

秋官赵君言，口舌生疮，劳则体倦，发热恶寒，此内伤气血之症，用补中益气加五味、麦门而愈。

进士刘华甫，口舌生疮，午前热甚，脉数有力，用清

心莲子饮稍愈。更以四物二连汤痊愈。后因劳役，日晡发热，脉数而无力，用四物加参、术、柴胡少瘥。但体倦口干，再用补中益气汤而愈。

武库刘君，口舌生疮，口干饮汤，乃胃气虚而不能化生津液也。用七味白术散而痊。

延评曲汝为口内如无皮状，或咽喉作痛，喜热饮食，此中气真寒，而外虚热也。用加减八味丸而愈。

儒者费怀德，发热，口舌状如无皮，用寒凉降火药，面赤发热，作呕少食，痰涎自出，此脾胃复伤虚寒而作也。用附子理中汤以温补脾胃，用八味丸，补命门火，乃愈。

一男子口糜烂，脉数无力，此血虚而有火。有四物，加茯苓、白术，少用黄柏、知母，治之而痊。

地官李孟卿子新婚，口舌糜烂，日晡益甚。用八珍汤加五味、麦门，而口疮愈，更用加减八味丸，而元气实。

（《口齿类要》）

王肯堂

口糜口疮证治准绳

王肯堂（1549～1613），字宇泰，明代医家

《内经》云：膀胱移热于小肠，膈肠不便，上为口糜。东垣云：好饮酒人多有此疾。易老用五苓散、导赤散相合服之，神效。经云：少阳之复，火气内发，上为口糜。治以苦寒，胡黄连散、必效散，皆苦寒之剂，以辛温佐之。口糜，野蔷薇根煎汤漱之良。

口疮有二：一曰热。经云：少阳司天，火气下临，肺气上从，口疡是也。二曰寒。经云：岁金不及，炎火乃行，复则寒雨暴至，阴厥且格，阳反上行，病口疮是也。或问口疮如何得之？曰：经云：膀胱移热于小肠，膈肠不便，上为口糜。盖小肠者，心之府也。此举由邪热之端耳。心属君火，是五脏六腑之火主，故诸经之热皆应于心。心脉布舌上，若心火炎上，熏蒸于口，则为口舌生疮。脾脉布舌下，若脾热生痰，热涎相搏，从相火上炎，亦生疮者尤多。二者之病，诸寒凉剂皆可治。但有涎者，兼取其涎。然则有用理中汤加附子以治者，又何如？曰：夫火有虚实，因诸经有热而动者谓之实，无热而动者谓之虚。实则正治，寒凉之剂是也。虚则从治，如此用温热是也。理中汤者，因

胃虚谷少，则所胜肾水之气逆而承之，反为寒中，脾胃衰虚之火被迫炎上作为口疮，故用参、术、甘草补其土，姜、附散其寒，则火得所助，接引其退舍矣。至《圣济总录》有谓元藏虚冷上攻口疮者，用巴戟、白芷、高良姜末，猪腰煨服。又有用丁香、胡椒、松脂、细辛末，苏木汤调涂疮上。及不任食者，用当归、附子、白蜜含咽者。有用生附涂脚心者。有用吴茱萸末，醋熬膏，入生地龙末，涂两足心者。若此之类，皆是治龙火。按：寒水上迫，心肺之阳不得下降，故用温热之剂，或散于上，或散于下，或从阴随阳，所攸利者也。胃中有热，脉洪大，宜服凉膈散、甘桔汤加芩、三补丸、金花丸，漱以黄连升麻汤，傅以绿袍散、蜜柏散。丹溪用西瓜浆水徐徐饮之，如无以皮烧灰噙之，外用细辛、黄柏末掺，取涎。胡氏方：以好墨研蝼蛄极细，傅之立效。按：此治膀胱移热于小肠者之剂也。盖蝼蛄专走小肠膀胱，而通利膈肠者，因力峻气猛，阴虚气上致疮者，戒勿用。唯体实有热在上焦者，宜之。张子和治一男子病口疮数年，上至口中至咽嗌，下至胃脘皆痛，不敢食热物。一涌一泄一汗，十去其九，次服黄连解毒汤，十余日皆释。以上治实热。服凉药不愈者，此酒色过度，劳役不睡，舌上光滑而无皮，或因忧思损伤中气，虚火泛上无制，用理中汤，甚者加附子，或官桂噙之。

薛新甫云：口疮，上焦实热，中焦虚寒，下焦阴火，各经传变所致，当分别治之。如发热作渴饮冷，实热也，轻则用补中益气汤，重则用六君子汤。饮食少思，大便不实，中气虚也。用人参理中汤。手足逆冷，肚腹作痛，中气虚寒也，用附子理中汤。晡热内热，不面热，血虚也，用八物加丹皮、五味、麦门冬。发热作渴唾痰，小便频数，肾水亏也，用加减八味丸。食少便滑，面黄肢冷，火衰主虚也，用八味丸。日晡发热，或从腹起，阴虚也，用四物、参、术、五味、麦门。不应，用加减八味丸。若热来复去，昼见夜伏，夜见昼伏，不时而动，或无定处，或从脚起，乃无根之火也，亦用前丸，及十全大补加麦门、五味，更以附子末，唾津调搽涌泉穴。若概用寒凉损伤生气，为害匪轻。以上治虚火。治少阴口疮，半夏散。声绝不出者，是寒遏绝阳气不伸。半夏制一两，桂、乌头各一字，同煎一盏，分二服。治太阴口疮，甘矾散。以甘草二寸，白矾栗子大，含化咽津，治赤口疮乳香散。以乳香、没药各一钱，白矾拌铜绿少许，研为末，掺之。治白口疮，没药散，以乳香、没药、雄黄各一钱，轻粉半钱，巴豆霜少许，为末掺之。口疮久不愈，以五倍末搽之，或煎汤漱，或煎汤泡白矾，或胆矾漱。盖酸能收敛。戴复庵云：下虚上盛，致口舌生疮，若用镇坠之药，以降气汤，或临水下养正丹，或黑锡丹，仍于临卧热汤洗足，炒拣净吴茱萸，小撮拭足了，便乘炒热置足心，用绢片扎之，男左女右。

口臭　常熟严文靖公，年逾七十，未断房室，日服温补之药无算，兼以人参煮粥，苁蓉作羹，致滋胃热，满口糜烂，牙齿动摇，口气臭秽，殆不可近，屡进寒凉清胃之药不效，有欲用姜桂反佐者，请决于予。予曰：用之必大剧，主用加减甘露饮，八剂而平。香薷煮浓汁含之。喻鸡舌香，即沉香花。如无，沉香可代。口中如胶而臭，知母、地骨皮、桑白皮、山栀、麦门冬，甘草盐汤噙，早起汲井中第一汲水，即井华水，含之，吐弃厕下，即瘥。心气不足口臭，益智仁加甘草少许为末，干咽或汤点。张子和治一男子二十余岁，病口中气出臭如登厕。夫肺金本主腥，金为火所乘，火主臭，应便如是也。久则成腐，腐者肾也。此亢极则反兼水化也。病在上宜涌之，以茶调散涌而去其七分，夜以舟车丸、浚川散下五七行，比旦而臭断。药性犷悍，不宜轻用。罗谦甫治梁济民膏粱多饮，因劳心过度，肺金有伤，以致气出腥臭，涕唾稠粘，咽嗌不利，口苦干燥，以加减泻白散主之。《难经》云：心主五臭，入肺为腥臭，此其一也。因洪饮大热之气所伤，从心火刑于肺金，以桑白皮、地骨皮苦微寒，降肺中伏火而补气为君；以黄芩、知母苦寒，治气腥臭，清利肺气为臣；肺欲收，急食酸以收之，五味子酸温，以收肺气，麦门冬苦寒，治涕唾稠粘，口苦干燥为佐；桔梗辛温，体轻浮，治痰逆，利咽膈为使也。

（《证治准绳》）

张景岳

口疮论证

张景岳（1563～1640），名介宾，明代医家

口舌之病，有疮者，有臭者，有干有渴者，有为苦为酸而诸味不同者，有重舌、木舌而舌间出血及舌胎舌黑者。在各方书多以口病为热证，然其中亦有似热非热及劳伤无火等证，是不可尽归于热，所当察也。

口舌生疮，固多由上焦之热，治宜清火，然有酒色劳倦过度，脉虚而中气不足者，又非寒凉可治，故虽久用清凉终不见效。此当察其所由，或补心脾，或滋肾水，或以理中汤，或以蜜附子之类反而治之，方可痊愈。此寒热之当辨也。

口苦口酸等证，在《原病式》则皆指为热，谓肝热则口酸，心热则口苦，脾热则口甘，肺热则口辛，肾热则口咸，或口淡者亦胃热也。若据此说，则凡以口之五味悉属火证，绝无虚寒之病矣，岂不谬哉？如口苦者，未必悉由心火，口淡者未必尽因胃热。盖凡以思虑劳倦，色欲过度者，多有口苦舌燥，饮食无味之证，此其咎不在心脾，则在肝肾，心脾虚则肝胆邪溢而为苦，肝肾虚则真阴不足而为燥，即如口淡一证，凡大劳、大泻、大汗、大病之后，皆

能令人口淡无味，亦岂皆胃火使然耶？故凡临此者，但察其别无火证火脉，则不宜以劳伤作内热而妄用寒凉，此治有不容误也。

口渴、口干大有不同，而人多不能辨。盖渴因火燥有余，干因津液不足，火有余者当以实热论，津液不足者当以阴虚论，二者不分，反同冰炭矣。然渴虽云火，而亦有数种当辨者，如实热之渴，火有余也，亡阴之渴，水不足也。故凡于大泻之后，大汗之后，大劳之后，大病之后，新产失血之后，痈疽大溃之后，过食咸味之后，皆能作渴。凡此数者，悉由亡阴亡液，水亏枯涸而然，本非热证，不得误认为火。总之渴而喜冷，脉实便结者，固火证也。其有冷饮入腹则滞沃不行，或口虽作渴而但喜热饮，及脉弱便溏者，皆非火证。矧复有口虽干苦而全然不欲茶汤者，此干也，非渴也，尤属阴虚之候，若作渴治，能无误乎？故治此之法，凡火盛于上者，宜清肺清胃；水亏于下者，宜补脾补肾。若阳虚而阴无以生，气虚而精无以化者，使非水火并济，则何益之有？首卷《十问》中有渴论，外科有作渴条，当并察其治法。

口臭虽由胃火，而亦有非火之异。盖谓火之臭，其气浊秽，亦必兼口热口干，及别有阳明火证者是也。若无火脉火证而臭如偏腐，或如酸脬，及胃口吞酸，饮食嗳滞等证，亦犹阴湿留垢之臭，自与热臭者不同，是必思虑不遂及脾弱不能化食者多有之。此则一为阳证，宜清胃火，一为阴证，宜调补心脾，不得谓臭必皆热，以致生他病也。

《医统》曰：七情所郁，及心经热壅，则舌肿满不得息。

心热则舌裂而疮，肝热则舌木而硬，脾热则舌涩而苔，肺热则舌强。热甚则舌燥如锯。舌卷囊缩者不治，厥阴绝也。

论治

口疮口苦，凡三焦内热等证，宜甘露饮、徙薪饮主之。火之甚者，宜凉膈散、玄参散主之。胃火盛者，宜竹叶石膏汤、三黄丸之类主之。若心火肝火之属，宜泻心汤、龙胆泻肝汤之类主之。多酒湿热口糜，宜导赤散、大分清饮、五苓散之类主之。若劳伤心脾兼火者，宜二阴煎、清心莲子饮之类主之。若思虑谋为不遂，肝胆虚而口苦者，宜七福饮、理阴煎，或五君子煎之类主之。兼火者，以黄芩、龙胆草之类随宜佐之。凡口疮六脉虚弱，或久用寒凉不效者，必系无根虚火，宜理阴煎、理中汤之类反治之，或用官桂噙咽亦可。

外治口疮敷药，阴阳散、绿云散、细辛黄柏散、白蚕黄柏散，皆可选用，或临卧时以川黄柏衔口过宿亦妙。若口舌生疮糜烂者，宜冰玉散主之；疳烂者，冰白散。

口臭由于胃火者，宜清胃饮、升麻黄连丸，或竹叶石膏汤加香薷主之，或《千金》口臭方，皆可内清其火。此外，如丁香丸、《圣惠》口齿方、福建香茶饼之类，亦可暂解其秽。

舌苔舌黑，虽云火证，然实火虚火皆能为之，凡治此者，但当察脉证，以虚实为主，而再以辨色之法参之，庶可无误。盖实热之黑，必兼红紫干渴，或多芒刺。若沉黑少红而带润滑者，本非实热证也。若其六脉细弱而形困气倦，则又最为虚候，是必寒水乘心，火不归原之病，此不救本，而但知治标，则万无一生矣。此之治法，凡里热未甚而表散有未解者，宜柴胡诸饮之类以解其表。里邪热甚者，宜凉膈散、犀角地黄汤之类以清其内。此治实热之法也。若阴虚火盛而兼有表邪未解者，宜补阴益气煎之类，兼表里而治之。若形气病气俱不足，寒水乘心而虚阳不敛者，必用理阴煎、理中汤，或大补元煎之类以单救其里，自可保其无虞。此治虚火之法也。若舌有白苔，语言蹇涩者，以薄荷、白蜜同姜片蘸而揩擦之。外伤寒门，仍有辨舌正条，当与本门参阅。

舌上无故出血者，谓之舌衄，此心火之溢也，宜金花煎、圣金散、黄柏散主之，或用《千金》口臭方亦妙。

重舌、木舌，以舌下肿出如舌，故曰重舌，又谓之子舌；忽肿木而硬者，谓之木舌，皆上焦热壅故也。惟宜砭针刺去其血为上策，及内服清胃降火之剂自愈。若舌忽肿起如猪胞，或硬如木石，不能出声，胀满塞口，则闭闷杀人，但看舌下有如蝼蛄，或如卧蚕者，急于肿突处砭去其血，仍用釜底煤不拘多少，以盐醋调厚敷之，或用井花水调敷亦可，脱去更敷。如不甚者，单以此敷之亦愈。

《正传》治舌肿大塞口，不通饮食，《经验方》用真蒲黄一味，频刷舌上，其肿自退。若能咽药，即以黄连一味，煎浓汁细细呷之，以泻心经之火则愈。

《医统》治一人舌肿满口，诸药不效，以梅花、冰片为末敷之即消。

（《景岳全书·杂证谟》）

赵献可

口疮论

赵献可，字养葵，明代医家

口疮，上焦实热，中焦虚寒，下焦阴火，各经传变所致，当分别而治之。如发热，作渴饮冷，此实热也，轻则用补中益气，重则用六君子汤。饮食少思，大便不实，此中气虚也，用人参理中汤。手足逆冷，肚腹作痛，此中气虚寒，用附子理中汤。晡热，内热，不时而热，此血虚也，用八物加丹皮、五味、麦冬。发热，作渴，唾痰，小便频数，此肾水虚也，用八味丸。日晡发热，或从小腹起，阴虚也，用四物、参、术、五味、麦门；不应，用加减八味丸。若热来复去，昼见夜伏，夜见昼伏，不时而动，或无定处，或从脚起，乃无根火也，亦用前丸，及十全大补加麦门、五味，更以附子末，唾津调抹涌泉穴。若概用寒凉，损伤生气，为害匪轻。

或问虚寒何以能生口疮，而反用附子理中耶？盖因胃虚谷少，则所胜者肾水之气逆而承之，反为寒中，脾胃衰虚之火，被迫炎上，作为口疮。经曰："岁金不及，炎火乃行。复则寒雨暴至，阴厥乃格，阳反上行，民病口疮"是也。故用参、术、草补其土，姜、附散其寒，则火得所助，接引而退舍矣。

按《圣济总录》有元脏虚冷、上攻口舌者，用巴戟、白芷、高良姜末，猪腰煨服；又有用丁香、胡椒、松脂、细辛末，苏木汤调涂舌上；有用当归、附子，蜜炙含咽。若此之类，皆治龙火上迫，心肺之阳不得下降，故用此以引火归原也。

(《医贯》)

邹　岳

口疮真诠

邹岳，清代医家

一中年人口内患毒，内外木肿不痛，牙关拘急。余用红花一两，丹皮四钱煎服，四剂而愈。此毒乃因膏粱厚味所致，故必用红花泻其湿热，丹皮泻其火毒。凡毒木肿不痛者，多是瘀血凝滞，必用红花方效。

一中年口内患毒，初起食瘟猪肉，牙齿疼痛，请内科诊视，用升麻、白芷去风等药，服后渐见面肿，外重内轻。余用蒲公英四两，丹皮一两，红花五钱，归尾三两，煎服四剂而愈。此症看其外面与上症无异，但因食瘟猪肉，其毒先中于胃，后加服升麻等药，将风邪引入胃经，其症愈实，故必重用蒲公英以去阳明湿热坚肿，方能有效。

（《外科真诠》）

沈 璠

湿热口糜案

沈璠，清代医家

分巡道朱一凤，幼孤而贫，读书作文，借酒陶情，湿热蕴蓄于胃中，上熏于口而糜烂，愈后每月一发，或两三日发，发必咽痛而口碎，干饭入胃，痰涎溢出口角，已经六载，不能却去病蒂。雍正三年，夏末秋初，延余诊视，面色红亮，大便燥结，不渴，畏茶汤。先以苍术、厚朴、广皮、旋覆花、石膏、枳壳、黄柏、莱菔子，汤药连进三剂，颇觉相宜，细思湿痰非汤液所能治，即以前药去旋覆，加瓜蒌实为末，用淡姜汤泛丸服。半月，觉膈舒畅，大便去粘腻痰饮不计，口内不流涎，亦不糜烂矣。

（《沈氏医案》）

齐秉慧

口舌生疮案

齐秉慧（1764～?），字有堂，清代医家

曾治一人患口舌生疮，鼻中不时流血，口中不时吐血，来寓求治。予曰：此乃火气勃于上焦，不能分散，故上冲而吐衄、口舌生疮也。其法当用寒凉之品，以清其火热燎原之势，并泻其炎上巅顶之威，遂与生地一两，捣成泥汁。当归一两，老芎五钱，玄参一两，黄芩三钱，炒黑荆芥三钱，甘草一钱。水煎调三七末服之，连进三剂而效。此方妙在不用大苦大寒以逐火，而用微寒之药以滋阴。盖阴气生，则阳气自然下降，尤妙用黑荆芥引血归经。用三七末以上截其新来之路。加黄芩以清其奔腾之路，诚恐过于寒凉，冷热相战，又加甘草以和之，此治热之最巧妙法也。若用寒凉之重者折之，非不取快于一时，然火降而水不足，则火无所归，仍然焰生风起，必较前更甚。而始以清补之药救之，则胃气已虚，何能胜任？今之速效者，是病之初起也。若再迟缓，主治者又自当有法，又不可作如是治疗也。

（《齐有堂医案》）

王孟英

滋阴潜降治疗口糜案绎

王孟英（1808～1868），名士雄，清代医家

沈春旸之母，偶患咽喉微痛，服轻药一剂，即觉稍安，且起居作劳如常。第五日犹操针黹至四鼓；第六日，忽云坐立不支，甫就榻，即昏沉如寐。亟延王瘦石视之，用犀角地黄汤化万氏牛黄丸灌之，继邀徐小波（诊），亦主是汤。云：恐无济，乃邀孟英决之。切其脉，左数右滑皆极虚软。曰：王、徐所见极是。但虽感冬温，邪尚轻微，因积劳久虚之体，肝阳内动，灼液成痰，逆升而厥，俨似湿邪内陷之候。方中犀角靖内风，牛黄化痰，不妨借用，病可无虞。今日不必再投药饵矣。

翌日复诊，神气虽清，苔色将黑。孟英予：肃肺蠲痰，熄风充液之剂，热退而苔色松浮。孟英曰：舌将蜕矣。乃予前药。

越宿视之，苔果尽退，宛如脱液之舌，且呕恶时作，大解未行。孟英于甘润生津药内，乃佐竹茹、竹沥、柿蒂、海蜇，数剂，呕止便行，而舌上忽布白腐之苔，及齿龈唇颊满口遍生，擦拭不去，人皆异之。孟英坚守肃清肺胃，仍佐竹茹、竹沥，加橄榄、银花、建兰叶，数剂，白腐渐以

脱下，舌色始露，惟啜粥则胸次梗梗不舒，夜不成寐。孟英曰：胃汁槁，热疾未净也，仍守前议。病家疑之，复商于瘦石，瘦石云：勿论其他，即如满口腐苔，酷似小儿“鹅白”，大方证甚属罕见，苟胸无学识者见之，必按剑而诧，今医者有不惑之智，而病家乃中道生疑，岂求愈之道焉？沈大愧服，一遵孟英设法。既而吐痰渐少，纳谷颇适，两胁又添辣痛。孟英诊脉，左关弦数，曰：必犯忿怒矣。诘之果然。加（山）栀、（川）楝、旱莲、女贞、生白芍、绿萼梅等，数服，各恙皆减，肤蜕如片，而右腿肿痛，不能屈伸。或疑风气，思用艾灸，孟英急止之曰：此阴亏耳，误灸必成废疾。吾以妙药奉赠，但不许速效也。疏方以西洋参、熟地、苁蓉、桑椹、石斛、木瓜、（当）归、（白）芍、二冬、杞（子）、菊（花）、楝实、牛膝、无核白葡萄干为剂，久服果得向愈。越三载，以他疾终。

瞿氏妇，患舌糜，沈悦庭知其素禀阴亏，虚火之上炎也。予清凉滋降之法，及珠黄（散）等敷药而不愈。孟英视之：舌心糜腐、黄厚，边尖俱已无皮，汤饮入口，痛不可当。此服药所不能愈者，令将锡类散掺之，果即霍然。或疑喉药治舌，何以敏捷如斯？孟英曰：此散擅生肌蚀腐之长，不但喉舌之相近者，可以借用，苟能隅反，其功未可言罄，贵用者之善悟耳。且糜腐厚腻，不仅阴虚，要须识此，自知其故。

（《王氏医案》）

马培之

咽喉上腭溃烂案

马培之（1820～1903），名文植，晚清医家

某。咽喉上腭溃烂，脉弱而细。宜调养血，兼以甘凉解毒，毋服苦寒。

黄芪三钱　西洋参二钱　生赤首乌六钱　桔梗一钱　射干根二钱　大生地五钱　甘草一钱　苡仁四钱　上银花三钱

二诊：已得见效，原方加玄参一钱、甘菊花二钱、夏枯草一钱。

三诊：溃烂渐次向愈，此得补药之力也。

黄芪三钱　洋参二钱　生赤首乌六钱　射干八分　甘草一钱　天花粉一钱　大生地四钱　银花三钱　夏枯草二钱

（《外科集腋》）

巢崇山

清热解毒治疗唇口成疳案

巢崇山（1843～1909），名峻，晚清医家

某。蕴毒内留，唇口疳碎而且痛，痛连齿舌，大便不爽，小溲短赤，脉小数，舌微赤。宜清热解毒，兼通腑气。

鲜生地　上川连　银花　芦根　人中黄　石膏　天花粉　淡竹叶　桔梗　连翘　黑玄参　湖丹皮　黑山栀　肥知母

二诊：清热解毒兼通腑气，舌痛已松，大便燥结，唇口干燥，牙龈微痛，鼻孔燥塞，溲少纳呆，脉小数。宜清胃泄热，佐以解毒。

鲜生地　天花粉　粉丹皮　陈金汁　薄荷　人中黄　肥知母　芦根　玄参　金银花　连翘　淡竹叶　黑山栀　桑叶　枯芩

三诊：余毒未清，唇口成疳，舌剥而绛，脉小数。宜清热解毒，以平胃热。

川石斛　银花　天花粉　陈金汁　肥知母　玄参　连翘　芦根　丹皮　块滑石　赤芍　甘草　枯芩　象贝母

（《玉壶仙馆外科医案》）

曹沧洲

口疳三案

曹沧洲，名元恒，字智涵，号沧州，晚清医家

某左，满口疳腐极甚，形寒脉数，温邪化毒势如燎原，不易即愈。

鲜生地一两　淡豆豉三钱同打　石决明一两，盐水煅　马勃七分　甘中黄一钱半　飞中白一钱半　连翘三钱　赤芍三钱　土贝五钱，去心　黑山栀三钱　银花三钱　倭铅五钱　绿豆一两　贯仲一两，二味汤代水

某左。口疳腐碎，子舌坠，宜宣泄上焦。

桑叶一钱半　赤芍一钱半　马勃七分　连翘一钱半　土贝四钱　甘中黄一钱　牛蒡子三钱　白杏仁四钱　泽泻三钱　枇杷露一两

某左。身热，口疳满腐，咳嗽不停，宜清肺胃，以防热甚起惊，弗忽。

青蒿子　前胡　桑叶　钩藤　白杏仁　紫菀　连翘　鲜芦根　象贝　冬瓜子　飞滑石　鲜荷梗

（《吴门曹氏三代医案集》）

徐守愚

甘桔汤合滋肾丸治疗唇口糜痛案

徐守愚，清代医家

剡北一妇人，年二十余。忽然唇口焦黑壳，喉痛齿痛，牙床糜烂，饮食不能入口者日，投以此方二剂稍减一二。

生甘草三钱　桔梗三钱　川柏二钱　知母三钱　桂枝一钱　骨碎补三钱　桑叶二钱　丹皮五分　白芷　青盐五分冲。

此即甘桔汤合滋肾丸。以唇者阳明经所过之地，甘桔汤可以治之，喉痛是虚火炎上者滋肾丸可以治之。其间参入白芷，清阳明胃湿热，骨碎补固齿驱风，冬桑叶治少阳气热，丹皮治少阳血热，青盐引浮火归根，所以用之得当耳。

次诊：前方已频服五剂，证减大半，服五剂后又加熟地、附子，再服五剂，诸症脱然。此妇剡北石头堆习老兄令媳，诸医束手，以此二方收功。此等证候，世所罕有，余以未之多觏。生地五钱　淮药三钱　萸肉一钱　元参三钱　丹皮一钱半　泽泻　川柏一钱半

（《医案梦记》）

丁甘仁

口疮舌疳类案

丁甘仁（1865～1926），名泽周，晚清民国医家

叶小。心脾湿火上升，口舌碎痛，拟导赤汤加味，引热下趋。

鲜生地三钱　京元参钱半　薄荷叶八分　生甘草六分　小川连四分　白通草八分　连翘壳三钱　象贝母三钱　冬桑叶三钱　鲜竹叶三十张　灯芯一扎

张左。上腭碎痛，咽饮不利，头眩屡发，舌质红苔黄，脉象濡数。阴虚厥少之火上升，风燥之邪外乘，宜育阴清解。

细生地四钱　京元参二钱　大麦冬二钱　薄荷炭六分　朱茯神三钱　生甘草八分　霜桑叶三钱　生石决六钱　青龙齿三钱　黑稆豆衣三钱　象贝母三钱　嫩钩钩后入，三钱　藏青果一钱　朱灯芯两扎

二诊：上腭碎痛，咽饮不利，胸闷气塞，夜不安寐，脉象濡数。阴虚厥少之火上升，燥邪外乘，宜滋阴清肺而安心神。

鲜生地四钱　京元参二钱　大麦冬二钱　薄荷叶八分　朱茯神三钱　冬桑叶三钱　生甘草六分　川雅连四分

象贝母三钱　鲜竹叶三十张　活芦根去皮，一尺　藏青果一钱　朱灯芯两扎

内吹金不换。

邵小。口疮碎痛，妨于咽饮，阴虚胃火循经上升，风热之邪外乘。今拟导赤汤加味，引火下行。

鲜生地三钱　京元参三钱　薄荷叶八分　冬桑叶二钱　白通草八分　木通八分　甘中黄八分　川雅连四分　金银花四钱　连翘壳三钱　川象贝各二钱　竹叶三十张　活芦根一尺

黄右。舌疳腐烂偏左，痛引耳根，妨于咽饮，脉象细数，阴虚肝脾积火上升，症势沉重，宜育阴清降而化蕴毒。

吹金不换、柳花散、珠黄散。

小生地四钱　生石决八钱　甘中黄八分　金银花三钱　京元参二钱　川象贝各二钱　胡黄连六分　天花粉三钱　肥知母钱半　藏青果一钱　通草八分　寒水石三钱　鲜竹叶三十张，活芦根一尺

野蔷薇露漱口。

二诊：舌疳腐烂，头痛偏左，脉象弦小而数。阴分亏耗，积火上升，症势甚重，再宜育阴清降，佐入引火归原。

小生地四钱　生石决六钱　胡黄连四分　鲜竹叶三十张　瓜蒌皮二钱　生甘草八分　川象贝二钱　京元参二钱　通草八分　金银花三钱　芦根一尺

滋肾通关丸一钱五分，包煎。

（《丁甘仁医案续编》）

曹颖甫

葛根芩连合承气法治口舌生疮案

曹颖甫（1865～1937），名家达，晚清民国医家

孙宝宝。初诊：满舌生疮，环唇纹裂，不能吮饮，饮则痛哭，身热，溲少，脉洪而数，常烦躁不安，大便自可，拟葛根芩连汤加味。

粉葛根四钱　淡黄芩钱半　小川连六分　生甘草三钱　灯心三扎　活芦根一尺

二诊：口疮，投葛根芩连汤，不见大效，宜进一步，合承气法。

粉葛根四钱　细川连八分　生川军二钱　甘草三钱　淡黄芩钱半　枳实钱半　玄明粉钱半，分冲

按：次日，孙君来告，此方之效乃无出右，服后一小时许，能饮水而不作痛状，夜寐甚安。越宿醒来，舌疮大退，肯吮乳。嘱减量再服，遂愈。乃知大黄内服，却胜冰硼外搽，因此散我固曾用于二三日前也。

（《经方实验录》）

周 镇

阴虚肝火上炎舌糜案

周镇（1876～1942），字小农，晚清民国医家

谢惠庭妻王氏，丁丑年六十岁。十月七日诊：阴虚肝火上炎，根株难绝。近服西药数日，舌根等处起白糜，此热盛伤阴之征。今腹中气痛，治痛之药流动，又恐碍其上。勉拟育阴去糜，兼治气痛，安神平肝。细生地五钱，潼木通一钱，生甘草梢六分，淡竹叶三钱，金铃炭三钱，白芍八钱，丹皮三钱，制香附三钱，乌药钱半，人中白五钱，火麻仁三钱，夜交藤八钱，麦冬三钱，炒枣仁四钱，辰灯心七尺。另龙涎香六分，伽楠香一分三厘，参三七一钱，玄胡钱半，研末，分二次，洋参汤送服。九日诊：肝气撑痛，退而又作。舌根之糜略为减少，舌质殷紫，脉虚弦微数。阴虚之体，西药误投，热性伤阴为糜，犹恐不能退尽，咽梗艰食。再养阴化糜，袪膀胱之移热。西洋参二钱，霍石斛三钱，淡天冬三钱，细生地四钱，辰茯神三钱，木通一钱，淡竹叶三钱，甘草梢一钱，白芍八钱，首乌藤五钱。炒枣仁四钱，金铃子四钱，丹皮三钱，橘核三钱，玳瑁一钱。另濂珠二分，犀黄四分，研末，冲服。数服渐愈。

（《周小农医案》）

现代医家经验

陈达夫

六经辨治　眼体同研

陈达夫（1905～1979），成都中医药
大学教授，著名中医眼科学家

眼科六经论

陈氏治眼科极为注重整体观念，常谓眼睛虽为局部器官，却系脏腑结晶，不能孤立地就眼论眼，必须从整体出发来认识和处理一切眼病，并为此而提出了眼科六经的理论。

一、循内科以究眼科

陈氏指出："中医眼科学是在中医内科的基础上发展起来的，从理论到临症治疗上，都不能脱离内科。""若对内科尚未认识，而专习眼科，则扞格难通，见理狭隘，处方呆板。"他还批评说："有些学者不从中医古典著作中去发掘，只在一般眼科书上下功夫，而不知许多眼病，其基本原于内科病，这就是舍本逐末了。"基于这种"内科为本"的卓识，他提出了"能熟内科，再循序以究眼科，则势如破竹"的见解，这是积数十年经验之谈，足以启迪后学，发人深省。

二、察眼目而参脉证

眼科临症如何对待局部与整体的关系，历来存在一些偏见。根据多年的实际体会，认为重彼轻此，或顾此失彼，皆有不妥；二者须当合参，方为全面。他在1954年撰写的《眼科直述》中即指出："目病是经脏先病，有诸内始形诸外，故当详审病形，参之外象；视其禀赋，诊其脉搏，庶几无误"。认为：诊断眼科病，仍须用四诊，与内科相同，但望诊尤为重要。……临床辨证，应运用四诊方法着重内科的辨证，才能泛应而曲当。这种既重局部诊察而又倡眼体合参的主张，堪称允当。各种眼病的临床表现往往不一，或局部病变显著，或全身反应突出，未可一概而论。

三、尊六经以统目病

眼病之分类，历代眼科多以症命名立论，而有七十二症、一百零八症等说。陈氏认为名目繁杂，难以得其要领，且易演成一症一方的机械格局，有失辨证论治的精神。因而在祖传"循经辨证"经验的基础上，经过长期潜心研究与实践探索，将伤寒六经分证理论与眼病具体特点结合起来，提出了眼科六经辨证的理论和方法。陈氏借助于仲景六经的高度综合概括能力，一方面将散漫纷纭的种种眼病悉归于六经体系，以提纲挈领，执简驭繁。另方面以六经统率眼科五轮、八廓、经络与内科八纲、脏腑、气血等辨证方法，熔局部与全身辨证为一炉，形成初具规模的眼体综合辨证体系。

在以上理论的指导下，建立了各种内眼病的治疗总则及其方药，举例如下：

1. 在脉络膜属于少阴心经的理论指导下，创建了治疗脉络膜炎的总则为补肾水，以熄心火。其机理为肾水充足，心火不焚，以畅脉络膜生机，所谓水火既济之法。代表方：驻景丸加减方：楮实子、菟丝子、茺蔚子、枸杞子以生肾水；当归虽温，而反佐以清肾水之寒水石，则可以清心血之热，再加前仁以导热下行。

在“心者合脉也”、“诸血者，皆属于心”的理论指导下，推出眼中的一切血脉，都属于少阴心经，凡眼内出血，无论是视网膜，抑或是葡萄膜，均从手少阴论治，并总结出以下治疗方法，急则治其标，缓则治其本。

出血期：以凉血止血为主，佐以活血化瘀。凉血止血的同时，又须防备瘀血凝滞，为此创立了生蒲黄汤：

生蒲黄　生地　旱莲草　丹皮　荆芥炭　郁金　丹参　川芎

方中丹参、丹皮、生地凉血，配川芎则血无过冷之患；用蒲黄、旱莲草、荆芥炭止血，蒲黄生用而不炒，再加郁金则血无凝滞之忧。

出血静止后，死血停滞于眼内，又当活血化瘀为要，以免死血阻碍眼内血脉通调及闭塞目中窍道，而致视觉功能发生障碍。假若死血凝聚成块，或已机化成条束状，则当在活血化瘀的同时，还要软坚散结。积血过于浓厚者，可选加破血之品。

主方：轻者用桃红四物汤加味：

桃仁　红花　川芎　当归　生地　赤芍　旱莲草　荆芥炭

重者，血府逐瘀汤或通窍活血汤。

瘀滞时间不长者，可选加三七、丹参、郁金等，加强活血祛瘀作用。若瘀滞日久，或瘀滞浓厚者，加五灵脂、三棱、莪术、花蕊石、刘寄奴等破血行瘀之味。如瘀块陈旧，有机化趋势者，加穿山甲、昆布、海藻、谷芽、麦芽、鸡内金等软坚散结之品。

当出血吸收之后，又当治其本，用补肾水之法，以熄心火。用驻景丸加减方，可适当加熟地、阿胶等滋阴补血之品。

2. 在虹膜、睫状体、悬韧带、视网膜、视神经属足厥阴肝经的理论指导下，建立了以下治疗法则：

虹网睫状体炎及其全葡萄膜炎、虹膜睫状体炎，首先应肯定辨证着眼点在肝经，本着虚则补之，实则泻之的原则，或从肝经论治，或从其子母关系而行隔一隔二之治。

急性虹膜睫状体炎：气分热，用龙胆泻肝汤或小柴胡汤去半夏、姜枣，加苏薄荷、白芍、夏枯草方；血分热，用犀角地黄汤；前房积血，用龙胆泻肝汤合犀角地黄汤；前房积脓，用龙胆泻肝汤选加蒲公英、败酱草、紫花地丁、大青叶、板蓝根、土茯苓等。

慢性虹膜睫状体炎，用石决明散。大便不燥者，去大黄；头痛不甚或兼阴虚者，去羌活；虹膜有粘连者，加蒲公英。

全葡萄膜炎，从少阴、厥阴治。急性者治其标，用龙胆泻肝汤；慢性者，标本同治，用龙胆驻景各半方。以上二方均可加丹参、郁金、丹皮、玄胡等凉血、活血散瘀之品。

在睫状体小带属足厥阴肝经的理论指导下，制定了治疗屈光不正的新法则。即认为近视眼与远视眼的发病机理，同属睫状体小带的气机不利，致使睫状体小带的调节失灵，都要用异病同治之法调节其功能。

视神经炎及其视神经萎缩，在视神经属足厥阴肝经、肝肾同治的理论指导下，制定了视神经萎缩的治疗原则，即有邪者，必先驱其邪，而后扶其正，以免助邪为害，滋肝的同时，应兼补肾，可用驻景丸加减方。如系寒邪直中，则当散寒固里，可用麻黄附子细辛汤；如系风邪为患，则当先驱风清热，后再补其肝肾不足。

3. 在黄斑属脾的理论指导下，制定了中心性视网膜炎的基本方：

楮实子　菟丝子　茺蔚子　木瓜　枸杞　三七粉　炒谷芽　薏苡仁　鸡内金

其方意在补肾滋肝，醒脾利湿，此系常法。倘为湿偏重兼有寒邪外束，可用麻杏薏甘汤，以宣肺利脾。待寒湿去后，再服驻景丸加减方。后期渗出多者，可选加丹参、郁金、甲珠、怀牛膝、山楂等消瘀行滞，软坚散结之品。

4. 在玻璃体属手太阴肺经的理论指导下，制定了视网膜脱离的治疗原则，即大补肺气。肺气充足，玻璃体就会充实，玻璃体充实后，就有力量来充实视网膜，使之与色素层紧贴。根据这一原理，制定治疗视网膜脱离的处方生脉散加味：

南沙参　麦冬　五味子　薏苡仁　木瓜　枸杞子

根据病情，可选加益气之品黄芪，补肾化气之品补骨脂，活血化瘀之品丹参、郁金、三七粉等。

至于玻璃体混浊，则应根据不同致病原因进行治疗，而总的治则是泻肺金之郁，补肾元，泻虚热，兼以活血化瘀。泻肺郁，如玄参、白及、郁金等；补肾元，如楮实子、菟丝子、茺蔚子、枸杞子等；泻肾脏虚热，如寒水石；活血化瘀，如丹参、郁金等。

5. 在眼中一切色素应属足少阴肾经的理论指导下，制定了治疗视网膜色素变性方：

楮实子 菟丝子 茺蔚子 木瓜 枸杞子 三七粉 炒谷芽 炒麦芽 前仁 五味子 河车粉 寒水石 夜明砂 鲜猪肝

因视网膜属肝，一切眼中色素属肾，故本病属足少阴肾和足厥阴肝两经合病。故应肝肾同治。

从以上可以看出，陈达夫教授的学术观点是别开生面、独具一格的。既有系统的中医理论作基础，又有现代解剖生理知识作指导，而且能够经受临床实践的检验，所以它是科学的。

眼底病证治

一、中心性视网膜脉络膜炎

本病病变主要在黄斑区。黄斑属脾，视网膜属肝，故黄斑病变涉及肝脾两经。常因劳瞻竭视、熬夜、劳倦等而致肝肾亏损，精血不能上荣于目；脾失健运，清阳不升，浊阴不降，水湿上泛，积滞目络，而致发病，故属太阴厥阴合病，多虚中夹实之证。其治当以补肾滋肝、醒脾利湿为法，取驻景丸加减方，药用：

楮实子 25g 菟丝子 25g 茺蔚子 18g 鸡内金 10g 炒谷芽 30g 炒麦芽 30g 三七粉 3g 枸杞子 15g 木瓜 10g 薏苡仁 30g 山药 25g

加减法：早期以黄斑水肿为主者，加黄豆卷、茯苓、萆薢、芡实等健脾利湿之品，若以感冒为诱因，兼见一身尽痛者，宜表里双解，风湿并治，应先服麻杏薏甘汤，以宣肺健脾化湿，待表邪尽后，再服驻景丸加减方。渗出物瘀积者，加郁金、丹参、怀牛膝、山楂、昆布等。

例 1：陈某，男，30 岁。

患者左眼前突然出现黑影 5 天。眼不红，不痛，视力无明显下降，以往没有类似发病史，全身无特殊不适。由于病人系汽车驾驶员，眼病影响操作，故来门诊求治。检查：视力右眼 1.5，左眼 1.2，双外眼正常，屈光间质透明，右眼底正常，左眼黄斑部中心凹光反射弱且弥散，周围呈灰色暗，且有水肿反光晕轮，中心凹旁有少许淡黄色点状渗出，黄斑小血管走行清晰，视乳头正常。舌脉无特殊。西医诊断：左眼中心性视网膜脉络膜炎。中医诊断：太阴厥阴目病，虚中夹实。治以滋补肝肾，醒脾利湿。取驻景丸加减方：

楮实子 25g 菟丝子 25g 茺蔚子 18g 炒谷芽 30g 鸡内金 10g 三七粉 3g（冲） 薏苡仁 30g 茯苓 10g 丹参 15g

服药 6 剂，眼前黑影消失。眼底检查：黄斑区水肿消失，留轻度色素紊乱及少许渗出，中心凹光反射较对侧眼弱。守方继服12剂后，渗出全部吸收，黄斑留有极少许色素沉着，双眼视力1.5。

二、视网膜静脉周围炎

本病属中医“视瞻昏渺”、“云雾移睛”和“暴盲”等范畴。临床表现为视网膜反复出血和玻璃体积血。多见于青壮年男性，故又名青年性复发性视膜网和玻璃体出血。中医辨证属于手少阴心经的阴虚内热，脉络被灼，以致血溢脉外，影响视力，乃至失明。治疗分3个阶段：

1. 凉血止血，佐以活血化瘀。本病初期，眼内出血鲜红，或兼有口干、舌红、苔黄、脉数者，用生蒲黄汤。处方：

生蒲黄25g 旱莲草25g 丹参15g 荆芥炭12g 郁金15g 生地12g 川芎6g

若兼见口苦，咽干，目眩，头痛，眼胀，脉弦数，苔黄者，肝阳上亢，加石决明、珍珠母、龙骨、牡蛎、代赭石、天麻、菊花、刺蒺藜等以平肝潜阳。出血多者，加仙鹤草、血余炭以止血；藕节、百草霜以收敛止血；白茅根、蕺菜以清热止血。若面白神疲，动则喘息，舌淡脉虚者，为心脾气虚，不能摄血，加黄芪、太子参等以益气摄血。若伴心烦，低热口干，咽燥，舌红，少苔，脉数者，为阴虚火旺，加知母、玄参、阿胶等以滋阴降火。若遗精频繁者，加知母、黄柏以泻相火。若面色㿠白，畏寒肢冷，下肢酸软，阳痿滑精者，加鹿角、河车粉、肉桂、附子、枸杞子等以温肾壮阳。

有人主张这一阶段用药不宜取活血之品，虑有再次出血之虞。陈氏认为，瘀血不去，则新血不生，单用凉血止血之品，极易导致瘀血凝滞，或者机化，带来不良后果。反之，若一味活血化瘀，而不止血凉血，亦不合适。因为本病初起正当血热之时，单用活血化瘀，确可导致出血更甚。故其治当以凉血止血为主，活血化瘀为辅。

2. 活血化瘀，佐以清热止血。一旦出血停止，就应立即采取活血化瘀之法，以免死血停积眼内，阻碍血脉通调，目失精血濡养，视力不能很快恢复。尚需佐以清热止血之品，以防血溢。方用桃红四物汤加味：

桃仁 10g　红花 10g　川芎 12g　当归 12g　生地 12g　赤芍 12g　旱莲草 30g　荆芥炭 15g

眼底出血多而吸收较慢者，用血府逐瘀汤加味：

当归 10g　生地 10g　桃仁 10g　红花 6g　枳壳 6g　甘草 3g　赤芍 10g　柴胡 6g　桔梗 3g　牛膝 10g　川芎 6g　旱莲草 30g　荆芥炭 15g

3. 破瘀生新，软坚散结，或扶正祛邪，攻补兼施。病程后期，瘀血凝结成块，或已机化形成条索状，则在活血化瘀的同时，兼顾软坚散结。积血过于浓厚者，可选加破瘀血药。兼见体衰现象或病程迁延较久者，则应采用扶正祛邪或攻补兼施法进行治疗。

破瘀生新，软坚散结，可选用桃红四物汤或血府逐瘀汤，选加破瘀血药，如三七、花蕊石、五灵脂、刘寄奴、三棱、莪术等；软坚散结药，如浙贝母、鳖甲、炒谷芽、炒麦芽、山楂、鸡内金、昆布、海藻等。

扶正祛邪，用驻景丸加减方：

楮实子 25g 菟丝子 25g 茺蔚子 18g 枸杞子 15g 三七粉 3g（冲服） 木瓜 15g 丹参 25g 郁金 15g 旱莲草 30g 荆芥炭 15g

如果视网膜瘢痕收缩和牵拉导致局限性视网膜脱离，眼压偏低，加生脉散（南沙参、麦冬、五味子）以益气固脱。

例 2：陈某，男，27 岁。

患者双目失明 2 年余。2 年前，左眼视物模糊，10 天后，左眼失明。经当地医院检查，诊断为视网膜静脉周围炎，采用中西药治疗，疗效不明显。半年后右眼又有类似发病，很快即失明。来诊时检查：双眼视力眼前手动，双外眼正常，玻璃体混浊浓厚，瞳孔区无红光反射，眼底不能窥视，裂隙灯下见双玻璃体内大量黄灰色机化条带。手扪眼压正常。舌脉无特殊变化，惟感胸闷、气短。诊为少阴里证，虚中挟实。法拟平补肝肾，软坚散结，活血化瘀，攻补兼施。处方：

（1）驻景丸加减方

楮实子 25g 菟丝子 25g 茺蔚子 18g 枸杞子 15g 木瓜 15g 三七粉 3g（冲服） 丹参 25g 郁金 15g 炒谷芽 30g 甲珠 3g

（2）桃红四物汤加味

桃仁 10g 红花 10g 生地 15g 川芎 10g 赤芍 15g 当归 10g 丹参 25g 木瓜 15g 旱莲草 30g 枸杞子 15g 郁金 15g 炒谷芽 30g

两方交替服用，每服6剂交替1次，服至18剂时，左眼外下方可以数手指；服至80剂时，右眼视力0.02；服至120剂时，右眼视力0.05，左眼则始终无变化。眼底镜检查：右眼可以窥见鼻上方网膜及血管，乳头前有大片灰白色机化膜，玻璃体混浊仍重。此例收效虽微，但使患者能摆脱整天需人护理的境态，亦属可喜。

三、渗出性视网膜炎

本病属足厥阴肝和足少阴肾两经合病，治疗必须注重滋水涵木。常用驻景丸加减方：

楮实子25g　菟丝子25g　茺蔚子18g　枸杞子15g　三七粉3g　寒水石10g　木瓜15g　薏苡仁25g　紫河车粉10g

渗出多者，加大豆黄卷、茯苓、猪苓、泽泻等渗湿利水；兼有出血者，加丹皮、生地、郁金、丹参、红花、桃仁等凉血活血。

例3：何某，男，20岁。

患者左眼视力突然减退已10天。就诊时视力右眼1.2，左眼0.3，左眼前部正常，眼底黄斑区水肿，色暗红，中心凹光反射消失，有细小渗出。右眼正常。诊断为左眼中心性浆液性脉络膜视网膜炎。经治8天后水肿消，但黄斑区有许多白色发亮的渗出斑点；视力左眼0.6。又过20天，左眼颞侧赤道附近有散在细小浅出血点，后极部网膜水肿，可见片状黄白色渗出和散在白色斑点，视力0.3。2个月后检查，视乳头边界较模糊，静脉充盈、迂曲，鼻下枝动脉血管鞘，颞下方多数念珠状、棱状微动脉瘤，颞侧和鼻上有渗出性网膜脱离及深层视网膜出血，黄斑区网膜下白色机化物，视力0.2。西医诊断为柯滋氏病。此属少阴厥阴内障目病。治拟补水涵木，活血化瘀，淡渗利湿。用驻景丸加减方：

楮实子25g　菟丝子25g　茺蔚子18g　枸杞子15g　三七粉3g　薏苡仁25g　旱莲草25g　木瓜15g　茯苓15g　丹参25g　郁金15g

服10剂后，视力0.3，水肿稍退；服25剂后，水肿明显减轻，脱离区网膜较前平复，出血开始吸收；服40剂后，出血基本吸收，网膜平复，黄斑区、颞侧及鼻上网膜机化斑、血管改变同前，视力0.4。此时患者中断治疗，视力保持不变。

四、视网膜中央动脉阻塞

根据视力损害的程度，轻者中医称“视瞻昏渺”，重者称“暴盲”。本病治疗不及时，可造成永久失明，故被认为是眼部急重病之一。其病因病机系由七情郁结，脏腑功能失调，气血不和，而致气滞血瘀，阻塞经络；或由脾气虚弱，心气亏虚，而致气血瘀滞、脉络阻塞。

根据内眼组织和六经相属学说，目中血脉属手少阴心经，故视网膜中央动脉阻塞应归属手少阴心经病变。由于本病起病急骤，视力丧失迅速，一经损害，则难恢复，故应积极进行抢救。其治疗原则是：开窍活血，逐瘀通络。尽快排除血脉瘀阻，使眼内气血得到流通，眼内组织得到气血濡养，就会多保存一分视力。方用通窍活血汤加减：

麝香60mg（冲服）　川芎15g　赤芍25g　桃仁12g

红花 10g 葱白 30g 丹参 25g 三七粉 3g 黄酒 500g（煎药）

例 4：余某，女，39 岁。

患者左眼突然视物模糊，伴偏头痛 4 天。早在十多年前，其左眼即有间歇性视力障碍，每次持续 1 分钟左右，未经治疗而自然恢复。4 天前，左侧头部剧烈疼痛，同时左眼突然失明，立即到某医院急诊，给 654-2 注射，口服维生素类药无效。检查：左眼视力 1 尺指数，右眼视力 1.5，眼前部正常，左眼视乳头色淡，边界模糊，后极部网膜水肿、混浊，网膜动脉普遍变细，颞上枝动脉缩细成线条状，颞上枝动脉所支配区的网膜呈界限清楚的乳白色混浊，鼻下方视野缺损。此乃手少阴心经血瘀里实目病。亟宜通窍活血，养肝止痛。方取通窍活血汤：

麝香 60mg（冲服） 川芎 15g 赤芍 15g 桃仁 10g 红花 10g 葱白 30g 生姜 10g 大枣 3 枚 啤酒 500g（煎药）

将川芎、赤芍、桃仁、红花、葱、姜、枣水煎去滓，再加啤酒煎 10 分钟，分 3 次服，首次药冲服麝香，每日 1 剂。

服 5 剂后，左眼视力提高到 0.6，但头痛未减。检查：视乳头颜色恢复正常，后极部网膜水肿消失，颞上枝动脉有细血栓通过，颞上网膜转为淡红色。于上方中去生姜，加五灵脂 10g，珍珠母 25g。服 6 剂后，左眼视力增至 0.8，头痛未减。改养血活血，养肝止痛法。方用血府逐瘀汤加减：

当归 10g 川芎 10g 丹参 25g 生地 15g 赤芍 15g 红花 10g 桃仁 10g 枳壳 10g 柴胡 10g 桔梗 10g

牛膝 10g

服 6 剂后，头痛止，但视力降至 0.6。再服通窍活血汤 8 剂，视力增至 1.2。检查眼底：颞上网膜色泽已正常，颞上枝动脉较正常者稍细，视乳头颞上方色稍淡。自觉鼻下方视物稍淡，余无特殊不适。

五、视网膜中央静脉阻塞

本病属中医“视瞻昏渺”和“暴盲”范畴。主要特点是视网膜静脉系统的明显曲张和以乳头为中心的广泛性眼底出血。

本病的起因，可由于七情郁结，脏腑功能失调，气血不和，而致气滞血瘀；也可因肝肾阴虚，肝阳上亢、迫血妄行；或虚火上炎，血不循经，溢于脉外；或脾气虚弱，心血亏虚，而致气滞血瘀，脉络阻塞。

目中血脉属手少阴心经，故本病应属手少阴心经目病。本病初期阶段主要表现为血热妄行，治疗当以止血凉血为主；中期血液离经之后形成瘀血，治疗当以活血化瘀，行气通络为主；后期瘀血已去，但已造成组织损害，又当养血扶正，滋养肝肾为主。

1. 凉血止血，佐以活血化瘀，方用生蒲黄汤加味：

生蒲黄 25g 旱莲草 25g 丹参 25g 荆芥炭 15g 怀牛膝 15g 丹皮 12g 郁金 15g 生地 15g 川芎 6g 藏菜 25g

若兼肝阳上亢者，加石决明、夏枯草；头痛甚者，加五灵脂、代赭石；兼阴虚者，加知母、玄参、阿胶；兼气虚者，加太子参、黄芪。

2. 活血化瘀，行气通络，方用通窍活血汤或血府逐瘀汤加味：

(1) 麝香 60mg（冲服） 川芎 25g 赤芍 25g 桃仁 12g 红花 10g 生姜 30g 葱白 30g 大枣 4 枚 旱莲草 30g 荆芥炭 15g 黄酒或啤酒 500g（煎药）

(2) 桃仁 12g 红花 10g 当归 10g 生地 15g 赤芍 15g 川芎 10g 柴胡 10g 桔梗 10g 枳壳 10g 牛膝 10g 旱莲草 30g 荆芥炭 15g

3. 滋养肝肾，养血扶正，方用驻景丸加减：

楮实子 25g 菟丝子 25g 茺蔚子 18g 枸杞子 15g 木瓜 15g 参三七粉 3g（冲服） 怀牛膝 15g 旱莲草 25g 丹参 25g

可酌加炒谷芽、山楂、鸡内金等消积导滞之品，以改善变性和渗出。

例 5：李某，男，68 岁。

患者 20 天前右眼突见红影，视力很快减退到眼前看手动。宿有高血压病 20 年余，嗜酒。发病后，经某院诊断为右眼视网膜中央静脉阻塞，给服烟酸、路丁、维生素 C、碘化钾等，并嘱到我院用中药治疗。来院后，即停服西药。检查：视力右眼前看手动，左眼 1.5。右眼眼底视乳头边界模糊，静脉明显扩张、迂曲，动脉变曲，A∶V＝1∶3，网膜水肿，以乳头为中心广泛放射状，火焰状出血，黄斑结构不清，且有白色渗出。全身检查：胸部透视正常，血压 24.0/14.7kPa，胆固醇 6.75mmol/L。脉弦而有力，舌尖微红，苔黄稍厚。微感头昏，睡眠、饮食、二便尚正常。此属手少阴心经血瘀里实目病。治以通窍活血，化瘀止血。方取通窍活血汤加旱莲草、荆芥炭。

服2剂后，由于麝香不易购买，而改用血府逐瘀汤加味（方同上）。

服12剂后，视力开始好转，出血有所吸收，连续服药3个月，视力恢复至0.6。眼底：乳头边界清，静脉迂曲明显改善，但仍较健眼充盈，网膜出血全部吸收，但沿静脉分枝处网膜有椒盐样改变，黄斑中心凹光反射仍不可见，且有黄色星芒状硬性渗出，色素增生紊乱，间有灰白色条纹。

六、原发性视网膜色素变性

本病是以夜盲为特点的慢性进行性疾病，通常发生于双眼，有明显的家族遗传因素，可能是由于视网膜神经组织的非炎性原发病变所引起。病理上主要特点为视网膜神经上皮层，特别是杆体的退行性改变，以至消失。据历代中医眼科书籍记载，称本病为“高风雀目”，“高风障症”。

视网膜属肝，一切眼中色素属肾，故本症应归足少阴肾和足厥阴肝两经合病。由于少阴厥阴里虚，真阳不足，阴气偏盛，而致阳不胜阴，故出现夜盲。肝木过虚，而精气不能上承于目，目失所养，故视物不清，以致失明。其治则宜滋补肝肾，益精明目。常用驻景丸加减方：

菟丝子250g 楮实子250g 茺蔚子180g 枸杞子60g 车前子60g 木瓜60g 寒水石100g 河车粉100g 生三七粉150g 五味子60g

共研为细末，作蜜丸，每日空腹30g，用米泔水煎鲜猪肝60g，夜明砂60g送下。

例6：蒲某，女，12岁。

患儿2岁左右，发生夜间视物不清。7岁上学时，查视力不佳，且有明显夜盲。经某医院检查，诊断为视网膜色素变性，给服鱼肝油丸无效。检查：视力右眼0.6，左眼0.4。眼底：双视乳头色轻度蜡黄，边界尚清，视网膜动脉稍细，网膜色素较暗秽，黄斑中心凹光反射消失，周边网膜满布蜘蛛样色素，部分地区堆积较多。视野向心性缩窄30°。此属少阴厥阴里虚内障目病。治以滋补肝肾，益精明目。用驻景丸加减方：

楮实子300g 菟丝子300g 茺蔚子180g 木瓜150g 三七100g 枸杞150g 黑豆150g 鸡内金120g 猪肝粉300g

共研细末，作蜜丸，每次服15g，每日服3次。连服3个月后，查视力右眼0.9，左眼0.8，视野无明显改变，2年后复查，视力未下降。

七、视神经炎

视神经炎（包括球后视神经炎和视神经网膜炎），属中医之“视瞻昏渺”，“暴盲”等病。根据视力减退，或有头痛、眼珠疼痛或眼珠转动时疼痛，有时恶心等症状，并主要依据眼底征象而确诊。

根据眼内组织和六经相属学说，视神经状类经筋，应属足厥阴肝经，然目系通于脑，脑属肾，而肝肾同源，故视神经疾病属肝肾二经。

由于足少阴肾及足厥阴肝经里虚，精血不足，目失涵养，如果卫外不固，风寒之邪则可乘虚而入，闭塞目中玄府，而致视物不明；或情志郁结，肝失疏泄，玄府闭塞，亦可致目昏。

本病临床表现以正虚邪实居多，即少阴厥阴里虚而兼有外邪入侵为患。在辨证时，应细心收集病史和仔细分析临床症状，才能得出正确诊断，给以恰当的治疗，有邪必驱其邪，而后扶其正。

1. 寒邪直中足少阴肾经，闭塞目中玄府。分为以下两种证型：（1）少阴伤寒表实，太阳与少阴同病，见两眉头痛，涕如清水，脉沉而紧。（2）少阴里实，房事或梦遗后伤于寒，即肾虚寒邪直中少阴，闭塞目中玄府，因而失明。治前者，应解表固里；后者则温肾散寒。方选麻黄附子细辛汤：

麻黄 6g 附子 12g 细辛 6g

应用本方，对于前者，以麻、辛攘外邪，用附子固后防；对于后者，以附子作向导，引麻、辛除内扰。

2. 风邪为患。风邪留滞三阴，闭塞目中玄府，症见眼珠胀痛，前额、眼眶、太阳穴以及项背㗂强等。治宜疏解三阳风邪，而开目中玄府。方选柴葛解肌汤去姜枣：

柴胡 12g 葛根 15g 甘草 6g 黄芩 10g 白芷 12g 桔梗 6g 白芍 15g 石膏 15g 羌活 3g

3. 情志郁结，肝失疏泄，玄府闭塞。症见头昏目眩，眼珠胀痛，口苦咽干，或兼胸胁不舒。治宜疏肝解郁，清热补血。方选丹栀逍遥散：

柴胡 10g 当归 12g 白芍 10g 白术 10g 茯苓 10g 甘草 3g 薄荷 6g 煨姜 6g 丹皮 10g 栀子 6g

4. 足少阴肾经及足厥阴肝经里虚，阴弱不能配阳。症见目䀮䀮无所见，而外观无现症。治宜滋养肝肾，益精明目。选用驻景丸加减方：

楮实子 25g 菟丝子 25g 茺蔚子 18g 枸杞子 15g 寒水石 10g 车前子 10g 河车粉 10g 五味子 6g 木瓜 15g 生三七粉 3g 鲜猪脊髓 60g

视神经视网膜出现水肿时，加薏苡仁、茯苓、豆卷等以渗湿消肿；有渗出物瘀积者，加郁金、丹参、丹皮、赤芍、五灵脂等以疏肝行气，活血消瘀。另可选加鸡内金、山楂、炒谷芽、炒麦芽等助消积滞；如有气血不通，郁遏经络之头痛眼胀者，加丹参、郁金、五灵脂等行气活血祛瘀。

例 7：宋某，男，44 岁。

患者双眼突然视力减退，如在阳光下视物则头微昏。起病已有 5 天。经西医检查：视力双眼 0.02，外眼、间质和眼底均未查见异常，未作处理。曾自服六味地黄汤加减无效，来诊时舌脉无特殊表现，再详细追问病史，得知其于发病前 1 天午睡中梦遗，下午外出淋大雨，次晨起床后即感视物模糊。此乃肾虚感寒，直中少阴，闭塞目中玄府，因而视力减退。属少阴厥阴内障目病。服麻黄附子细辛汤 6 剂，视力上升，右眼 0.3，左眼 0.1，头痛已解，为振奋肾阳，引邪外出，改服桂枝加附子汤：

附片 18g 桂枝 10g 白芍 10g 甘草 10g 生姜 10g 大枣 1 枚

服药 10 剂，视力右眼 0.4，左眼 0.3；眼底视乳头边界稍模糊，后极网膜反光增强，黄斑中心凹光反射不清，网膜中央静脉轻度扩张。改以真武汤加减：

附片 18g 茯苓 10g 白芍 10g 生姜 10g 丹参 25g 炒谷芽 30g 炒麦芽 30g

服上方 18 剂，视力恢复至右眼 1.0，左眼 0.9，眼底除乳头颞侧稍淡外，余症均恢复正常。

八、视神经萎缩

视神经萎缩，是各种原因而致视神经发生退行性变的结果。根据视力损害的程度，其轻者，中医称为“视瞻昏渺”；其重者（完全失明），中医称为“青盲”。本病治疗比较困难，但早期治疗可以促进尚未死亡的细胞恢复功能，使部分患者获一定程度的视力恢复。

本病总的病机，为目中玄府闭塞，而致目视不明。可由视神经、视网膜病或其他病演变而来，或先天禀赋不足，或头部外伤、肿瘤压迫所致。

视神经萎缩大体可以分为以下几种类型。

1. 肝肾不足。视物昏花，腰酸腿软，遗精，盗汗，阴囊汗出，耳鸣，记忆力减退，失眠多梦，头昏。舌质淡红，苔薄白，脉沉细。治宜滋养肝肾，佐以祛风开窍。选用驻景丸加减方：

楮实子 25g 菟丝子 25g 茺蔚子 18g 枸杞子 15g 猪骨髓 60g 三七粉 3g（冲服） 麝香 60mg（冲服）

头晕者，加天麻；腰酸腿软者，加续断、牛膝、桑寄生、鹿角片、骨碎补；有梦遗者，加封髓丹；无梦遗者，加五倍子；盗汗，阴囊汗出者，加龙骨、牡蛎；失眠、多梦者，加枣仁、夜交藤、琥珀、朱茯神；耳鸣、记忆力减退者，加南沙参、远志、石菖蒲。

2. 风邪留滞三阳，干犯三阴，闭塞目中玄府。除眼部症状外，兼见三阳合病之症。治宜疏解三阳风邪，而开目中玄府。选用柴葛解肌汤加减：

藿香 15g 草豆蔻 9g 柴胡 15g 羌活 3g 葛根 25g 炒白附子 15g（先煎） 桔梗 6g 黄芩 15g 胆南星 3g 白芍 15g 石膏 25g

3. 风痰阻络，闭塞目中玄府。视物昏蒙，口眼歪斜，时作抽掣状，头昏头痛。脉弦，苔白或淡黄。治宜祛风化痰通络。方用正容汤加减：

胆南星 3g 白僵蚕 12g 防风 15g 钩藤 15g 赤芍 15g 木瓜 15g 松节 25g 法夏 10g 全蝎 2 个 炒白附子 15g（先煎半小时）

4. 热气沸郁，玄府闭塞。高烧后双目不能视，神志不清，健忘，全身颤抖，四肢活动失灵，阵发抽搐。舌苔淡薄，脉沉细或弦数而细。治宜凉肝熄风开窍。方取熄风丸（自制经验方）：

柴胡 15g 玄参 10g 僵蚕 12g 牛黄 0.3g 川芎 10g 麝香 60mg（冲服） 桔梗 6g 细辛 3g 全蝎 2 个 赤芍 15g 菊花 15g

5. 肝郁血虚。视物昏花，情志不舒，胸胁闷胀，咽干口苦，头昏，神倦，月经不调。苔薄，脉细或弦。治宜养血调肝，疏肝解郁。方取逍遥散加减：

柴胡 12g 当归 12g 白芍 15g 茯苓 12g 木瓜 15g 丹参 25g 郁金 15g 白术 10g

此外，因外伤导致本病者，有热先当平肝清热，方用石决明散加减；有瘀则应活血化瘀，方用桃红四物汤或血府逐瘀汤；后期则应滋养肝肾，祛风开窍，方用驻景丸加减方。

例 8：毛某，女，36 岁。

患者双眼视力减退已 10 个月。初起突然觉双眼干涩，继后则视物不清。双眼不红不肿，眼珠有时发胀，时有头昏如蒙，头部两侧及两眼外眦不定时灼痛，一瞬即过。怕风冷，腰腿酸痛，气短，胃脘痞闷，嗳气，吐涎痰，食量大减，面容憔悴，精神萎靡，思睡，多恶梦，性情急躁。经某医院初诊为球后视神经炎。半年后复诊断为双眼视神经萎缩，采用新针疗法治疗，视力由原 0.03 上升到 0.08，但继续治疗 1 个月，视力再无增长。此属三阳合病，干犯三阴。治以疏解三阳风邪，而开目中玄府。方取柴葛解肌汤：

柴胡 12g 粉葛根 15g 白芷 12g 羌活 6g 桔梗 6g 黄芩 12g 白芍 12g 甘草 6g 生石膏 15g（先煎）

服药 10 剂后，双眼视力由 0.08 上升到 0.4；服 28 剂后，双眼视力 0.8；服 42 剂后，双眼视力 1.5，全身症状亦随之大减。因头痛尚未痊愈，故在原方中去甘草，加炒白附子 10g（先煎半小时），松节 30g，胆南星 3g，草豆蔻 10g。服药 3 个月后，视力稳定，但仍有轻微头痛。拟方如下：

松节 30g 柴胡 12g 炒白附子 10g（先煎） 白芍 15g 当归 12g 胆南星 3g 川芎 12g 生地 12g 木瓜 10g

2 个月后，诸症悉除。

1年后随访检查：双眼远近视力均为1.5，双眼视乳头色淡，左眼较右眼更淡，颞侧苍白，边界清楚，网膜动脉普遍变细，与静脉之比为1∶2，左眼黄斑颞下方有一约3mm大小的陈旧病灶，双黄斑中心凹光反射较正常者稍弱，黄斑区反光稍增强。双眼周围视野基本正常，双眼尚有3～5度旁中心比较暗点。

庞赞襄

目病多郁，宜先疏解清散
神光永烛，务调脾胃肾肝

庞赞襄（1921～　），河北省
医院主任医师，著名中医眼科学家

眼底病多从郁治

眼底病虽有实证、虚证之分，但多为因郁致病。实证为因郁而滞，虚证为因郁致虚。凡性急之人，肝必抑郁，郁久生热，湿与热合，蕴结于脾，使精气受损而目暗不明。眼底病者，盲而不见，日久不视，渴望复明，焉不郁耶！如《审视瑶函》所说："久病生郁，郁久生病。今之治者，不达此理，俱执一偏之论，惟言肝肾之虚，只以补肝补肾之剂投之，其肝胆脉道之邪气，一得其补，愈补愈蔽，至目日昏，药之无效，良由通光之脉道瘀塞耳"。盖情志不舒，则气机不畅；七情内伤，则升降之机阻滞；肝经郁热，脉络受阻，则神水瘀滞；肝郁日久生热，热邪上犯于目，损气伤血，脉络阻遏则精光之道受损。久郁亦可致虚，肾阴不足，阴阳两亏则源枯而流竭。总之，"郁"是导致眼底病的主要原因。

善治眼底病者，宜先解郁。盖本病多郁，若郁结不解，脉络不通，郁热不除，玄府郁闭，气血何以上下流通，目何以得养，怎能视万物察秋毫？故曰：眼底病多从郁治，郁结热邪清散，脉络通畅，目得所养，则目明矣。其治疗常从疏肝解郁，健脾清热法入手，多用散结导滞，宣通开窍之品，方如逍遥散加减。随证加丹参、赤芍、羌活、荆芥、防风活血疏络，散风解郁，开通玄府；加香附、郁金、陈皮、蝉蜕、木贼、枳壳理气化痰，清肝解郁，导滞散结；加丹皮，栀子、黄芩清解郁热；加五味子、升麻敛阴升阳。灵活加减，疏肝气，解肝郁，散郁结，气血冲和，病始向愈。而眼底病后期，也应注意疏肝解郁，务必先顺其条达之性，发其郁遏之气，同时加用健脾益肾之法，使气血调和，精血充足，目得濡养，则可复明矣。

不废调补肝肾脾胃

目为肝之窍，肝得肾精之滋养，则可维持正常的视觉功能，如肾精不足，肝失所养，每每导致视物昏花，发生眼疾。故治疗眼底病时，多用补益肝肾之法，当肝郁已结，湿热已除时，多用此法滋水涵木。阳虚者，加附子、肉桂；虚火不盛者，用左归丸；注意补中有散，酌加荆芥、防风、蝉蜕、木贼，使滋补而不留邪，降浊而不伤正。虚火上炎者，须滋阴降火以清源，加知母、黄柏、枸杞子、菊花。阴虚阳亢者，宜引火下行，育阴潜阳，加磁石、珍珠母、石决明、牛膝。虚热灼伤津液者，加麦门冬、沙参、元参、石斛、瓜蒌、花粉等滋阴润燥生津之品。对于久郁伤阴耗血者，加白芍、当归等。久郁虚火上扰空窍，玄府郁闭者，须开玄府，散结导滞，多用麻黄、菖蒲、远志等。

注重调理脾胃是治疗眼底病的又一个重要方法，多从健脾益气，燥湿清热，升阳化滞，开郁散结、调理脾胃等几个方面着手。

眼底病证治

一、中心性视网膜脉络膜炎

本病是一种常见的眼底病，多发于青年男性。初起视物模糊，随即眼前出现固定黑影，或视物如隔纱状，视物变小，视色不真，眼外观无异常发现。眼底检查可见视网膜血管痉挛，黄斑区水肿，呈圆形反光圈，中心凹光反射减弱或消失，或有黄白色小点状渗出物，小出血点。

本病治疗时应着重全身表现进行辨证论治。

1. 肾阴不足，相火上炎：除眼部症状外，多兼见头晕头痛，耳鸣，口干，腰酸膝软，遗精。舌质红、苔白而干，脉细数。治以滋阴益肾，壮水制火。方用加味知柏地黄汤：

生地 12g　丹皮 9g　茯苓 9g　山药 9g　泽泻 9g　枸杞子 9g　神曲 9g　知母 9g　黄柏 9g　磁石 30g

2. 肝经郁热，湿热蕴脾：兼见情志不舒，眼胀或胸闷口干，不喜饮，大便润，小便黄。舌淡红、苔薄白，脉弦数。治宜清肝解郁，健脾利湿。方用清肝解郁益阴渗湿汤：

银柴胡 9g　菊花 9g　蝉蜕 9g　木贼 9g　羌活 9g　防风 9g　苍术 9g　白术 9g　女贞子 9g　赤芍 9g　生地 9g　甘草 5g　菟丝子 9g

3. 脾胃虚弱，运化失调：兼见面色萎黄，疲劳乏力，胃脘胀满，嗳气吞酸，腹胀便溏。舌淡、苔厚腻或薄白，脉缓细或弦细。治宜健脾和胃。方用健脾燥湿汤：

苍术 30～50g 白术 25～50g 草豆蔻 9g 神曲 9g 橘红 9g 羌活 9g 防风 9g 蝉蜕 9g 木贼 9g 甘草 5g

4. 瘀血阻络，血不荣目：兼见头痛，眼胀。舌质暗红、苔薄白，脉沉。治宜活血化瘀，健脾渗湿。方用加减血府逐瘀汤：

桃仁 9g 红花 9g 当归 9g 赤芍 6g 川芎 9g 生地 9g 牛膝 12g 桔梗 9g 枳壳 9g 银柴胡 9g 茯苓 9g 白术 9g 泽泻 9g 猪苓 9g 海藻 9g 昆布 9g

5. 肝肾阴虚，精光受损：兼见头晕心烦，少寐多梦。舌质略红、苔白，脉细数。治宜补肝益肾，养血明目。方用六子汤：

楮实子 9g 覆盆子 9g 女贞子 9g 枸杞子 9g 菟丝子 9g 车前子 9g

6. 脾肾虚寒，精光受损：兼见胃纳欠佳，畏冷食，不喜饮，五更溏泄。舌淡、苔白，脉沉缓。治宜健脾温肾。药用四神丸加减：

吴茱萸 12g 干姜 12g 附子 9g 肉桂 9g 白术 30g 苍术 30g 银柴胡 9g 草豆蔻 9g 陈皮 9g 蝉蜕 9g 木贼 9g

二、视网膜静脉周围炎

视网膜静脉周围炎是一种比较常见的眼病，亦称青年性再发性视网膜出血，属中医“荧光满目”、“视瞻昏渺”、

“暴盲”、“青盲”等证范畴。其病因多由于肾阴不足，肝经郁热，血热妄行，上犯于目而成。其治法，当根据患者全身情况和眼底出血情况而分别施治。

1. 患者全身情况良好，胃纳尚佳，二便正常。舌润无苔或苔薄白，脉弦数或沉弦细数。出血仅限于视网膜，而玻璃体内无明显出血者。宜滋阴益肾，壮水制火，凉血解郁为主。药用滋阴解郁汤：

生地 25g　山药 15g　女贞子 15g　知母 15g　沙参 15g　白芍 15g　生龙骨 15g　生牡蛎 15g　栀子 15g　蝉蜕 15g　木贼 15g　黄芩 15g　赤芍 5g　旱莲草 15g　甘草 5g

口渴烦躁者，加生石膏 50g，瓜蒌 25g；便溏吞酸，加吴茱萸 15g，苍术 15g，白术 15g；反复出血，加三七 5g，阿胶 15g；出血日久不吸收，加苍术 15g，白术 15g，羌活 15g，银柴胡 15g。

2. 玻璃体大量出血，视力丧失较重，或仅存光感。宜清肝解郁，益阴渗湿为主。药用清肝解郁益阴渗湿汤（见前）加夏枯草 50g。

3. 胃火热甚，头痛头晕，口渴欲饮。舌苔黄腻或舌绛无苔，脉弦数有力。宜清胃泻火，镇肝凉血为主。药用清胃镇肝凉血汤：

生石膏 50g　知母 20g　天花粉 20g　生栀子 15g　生地 25g　代赭石 15g　怀牛膝 15g　白蒺藜 15g　阿胶 15g　竹叶 15g　枳壳 7.5g　甘草 5g

大便燥结，加元明粉 15g；病势减轻，脉象变软后，酌减生石膏，加白芍、沙参、磁石、焦曲各15g；口渴消失，脉象趋于和缓而稍数时，可改用滋阴解郁汤，调理善后。

4. 气血两虚，面色萎黄，体质衰弱，心悸怔忡，头晕失眠。舌润无苔，脉虚数。宜补气养血，宁心安神为主。药用归脾汤加减：

党参15g 黄芪15g 当归15g 白芍15g 茯神15g 远志15g 炒枣仁15g 生地25g 栀子15g 阿胶15g 木香2.5g 五味子5g 甘草5g

口干烦躁，加麦门冬15g，沙参15g；胃纳欠佳，加青皮、焦曲、麦芽、山楂各15g；病势减轻，体质渐复，可改用滋阴解郁汤，调理善后。

例1：晋某，男，20岁。1959年3月入院。

4个月前午睡后，忽觉视物模糊，数日后右眼视力著减，曾在某院诊断为视网膜玻璃体出血，经中药治疗，视力恢复到0.4，但以后又复失明。现除右眼视力障碍外，无其他不适。

检查：右眼视力20cm手动，外眼正常。右眼玻璃体高度混浊，眼底不能窥见。康瓦氏反应（—），胸透（—）。面色丰润，舌润无苔，脉沉数有力，尺部微弱。

诊断：右眼视网膜静脉周围炎（青盲症）。用滋阴解郁汤加减，服22剂。9月25日检查：右视力30cm指数，玻璃体仍大量出血，光反射黑暗，眼底仍不能窥见，舌脉同前。依前方加夏枯草50g，隔日服1剂，至12月24日，右视力1.0，玻璃体混浊显著吸收，隐约可见视乳头及怒张静脉，视乳头外上方有白色膜样物增生，脉沉数而软，尺部仍弱。继以前方加夏枯草。1960 年 1 月，双眼视力均 1.5，右眼玻璃体有轻度混浊，眼底稍昏暗，中心窝反射隐约可见。脉和缓如常。出院观察 10 个月，情况良好。

三、视网膜中央静脉血栓

视网膜中央静脉血栓是一种慢性眼病。多见于血管硬化的中、老年患者，并多伴有高血压病。年轻患者，常因病灶或中毒引起视网膜内膜炎或周围炎而发病。外眼正常，需根据眼底所见确诊。其发病原因多由七情郁结，肝血瘀滞，肾阴不足，肝阳上亢，或心血亏虚所致。

诊断要点：外眼正常，瞳孔端好，对光反应良好，但视力极度减退。视网膜中央静脉主干阻塞，则病变侵犯全视网膜。在检眼镜下，可见视乳头充血，边缘模糊，静脉高度扩张迂曲，呈继续状，有的隐藏于水肿或出血中，以动静脉交叉处尤为明显。视网膜上可见多数形状大小不等的线状、火焰状、不规则或大片出血。视网膜可有水肿。黄斑部有呈星芒状渗出或被出血所遮盖，常因反复出血或续发青光眼，而视力完全丧失，如果仅分枝发生阻塞，则病变仅限于该血管分布区，视力损害较小，恢复较易。

根据临床表现，庞氏分 3 类情况辨治。

1. 七情郁结：平素情志不舒，易怒，头稍晕或不晕，血压不高或稍高，胃纳尚可，口干或不干，视物模糊或仅辨指数，便润。舌润无苔或舌苔薄白，脉弦细或弦数。宜疏肝解郁，破瘀行血，健脾通络为主。药用舒肝破瘀通脉汤：

当归 15g　白芍 15g　丹参 20g　赤芍 20g　银柴胡

15g　茯苓 15g　白术 15g　羌活 15g　防风 15g　蝉蜕 15g　木贼 15g　甘草 5g

2. 肾阴不足，肝阳上亢：有高血压病史，头晕目眩，或耳鸣，颧赤，腰膝酸软，或半身不舒，或失眠盗汗，胃纳尚可，便润。舌绛无苔或苔薄白，脉虚大或弦数。治以滋阴益肾，平肝潜阳，破瘀行血为主。药用育阴潜阳通脉汤：

生地 25g　山药 15g　枸杞子 20g　麦门冬 15g　白芍 20g　沙参 20g　盐知母 15g　盐黄柏 15g　珍珠母 25g　生龙骨 15g　生牡蛎 15g　怀牛膝 15g　丹参 15g　赤芍 15g　蝉蜕 15g　木贼 15g

大便干燥，加番泻叶 15g；头痛眼胀，加钩藤 15g，菊花 15g；心悸失眠，加远志 15g，炒枣仁 15g；胸闷气结，加苏子 15g，瓜蒌 15g。

本型与七情郁结型临床最为多见。在治疗过程中，如血压稳定后，可与七情郁结型方剂交替使用。

3. 心血亏虚型：眩晕虚烦，心悸怔忡，梦多难寐，面色萎黄，口干，便润。舌淡苔薄，脉结或细弱而数。治宜补心益阴，养血安神。药用补心丹加减：

党参 15g　麦门冬 15g　五味子 5g　当归 15g　枸杞子 15g　丹参 15g　赤芍 7.5g　茯神 15g　远志 15g　炒枣仁 15g　白芍 15g　苏子 7.5g　甘草 5g

若气血亏损症状已除，体质健壮后，可改用第 1 型方剂继续服用。无论何型，在出血完全吸收，血管通畅后，视网膜遗留有渗出物时，均可改用清肝解郁益阴渗湿汤加减服之。

例2：任某，男，55岁。1970年4月7日入院。

春节前发现右眼似有土色薄纱遮挡，尚可看见东西，正月初四因喝酒而病情加重，眼前似有云雾笼罩，有时可见人影，有时看不到，曾在当地医治无效。20年前左眼高度近视，右眼本来还好。胃纳尚可，大便润，小便清。舌润无苔，脉沉弦细。检查：右眼视力0.1（散瞳后），左0.03＝14.00＝002。右眼底视乳头边界不清，以乳头为中心眼底布满火焰状大小不等的出血斑，网膜血管断续，难以看出其行走路径，黄斑区有小出血斑集簇，中心窝光反射不清。左眼高度近视眼底改变，右眼玻璃体混浊。诊断：右眼视瞻昏渺证，左眼高度近视。用育阴潜阳通脉汤加减，服至4月30日，自觉右眼前仍有黑影浮动，视力无明显进步。眼底除出血斑变薄变淡外，其他无明显变化。而后在治疗过程中，有时以疏肝解郁通脉汤为主，有时以育阴潜阳通脉汤为主，服至8月22日，右视力加镜片＋1.00可矫正到0.3。眼底视乳头色深，边缘尚清，网膜中央静脉基本通畅，沿途有陈旧性出血斑未吸收，黄斑区污秽，有一梭形暗红色出血点，中心窝光反射可见。于8月28日出院。出院后继服舒肝解郁通脉汤月余，后用决明子代茶饮服至1972年3月30日，来院复查，右视力0.8，左0.02（高度近视）。右眼底玻璃体外上方有较轻微白色机化物，视乳头上方距一个半乳头处有一小片陈旧出血斑痕迹，血管通畅正常。

四、视网膜色素变性

视网膜色素变性是一种遗传性慢性眼病，多发生于近亲结婚之子女，以 10～20 岁发病较多，常双眼发病，男性多于女性，一家之中可数人同患此病。中医认为本病属肝风内障，其主要症状是夜盲，病因多由先天不足，脾阳不振，导致肝虚血损，精气不得上承于目所致；或因元阳不足，命门火衰；或肾阴亏耗所致。

诊断要点：经久不愈的夜盲症状，常在童年发生，外眼检查一切均属正常，渐渐发生昼间视物模糊，视野逐渐缩小，终至失明。眼底检查：初期视网膜周边有骨细胞样色素堆集，以后渐向中央部扩散，最后波及黄斑部而失明。视网膜血管日渐缩小，以致细小血管无法辨认。视神经乳头呈蜡黄色萎缩，边界稍显模糊。脉络膜血管亦常呈硬化现象。

根据上述病因及临床症状，本病可分 3 型治疗。

1. 先天不足，脾阳不振：除夜盲及视力受损外，并无其他明显症状，宜健脾益气，升阳养血。药用健脾升阳益气汤或逍遥散加减。

健脾升阳益气汤：

党参 15g　白术 15g　黄芪 15g　山药 15g　当归 15g　茯苓 15g　陈皮 5g　银柴胡 5g　石斛 15g　苍术 15g　夜明砂 15g　望月砂 15g　甘草 5g

逍遥散加减：

当归 15g　白芍 15g　茯苓 15g　白术 15g　银柴胡 7.5g　陈皮 5g　丹参 15g　赤芍 15g　地龙 15g　桃仁 15g　红花 5g　甘草 5g

2. 命门火衰：症见四肢发凉，腰背怕冷，腰脊酸软，小便频数。脉细尺弱。宜温补肾阳为主。药用左归丸加减：

生地 15g　山药 15g　山萸肉 15g　茯苓 15g　附子 15g　菟丝子 15g　枸杞子 15g　补骨脂 15g　当归 15g　葫芦巴 15g　苍术 15g　白术 15g

3. 肾阴耗损：症见头晕耳鸣，腰酸膝软。舌红，脉沉细数。宜滋阴益肾，壮水制火为主。药用地黄汤加减。

熟地 15g　山药 15g　山萸肉 15g　茯苓 15g　泽泻 5g　丹皮 5g　生地 15g　枸杞子 15g　菊花 15g　五味子 5g　女贞子 15g　银柴胡 5g

另外，还可以应用水蛭丸，旨在祛瘀生血，健脾升阳，配合汤剂或单独使用。

水蛭丸方：

水蛭 30g　地龙 50g　桃仁 50g　丹参 100g　赤芍 50g　三棱 30g　川芎 50g　当归 150g　白芍 100g　茯苓 150g　白术 100g　党参 100g　银柴胡 50g　石斛 50g　羌活 50g　白芷 50g　山药 50g　川牛膝 40g　陈皮 100g　甘草 20g

共为细末，炼蜜为丸，每丸重 10g，每次服 1 丸，日服 2 次。

可配合针刺疗法，取穴承泣、球后、下睛明、手三里、光明。均刺 1.5 寸至 2 寸，得气后用重刺激手法，不留针。各穴可轮流使用，每日或隔日针 1 次。

五、视神经乳头炎

视神经乳头炎是一种较常见的眼底病。根据视力减退或丧失的情况，归属“视瞻昏渺”、“暴盲”证。其发病原因多由于情志不舒，肝气上逆，气血郁闭，或由于高热伤肝，肝肾阴虚，气血双亏所致。

眼底检查：初期视神经乳头充血，边缘模糊。病情进展时，则视乳头出现水肿、扩大，边缘极度模糊，水肿程度一般不超过3个屈光度。生理凹陷不显，视乳头上可见有渗出物及出血斑。视网膜静脉扩张弯曲。邻近视网膜也可受累，出现水肿、渗出及出血。此亦称为视神经视网膜炎。黄斑部的渗出物多呈星芒状。晚期视神经乳头呈灰白色萎缩，边界不清，血管变细，尤以动脉为甚。

其治法可分2种：

1. 症见情志不遂，易怒，头痛，眼痛，口苦咽干，或胸胁胀满，或气逆叹息。脉弦数或弦细，舌润苔白或无苔。证属肝郁火旺，玄府郁闭。治宜疏肝解郁，行血清热。药用丹栀逍遥散加味：

当归 9g　白芍 9g　茯苓 9g　白术 9g　银柴胡 9g　丹皮 9g　生栀子 9g　丹参 9g　赤芍 9g　薄荷 6g　甘草 3g

大便燥结加大黄；胃纳欠佳加枳壳、槟榔、焦三仙；恶心吞酸加吴茱萸、黄连。

2. 症见头晕耳鸣，颧赤，易怒，叹息，头痛，眼痛，口干思饮，胃呆纳少。舌红少苔，脉弦数或弱细。证属肾阴不足，肝郁火旺。治宜滋阴益肾，舒肝清热。药用舒肝解郁益阴汤：

熟地 15g　生地 9g　山药 9g　枸杞子 9g　茯苓 9g　泽泻 9g　丹皮 9g　当归 9g　白芍 9g　白术 9g　银柴胡

9g 丹参9g 赤芍9g 生栀子9g 磁石9g 神曲9g 朱砂9g

大便燥结加大黄；头痛剧加川芎；恶心吞酸去生地、熟地，加黄连、吴茱萸。

球后视神经炎，可参照上述方法辨证施治。

六、视神经萎缩

视神经萎缩是视神经退行性病变，属难治的眼病。属中医“视瞻昏渺”、“青盲”证。其病因多由肝肾阴虚，或肝郁损气，或肝郁少津，或心脾两虚引起。

本病外眼正常而视力减退，视野缩小，甚至完全失明。眼底检查：原发者，视神经乳头苍白，边缘清晰，乳头之筛板清楚可见。继发性者，视神经乳头灰白或污白或蜡黄色，边缘模糊不清，视神经乳头常被炎症或水肿后所产生的机化物遮盖，因而筛板不见。视网膜血管正常或变细。

本病可分为5型辨治，以1、2、5型较多见。因病属退行性病变，故必须守法守方，长期耐心治疗，方能收到较好疗效。

1. 肾虚肝郁：除眼底情况外，头晕耳鸣，逆气上冲，胃纳减少，口干，便润。舌苔薄白或无苔，脉弦细尺弱或沉弦数。宜滋阴益肾，疏肝解郁为主。药用疏肝解郁益阴汤（方见视神经乳头炎）。

2. 肝郁损气：此型病程较长，除眼底变化和视力障碍，多无明显自觉症状，口不干，胃纳尚可，便润。舌苔薄白，脉和缓或弦细。宜益气疏肝，滋阴养血。药用补气疏肝益阴汤：

黄芪 15g　茯苓 15g　当归 15g　山药 15g　丹参 15g　赤芍 7.5g　银柴胡 10g　升麻 5g　陈皮 5g　枸杞子 15g　女贞子 15g　菟丝子 15g　五味子 7.5g　石斛 15g　甘草 5g

3. 肝郁少津：除眼部症状外，兼见情志不舒，口渴欲饮，胸胁满闷，饮食减少。舌红无苔，脉弦数。宜舒肝解郁，破瘀生津。药用舒肝解郁生津汤：

当归 15g　赤芍 15g　茯苓 15g　白术 15g　丹参 15g　白芍 15g　银柴胡 15g　麦门冬 15g　天门冬 15g　生地 15g　五味子 10g　陈皮 5g　甘草 5g

4. 心脾两虚：兼见头晕目眩，心悸怔忡，短气懒言，面色黄白，体倦无力，胃纳减少。舌润无苔，脉缓细。宜健脾益气，养血安神。药用归脾汤加减：

党参 15g　黄芪 15g　白术 15g　当归 15g　茯神 15g　升麻 5g　木香 2.5g　银柴胡 5g　女贞子 15g　熟地 15g　远志 15g　炒枣仁 15g　甘草 5g

5. 肝经郁结：多见于小儿患热病后，热退而双目失明，神识清，胃纳佳，便润。舌质润，脉细数。宜疏肝解郁，健脾通络。药用逍遥散加减：

当归 10g　白芍 10g　茯苓 15g　白术 10g　银柴胡 7.5g　升麻 5g　五味子 5g　甘草 5g

抽搐者，加全蝎 5g，钩藤 5g；大便溏，加吴茱萸 5g，干姜 5g；神识不清，加菖蒲 5g，莲子心 5g；如病程较长，服上述方剂不效者，加党参 7.5g，枸杞子 15g，熟地 15g，麦门冬 7.5g。

上述各型均可配合针刺疗法，取穴球后、承泣、睛明、太阳、风池、手三里。手法：球后、承泣、睛明，每次可选1穴，针刺1寸5分深。太阳、风池2穴，针5分深。均留针半小时。手三里针刺1寸半深，得气后用重刺激手法，不留针。

例3：刘某，男，28岁。1967年4月12日初诊。

于6个月前，双眼视力减退，且渐渐加重。虽经多家医院诊治，均未做出明确诊断，现时有头痛、胁痛，口不干，胃纳尚可，大便润，舌质润，苔薄，脉沉弦数，重按软。双眼视力均1尺半指数（侧视），外眼正常，眼底检查，右视神经乳头边界模糊，乳头颞侧退色，颞侧向黄斑区分布的小动脉血管出现白鞘，血管呈继续状，中心凹反射欠佳，未见明显水肿，乳头盘上动脉均变细。左眼视乳头颞侧色淡，黄斑中心凹反射欠清。诊断：双眼青盲证（双眼视神经萎缩，球后视神经炎）。用疏肝解郁益阴汤加减：

熟地15g　生地15g　山药15g　茯苓15g　焦白术7.5g　当归15g　白芍15g　银柴胡15g　女贞子15g　泽泻15g　枸杞子15g　丹皮5g　升麻5g　五味子5g　磁石15g　焦曲15g　朱砂3.5g　夏枯草7.5g　甘草5g

至6月12日，右视力0.02，左0.06。口不干，便润，脉沉弦稍数。继以前方加黄芪、党参，或重用疏肝解郁之法如逍遥散等服至11月10日，右视力0.08，左0.1，效果仍不显著，胃纳佳，便润，脉沉弦稍数。按此脉证，患者虽无明显见证，但按病程来说，久病多虚，“肝受血而能视”，气亏虚则肝欠濡养而目暗，脾为后天之本，气血之海，补益气血，应从健脾益气着手，因而改用补气舒肝益阴汤加减，连服15剂。

10月22日复诊：右视力0.3，左0.2。眼底检查：双眼视乳头呈浅蜡黄色，左眼较右眼尤淡，乳头边缘稍模糊，筛板欠清，血管不明显弯曲，右乳头旁有一小血管有白色鞘，黄斑中心凹反射不见，但无水肿及渗出。继以前方服至1968年5月13日，前后经过1年的治疗，终于恢复了正常视力，右眼远视力1.2，近视力1.5，左眼远视力1.0，近视力1.5。至此，嘱其以前方再服，以期巩固疗效。愈后3年，患者谈其情况良好。

七、老年眼底病证治

有些老年性眼病，如老花眼、肝劳（视疲劳）、黄油症（睑裂斑）、偃月侵睛（角膜老年环）、肝虚目暗（老年性脉络膜血管硬化）等。这些病变不妨碍视力，无需特殊处理。有些老年眼病，如圆翳内障（老年性白内障）、五风变内障（青光眼）、云雾移睛（玻璃体混浊）、暴盲、青盲（动脉硬化性视网膜病变、高血压性视网膜病变，糖尿病性视网膜病变以及老年性黄斑部变性等），都需要采取相应的治疗措施，以期缩短疗程，防止衰老病变继续发展。应当指出，一些老年慢性眼底病变，由于视力严重障碍，可以促使衰老，而衰老又可促使眼病的发展，以致形成恶性循环。所以，研讨老年眼底病的有效方药，更显得重要。

肾虚是造成老年眼底病变之本，又因“肝肾同源”，所以滋阴补肾是治疗老年眼底病的基本法则。临床上可分为以下6型。

1. 肝肾不足，气滞络阻：肾亏肝虚，目暗不明，兼见腰膝酸软，健忘或行动不利。脉弦或弦而无力。治宜补益肝肾，活血通络。方用滋清活络汤（家传方）：

生地　山药　菟丝子　女贞子　泽泻　丹参　赤芍　川牛膝　当归尾　夏枯草　草决明　黄芩　三七粉（冲服）

2. 肝脾素虚，气滞血瘀：平素肝血亏，脾气弱，气滞络阻，情绪易于波动，性急易怒，或抑郁不舒，胸胁胀闷，睡眠时好时坏，大便时秘时稀。脉弦数或弦濡。治宜舒肝健脾，解郁通络。方用舒肝破瘀通脉汤（方见视网膜中央静脉血栓）。

3. 阴虚阳亢，瘀血阻络：头目眩晕，耳鸣，咽干，颧红，烦躁，腰膝酸软，太息善怒。舌红而干，脉弦数或弦细。治宜滋阴潜阳，活血行血。方用育阴潜阳通脉汤（方见视网膜中央静脉血栓）加减。

4. 素体阳盛，血热瘀阻：素体阳盛，外感热邪，或瘀血化热，或食滞胃热，而面红目赤，口渴欲饮，烦躁不宁，溲赤便秘。舌红苔黄或舌绛紫黯，脉弦数或沉滑有力。治宜清热凉血，散瘀活络。方用凉血散瘀汤：

生地　丹皮　夏枯草　赤芍

5. 心脾两虚，目络失养：心血不足，脾气虚弱，气血迂缓，涩滞瘀阻，则视物昏花，心悸健忘，失眠多梦，纳少便溏。舌质淡嫩，脉细弱。治宜补益心脾，活络解郁。方用归脾汤加减：

党参　黄芪　当归　白芍　茯苓　远志　炒枣仁　生

地　栀子　阿胶　木香　五味子　甘草

6. 肝郁脾虚，痰郁互结：肝气郁结，脾失健运，或肝经郁热，湿热蕴脾，视瞻昏渺，兼见头痛，眼胀，口不干或口干不欲饮，大便润，小便黄。舌润无苔，脉弦数或弦细。治宜清肝解郁，健脾渗湿。方用清肝解郁益阴渗湿汤（方见中心性视网膜脉络膜炎）。

以上各证，病之早期，出血新鲜者加藕节、茜草、三七粉；出血吸收，渗出醒目者加炒桃仁、炒枳壳、木贼、蝉蜕；视网膜水肿长期不消者，加益母草、苏木、茺蔚子；视网膜退行性病变，视功能受损者，加枸杞子、五味子、菟丝子、女贞子、楮实子、桑椹子之类。同时注意对症用药。总之，知常达变，灵活变通，方能取效。

（刘怀栋　张　彬　魏淑英　整理）

姚和清

重整体观念 循乙癸同源

姚和清（1889～1972），著名中医眼科专家

眼病表现的局部症状，必须与全身所表现之症状相结合而论其病机，有时全身症状不明显，则需详细分析病史，找寻旁证，进行审证求因。

目为肝之外候，肝木与肾水，母子相合，则肝肾之气充沛，目受其荫，故而放明。若母子不合，则无论子盗母气或母令子虚，皆能使肝肾之气不足，精气无以上荣，目失所养，疾病随之而起。且肝肾“乙癸同源”，同为相火所寄，相火内阴而外阳，其性主动，而具生命活动之力，但妄动则变为邪而戕贼人身。故火衰则目昏，火炎则目焚。肝肾相火对眼之生理病理，是具有相当重要意义的。再就眼内组织结构而论，五轮中风轮属肝，水轮属肾；眼内神膏，为胆中渗润精汁积集而成，神水为先天真一之气所化，神光源于命门，通于胆；真血即肝中升运滋目注络之血，真气为目内经络往来升运之气；真精为先后二天元气所化之精汁，起于肾，施于胆，而后及于瞳神。目系与脑相连，而厥阴肝脉系之，同时少阴肾脉附督脉而上额交巅络脑，又与肝脉相会。

凡此说明肝肾与眼之各个组织间关系至为密切。临床上因肝肾而引起之眼病，如青盲、内障、能近怯远、能远怯近、视惑、视歧以及外障等，为数颇多。其发生病变的主要因素在于：肝肾精血两亏，阴不上；真阴不足，龙雷之火上浮，以及水不涵木，肝阳偏亢，化风化火等方面。因而治疗上需重视“乙癸同源”之说，用药必须按照不同病因而正确掌握。

青盲辨证

青盲是指眼内外并无障翳气色等病变，而视物不见。此系瞳神以内疾病。瞳神内有神光、目系、神膏、真气、真血等，如有损伤，则瞳神阴阳乖离，不能合传以睛明。瞳神属肾，肾为水火真元，神光幽潜之所，神光源于命门，通于胆，发于心；心为火、肾为水，此水火寓于瞳神之内。水能鉴，火能烛，水火既济，因而目明。所以瞳神水火不济，阴阳失调，是为发生本证之最主要原因；而眼部气血不足，或气滞血瘀等因素，亦能使清窍不利而发生本证。若从脏腑主病而论，则心脉连目系，心主血，目得血而能视；肝脉挟目系，肾脉与督脉相附而行，上额交巅络脑，与肝脉会合，同时脑为髓之海，髓为骨之充，所以心肝肾受病皆能影响目系之视物功能。同时肺主气，人以气为主，诸凡阴阳升降，血脉流行，以及脏腑相生相养，皆惟气是赖，而脏腑又禀气于脾胃而上贯于目，脾虚则五脏精气皆失其所司，而不能归明于目。所以脾肺受病，气化运行受阻，亦可为本病直接或间接之原因。其辨证施治原则分述如下：

1. 心肺气虚者：多见头晕目眩，心悸怔忡，短气，神疲形寒，失眠。舌淡白，脉沉细微弱，甚或歇止结代。治宜养心益肺，补气生血为主。

2. 心脾两虚者：多见面色萎黄，食少倦怠，气短少寐，盗汗，脉细软。治宜养心健脾，益气补血为主。

3. 脾胃虚寒者：多见面色萎黄，神疲懒言，恶食，形寒，气短，五软。脉细软弱。治宜健脾补中，升阳益气为主。

4. 脾肺两虚者：多见面色萎黄，食少气短，倦怠，脉虚。治宜健脾益肺，大补气血为主。

5. 脾肾阳虚者：多见头晕形寒，耳鸣，食少，肌瘦，脚膝无力，阳痿失精，脉沉细而弱。治宜温肾健脾，益火培土为主。

6. 肝肾不足者：多见头晕目花，耳鸣，腰酸背痛，脉细数。治宜壮火补肝为主。

7. 命门火衰者：多见眩晕，形寒肢冷，腰背酸痛，夜间多尿，脉虚无力或沉细而迟。治宜温补肾阳为主。

8. 肺肾两虚者：多见眩晕耳鸣，神疲气短，耳鸣、口干，脉细数，舌红。治宜滋阴壮水，补肺益气为主。

9. 肝血虚者：多见头胀、烦急，心情不舒，舌红，脉弦细而数。治宜疏肝养血为主。

中心性视网膜脉络膜炎证治

本病属于瞳神病变的一种。瞳神有广义与狭义二种：狭义的是指黄仁中间的空隙，也就是瞳孔；广义的则包括瞳孔以内的各种组织。其中有能接受光源，传至目系，而达于大脑的部分，当它发生病变，就可能产生本病的各种症状。这个部分就是瞳神发光的部分，又名神光。它由先天之气所生，后天之气所成，具有阴阳之蕴妙，水火之精华。当人体阴阳调和，水火互济，脏腑气血充盈，神气上达，神光即发挥视物辨色的功能；如果阴阳乖离，水火不济，脏腑气血不足，神气不达，则神光之精华衰乱，即会出现视物昏花，物体变形，眼前黑影等症状。眼之能视物，与足之行走、手之握物，以及鼻之嗅觉等，同样为神的作用。根据阴阳理论，精为阴为水，气为阳为火，所以眼之视物辨色，也就离不开水火阴阳。张隐庵说："夫火之精为神，水为精之精，精上传于神，共奏于目，而为睛明。"所以神光之发挥作用，就是由于阴阳调和，水火相济，共奏合传的结果。

脏之精气充沛，不断上输以养神光，而起到视觉的作用。五脏中，以心与肾二脏与神光关系最密切。由于心藏神，神之生系乎心，光之发因于火，此火存于肾水之中，亦即命门先天之火，惟此神火，所经神光能够远照无遗。亦因为如此，神光主要是依靠心肾二脏精气的灌输。心属火，全靠肾水之滋益，所以心之精必赖肾之精，而后心肾二脏之精气上交于目，如果肾不交于心，则火无水济，神光阴阳不和，也就发生病变，出现视惑等症状。

本病的发病因素，多数与恣情纵欲、忿悖、忧虑、悲泣、劳倦、营养不良等有关。其中工作过度疲劳，用眼、用脑太过，以及经常失眠等，亦是其诱发因素，这些或者损耗阴精，或者斫丧元阳，都可促成阴阳偏胜而成为本病的发病机理。所以在治疗上当注意补偏救弊、调和阴阳，使不致有所亢害。在本症发病因素中，纵欲，情志太过，最伤真阴真阳；饥饱、劳役又能戕贼脏腑，扰乱营卫。这些又是发生虚损的主要原因。因此，本病之治疗用药，当以补益为主。气虚的，宜补以甘温；阴虚多热，宜补以甘凉；因精虚而及于气的，当补精以化气；因气虚而致精亦虚的，又当补气以生精。这是根据阴阳气血调补的一般法则。

其次，在用药中，又当考虑五脏的虚损，《难经》指出："损其肺者益其气，损其心者和其营卫，损其脾者调其饮食，适其寒温，损其肝者缓其中，损其肾者益其精"。这是正补法。至于肺虚补脾，脾虚补命门，心虚补肝，肝虚补肾，肾虚补肺，这又是应用五行相生而补的方法。凡此，应根据不同情况进行调治。

再次，在应用补剂中，当注意阴阳相济，不可太过或不及，太过或不及都会发生偏胜，因而在较多情况下，选用方药应补泻得宜，相和相济，以达平补之效。至于虚而有邪，当先驱邪，然后补正，斯无助邪伤正之弊。其证治经验归纳如下：

1. 肾阴不足，阳光独治，壮火食气，无以生神而致视惑目昏。多伴头晕眼花，耳鸣咽干，腰酸腿软。舌红少苔，脉象细数。治当壮水以制阳光。

2. 肾阴不足，心阳暗炽，水火不济，神光失序而致。临床多伴眩晕，耳鸣咽干，虚烦少寐。舌红无苔，脉虚细数。治当清心降火，补水安神为主。

3. 心脾虚弱，无以化水谷精微，无以生血以养神光，以致神光失序，引起视惑。临床多伴面色萎黄，晕眩，食少倦怠，短气，怔忡少寐。舌淡，脉虚。治当益气升阳，补益心脾。

4. 命门火衰，火少无以生气，以致阳气不升，神光晦暗。多伴晕眩，形寒肢冷，神疲气短，腰酸，遗精。舌淡白润，脉沉迟无力。治宜益火消阴，补命门不足。

5. 肺阴不足，不能生气化血以养神光，因而引起视惑目昏。多伴晕眩，乏神，短气，或兼干咳。脉虚细数。治以养阴补肺为主。

6. 情志不遂，肝郁不舒，气逆不能上达以涵神光，因而目昏视惑。多伴两侧头痛，情绪抑郁，口苦、胁痛。脉弦数，舌苔微黄。治以疏肝利气为主。

7. 脾虚湿困，湿热内蕴，以致不能运化水谷精微，化血生气以涵神光。其症多伴胸闷气窒，胃呆纳少，溲短。舌苔浊腻，脉象濡缓。治当理气化湿为先，然后继以健脾。

例1：徐某，男，46岁。1966年11月29日初诊。

两眼曾于1958年患过中心性视网膜脉络膜炎，经治疗痊愈。此次又复发，将近1个月，在某医院医治未愈，转来治疗。来诊时双眼感觉模糊，左眼前有黑影遮住，无法辨别物体。有糖尿病史，经药物及饮食控制，血糖已正常，但平时感觉口干，咽喉时常发痛。舌红，脉细数。

眼部检查：视力，右0.6，左0.02，不能矫正。眼底，左眼视网膜黄斑部水肿剧烈，中心窝反光消失，且见多数黄白色渗出小点。右眼黄斑部水肿较轻，光反射隐约可见。

诊断：两眼中心性视网膜脉络膜炎（西医）；视惑（中医）。肾水不足，虚火上乘。治宜大补肾阴，壮水之主以制阳光。

初诊时，内投大剂六味地黄汤以补肾阴，佐元参以填肾水而制浮升之火，并恐阳火上僭，侵损娇脏，所以再加麦冬以滋肺生气，使肺金生水，火得水而易归。此方共服半月，两眼视力皆见增进，右眼增至0.8，左眼增至0.4。以后原方加五味子，又连服半月，视力右眼增至1.0，左眼增至0.6。眼底检查，右眼黄斑部水肿消退，光反射明显出现，左眼网膜水肿亦大为好转。因其舌质转淡，乃以党参易元参。又服1月左右，检查两眼视力皆达1.5，眼底病变消失而终止治疗。

球后视神经炎及其萎缩

球后视神经炎是眼底病中比较常见，同时又是相当严重的病症。由于原因不明，治疗缺乏特效方法，因而很多病例，每因得不到妥善处理，形成视神经萎缩，以致失明。

青盲，是指眼部外表无显著变化而视力丧失，这种症状与视神经萎缩相同。当然青盲并不单指视神经萎缩，很多眼底病外部都无异常，而视力不良，例如肝风目暗、坐起生花、视瞻昏渺、青盲等。这些眼病亦应该属于青盲范围之内。

病缘由七情而起，以喜则气散，心阳动，阳亢阴弱，治当清补为主；怒则多以疏肝解郁为先，然后填补精气而归明于目；忧则心肝脾肺四脏皆可能受病；复有忧极而恐，伤及肾水，治疗以安神为主；思虑则气结于心而伤于脾，初时宜清开，稍久宜补，而以扶脾补血，兼清心阳为主；悲宜补肝脾，恐宜补肝肾，惊则必须安神定志，收敛耗散之气。如本病由于虚劳，其人多系劳心好色，内损肾元，真阴亏损，治宜补阴而火自降；如为梅疮结毒，则多属肝肾有亏，阴虚血少，治疗需要补血活血，稍佐解毒之品；如为物所伤，初病最宜除风和血，日久又需养血；胎前产后，亦需以养血为治。以上为发病原因。其治疗方法，虽然不能代表全面，但用之得当，确有卓效。常用方药：

1. 六味生脉汤（党参、麦冬、生地、山药、茯苓、泽泻、山萸肉、丹皮、五味子）。此方功能补阴壮水，益气生精。凡真阴亏损，精气不足而致者宜之。

2. 补中益气汤（党参、黄芪、白术、陈皮、归身、升麻、柴胡、炙甘草）。此方升阳补气，善治中气不足、烦劳内伤，以致引起身热心烦，头痛恶寒，神疲体倦，懒言恶食等症。脉象多细微软弱。

3. 炙甘草汤（党参、麦冬、生地、枣仁、阿胶、炙甘草、桂枝、生姜、红枣）。此方专治心肺气虚而致本病者。

4. 人参养荣汤（党参、白术、黄芪、甘草、陈皮、肉桂、当归、熟地、五味子、茯苓、远志、白芍、生姜、红枣）。此方专治亡血过多，血少气虚，以致引起本病。其人多健忘，惊悸，食少气短，体倦神疲，面不华。脉虚，舌白。

5. 逍遥散（白芍、茯苓、当归、柴胡、白术、薄荷、甘草）。此方专治怒气伤肝，并脾虚血少，以致目昏不明，对暴盲尤为对症。

治疗本病必须持久耐心，同时还得配合适当的休息，才能获得比较显著的疗效。

眼内出血证治

眼内出血是眼病中比较常见的症状之一。病变好发于视网膜，严重时，亦可引起玻璃体出血。发病原因，有外伤、结核、贫血、高血压、糖尿病等，主要是因为循环障碍，影响静脉回流，或血管本身发生病理改变后所引起。病情严重者，常可突然发生视力障碍，并导致失明。

本症在眼外没有明显的症象，因而病人的主诉，常为诊疗上的参考或依据。病人的自觉症状，主要有以下几种情况：（1）突然眼前一片漆黑，仅见手动，或者仅有光的感觉；（2）骤然间眼前如有圆的黑影遮住，不随眼转动而飘浮，对正中方向注视物体，完全不见，两旁物体则模糊可见；（3）骤然间眼内有如线条状黑影向某一方向直射，进展迅速，且渐次加多，最后终至遮住眼前，视物一片模糊，无法分辨；（4）骤然眼前出现红光闪闪，逐渐加多，以致红光满目，视物不明；（5）发病先兆，多数有眼胀，眼珠跳动等感觉；（6）多数反复发作病例，每次发作时，亦有以上某项症象，即使因积血不退，眼已失明，但当继续出血时，还可能有以上某项的感觉。

在眼底发炎，有时也可出现黑影，如眼底中央病变，病人自觉在视线中央亦有圆形阴影，但觉其色泽较灰，好像是灰色纱布罩住眼前，所以虽然自觉视物模糊，但不如出血之易于识别。至于眼前云雾移睛，在眼前也可以见到黑影，但其形态多种多样，且能随眼转动而飘浮，与眼底出血不同。

对本症的辨证，必须掌握整体观念，探察阴阳虚实，分别有火无火。眼内出血的病机，主要为血不循经，阳实证病例，眼部多出现眼胞青紫，白睛瘀血，血灌瞳仁，或白睛、黑睛创伤破裂等兼症，其因都由外伤。至于不内外伤而起者，绝大多数与内伤、劳损有关，但几乎皆属虚证。劳损可以伤阴，阴分不足，水亏不能制火，易于逼血妄行，所以阴虚者为多见。

在治疗方面，实证多属阳热怫郁，火热上壅，当以清热凉血为正治；但出血必然伤血，故在热象减退后，应以滋阴补血善后。至于虚证，应分阴虚阳虚，而主以补阴补阳。但大多数虚证患者，非属纯虚，如阴虚者，每多出现火象，治疗用药，当佐以清火，以治其标。

血病治气，也是治疗血证的一个方法，特别是在本症后期或病久者，用“血药”治疗无效时，可加入“气药”，有较好的效果，如气逆者降气，气虚者补气。

止血是血症的紧急处理，在本病初期，或病变反复发作者，可应用止血药，如病情稳定或积血久久不退，则可改用活血祛瘀之剂，以祛瘀生新、引血归经。但此类药物必须用之得当，既不可破之过甚，也不宜长期使用。否则，反可促进出血；对极度虚损或高度近视的患者，应忌用。兹扼要归纳如下：

1. 肝经血热，肝阳偏亢者，多伴头痛头胀，眼胀，口苦，虚烦，易怒。舌质红，脉弦数。治以平肝清热，凉血活血为主。如头目晕眩，头重足轻，心烦面红，此为风火内炽，治当平肝降逆，清火熄风。如晕眩而形体不足，四肢乏力，腰膝不利，脉虚弦，此为肝虚内风，治宜养肝熄风为主。

2. 劳损伤阴，而水亏不能制火者，多伴头晕耳鸣、腰酸、咽痛。舌红而干燥，脉细数。治以滋阴降火，壮水涵木。如兼咳而短气无痰者，为肺阴不足，治宜养阴清肺为主。

3. 兼有面色萎黄，形色憔悴，健忘怔忡，气短，神疲少食。舌淡，脉虚。为脾虚不能统血，治宜引血归脾。如见纳少多痰者，宜祛痰补气；如形寒肢冷，时腹痛肠鸣便溏，舌白，脉沉而迟者，为中焦虚寒，脾阳不足，治宜温脾益气为主。

4. 消渴后期而引起本症者，常两眼同病，以年老人为多见。上消其病在肺，中消在脾，下消在肾，以治肾为主。惟当分别阴阳，阴虚之消，宜壮水，阳虚之消，需益火。

5. 外伤而引起本症者，眼部外表或见红肿瘀滞，或无异态。患者多诉眼痛，头痛或胀，治宜用除风益损之剂，并根据血瘀的程度，佐以行血散瘀，导血下行之品；如有异物者，应先予取出。

例2：毛某，女，34岁。1958年10月2日初诊。

主诉：左眼失明3年，右眼亦于去年夏天得病。当时仅感眼睛模糊，视物不清，即至某医院治疗，诊为葡萄膜炎，住院治疗6个月。治疗初期，有所好转，视物逐渐清晰，未几又骤然失明。该院又诊为眼内出血。此后时好时发，未痊愈而出院。出院不久，眼又失明，又经该院检查，诊断为眼内出血，再行住院治疗，至今将近1个月，未有好转。患者有头晕史，最近一个时期，头晕更加严重，自觉似人坐在舟中，摇摆荡动，又如房屋旋转，同时头部麻木、重坠感，时左时右，并有耳鸣、腰酸、背痛等症。下午则面热升火，口唇干。面色较萎顿，形体消瘦。舌红少津，脉微细而数。

眼部检查：视力，右眼眼前1尺指数；左眼无光感。右眼结膜阳性，角膜内皮层见少数陈旧性点状沉着，前房清晰，虹膜纹理不清，瞳孔不圆正，大部与晶体相粘连，对光反应部分存在，晶体后皮质稍为混浊，玻璃体有无数金黄色出血点飘游，光线无法通过，眼底无法见到，左眼角膜深浅层全面混浊，血管翳满布，虹膜萎缩膨胀，前房消失，瞳孔缘与晶体环状粘连，膜闭，用指压眼球，有发软感觉。

初诊诊断：双眼陈旧性虹膜睫状体炎；右眼玻璃体出血，左眼球萎缩（西医）；两眼瞳神干缺，右眼眼内出血，左眼膏伤珠陷（中医）。

中医辨证：患者除眼部症状外，全身症状以晕眩最为突出。髓生于肾，肝风内动，肝阳上亢，亦由水不涵木，而肾精虚损是为眩晕最根本因素。脉微细而数，应指无力，舌红而少津液，是为肾阴不足的明显表现。耳为肾之窍，腰为肾之府，耳鸣、腰酸，是由肾阴不足。良以阴分不足，水不制火，所以虚火妄动，载血逆行，溢于眼内，形成目衄。治疗应以滋阴降火，壮水涵木为主；但由于其反复发作，稍为劳动，即见出血，说明眼内血管相当脆弱。初诊时又在发作阶段，方中还须佐以止涩之品，以防继续出血。药用：

生地 熟地 川连 黄芩 地骨皮 天门冬 炙甘草 柴胡 当归 阿胶 炒枳壳 蒲黄炭。

二诊：连服1周，病情略有转机，处方：

生地 山药 茯苓 泽泻 萸肉 丹皮 知母 黄柏 杜仲 阿胶 蒲黄炭。

三诊：上方又服1周，病情大好，头晕腰痛减轻，麻木重坠感亦瘥，视物已见。检查视力，右眼：远0.4，近0.3。

原方增损，继续内服。约半个月后再诊，眩晕消失，视力又增，但又觉心中有如浇冷水之感，舌苔转淡。此乃过服苦寒，脾胃受伤，中寒气虚所致。处方：

党参 炒白术 炙甘草 淡干姜 小青皮 陈皮

服药后胃脘舒适。再以六味地黄汤加减而收功。眼部检查：右眼视力，远0.5，近1.2，加片近视200度，矫正到0.7，玻璃体积血吸收，眼底清晰可见，其他症状亦全消失。

1960年8月中旬，患者右眼又出血，眼前黑影很多，检查视力为0.1。处方：

生地 炒白芍 当归 川芎 阿胶 蒲黄炭 仙鹤草 参三七

连服十余剂，出血吸收，视力恢复。最后予大补血汤，以资巩固，此后未再复发。

韦文贵

眼底病证治述要

韦文贵（1902～1980），著名中医眼科学家

起病较缓的内障眼病，多为肝肾不足所致，治疗当以补肝肾为要务，以逐渐充养精血，缓取疗效。每用枸杞子、女贞子、生熟地、当归、白芍等养血填精，固本培元之品，从而使精血充沛，上荣两目，又可达到扶正驱邪的目的。应用当中应注意，凡有实邪者，如络伤血溢，气机阻滞，水气上泛，痰湿不化等，均不宜早补或单纯补益。脾胃虚弱，纳谷不佳者，当佐以理气开胃消食之品。

对内、外障眼病的辨证，应注重脾胃情况，作为拟定治法的依据之一。属脾胃为患者，调治脾胃无疑。一些眼病，病机主要矛盾不在脾胃，但治疗过程中也酌情调治中土。盖中气旺则气血充盛，升降有序，脏腑和谐，有利于眼病的恢复。久病而常服中药，药之寒热温凉，走窜滋腻之偏，难免损及脾胃，故治慢性眼病不知顾及脾胃者，是治之失着。调理脾胃的形式多种多样，以治中土为主者，补脾健胃、益气升阳、温中健脾、利湿化痰、补脾摄血等酌情选用；属兼顾中土者，或将调中之品佐于组方之中，或另开丸药辅佐汤剂，或分阶段暂停他药，专事调整脾胃一

时，或病后收功，专调脾胃以巩固疗效。

制方用药宜轻灵精巧。

药性轻扬　凡宣解发散、轻扬上浮、透泄疏通等升浮轻扬之品，在组方中占重要地位。因目为上窍，方药之轻扬才能升举上浮，在上窍奏效。

用量宜轻　羌活、细辛、蝉衣、薄荷、黄连、桔梗、砂仁、沉香、肉桂等药，常用1～3g；荆芥、防风、白芷、辛夷、桑叶、牛蒡子、豆豉、栀子、黄柏、龙胆草等，多用3～6g；甘菊花、木瓜、草决明、青葙子、蔓荆子等，多用9g左右。

制方精巧　制方选药贵在对症，宜精专而不宜庞杂，如治眼底出血，每加用槐花清热凉血止血，对老年高血压动脉硬化者更宜；年轻患者，多加用白及粉，冲服。阴虚火旺导致出血者，常加玄参、生地；血热妄行，出血甚者，常加丹皮、三七粉。眼底反复出血，多为久病正虚，常配以党参、黄芪益气摄血；积血难以吸收者，选加丹参、三棱、莪术破血消积；属实证者，常加火麻仁缓通大便，使菀于上的气血得以平复。

补药及泻药的应用　应用补阴药时，宜与轻清宣扬之品相伍，既可标本同治，又可防止滋腻碍胃敛邪，如炙鳖甲、龟板配桑叶；何首乌、冬虫夏草配蔓荆子；熟地、当归配羌活、防风等。临床应用补益之品，如人参、黄芪、熟地、阿胶等，宜从小剂量开始，逐渐加大，因初起正虚，虚不受补，病不受药，陡然重用，于病无益，甚至会“因补阴而滋腻碍胃，因补阳而引动相火”。应用泻药时（包括泻火解毒药），如大黄、玄明粉、番泻叶、黄连、竹茹等，使用剂量应从大到小，因实证初起，邪盛而正未衰，重剂泻火除邪，才能刹住邪气猖獗之势。泻后邪减，则药亦随之而减，以免药过病所，伤于正气。

中心性视网膜脉络膜病变

本病主要侵犯黄斑区，多数病人有视力疲劳，发病初期有同侧偏头痛，特点是容易复发，所以应及早治疗，控制复发，减少后遗症，其治分述如下：

1. 肝肾阴虚：除眼部症状外，兼见头晕耳鸣，失眠多梦，腰酸盗汗等。舌红少苔，脉弦数或细数。常用杞菊地黄汤或明目地黄汤加减，滋补肝肾。兼口干神烦者，为阴虚火旺，可选用知柏地黄汤或加焦栀子、生石膏，滋阴降火清热，并可同时服犀角地黄丸。

2. 心脾两虚：除眼部症状外，伴见失眠多梦，心悸健忘，眼睑无力，食欲不振，大便溏薄。舌淡脉细。治宜补益心脾。方用人参归脾汤加减。

3. 脾虚气弱：视力迟迟不能恢复，兼纳少便溏，头痛绵绵，神疲气短。舌质淡胖，脉沉细。治宜益气升阳为主，辅以调脾健胃。常以补中益气汤或益气聪明汤为主。

4. 肝气郁结：除眼部自觉症状外，常伴有头晕，眼胀，神烦易怒，胸胁胀满，食欲不振等症状。脉弦细或弦，舌红苔微黄。治宜舒肝解郁为主。常以丹栀逍遥散为主，酌加平肝、清热、明目之品。

5. 血瘀气滞：病情较久，视力恢复较慢，视力疲劳或眼胀，眼底有陈旧出血未消。常用活血破瘀，软坚散结法治之。方用血府逐瘀汤或桃红四物汤加减。若余邪未尽，正气未复，宜加党参、太子参、黄芪等益气扶正，对防止复发有一定作用。

若除眼部症状外，全身无任何症状，舌正脉平者，均按“肝肾不足”论治，常以六味地黄汤为基础，结合眼底改变的不同阶段，给予不同治疗。

早期：眼底黄斑水肿明显，伴有渗出，中心窝反射消失。治以滋阴降火，利水消肿，补益肝肾。方用知柏地黄汤，加利水消肿药。

中期：眼底水肿消失，渗出减少，中心窝反射仍未见。治以滋补肝肾为主，辅以益气活血。方用杞菊地黄汤或明目地黄丸，加清肝明目，益气活血药。

后期：黄斑部水肿已消，或仍有轻度水肿，渗出迟迟不能吸收，或陈旧积血尚未吸收，黄斑部色素紊乱，中心窝反射不明显，视力尚未恢复。治以益气升阳为主，配用软坚散结，破血消积。若渗出不吸收，视力尚未恢复者，用补中益气汤加海藻、昆布软坚散结；如积血尚未吸收，视力迟迟不恢复者，用桃红四物汤或血府逐瘀汤加三棱、莪术破血消积，适加益气扶正药。尚可根据自觉症状和全身情况，结合眼底改变，灵活加减，随症选药。

眼底水肿明显，加车前子、茯苓、赤小豆、木通、泽泻、通草、地肤子等利水消肿；气虚水肿者，选用党参、黄芪益气利水退肿；脾虚湿困，水湿不化，选加薏仁、芡实、苍术、白术健脾燥湿；虚火上炎，口鼻干燥，选加生地、天花粉、北沙参、石斛、麦冬、五味子、玉竹养阴生津；肺胃有热者，选加生石膏、生地、玄参、知母、黄柏、栀子、淡竹叶清热降火；肝热偏重者，加石决明、珍珠母、白蒺藜、菊花平肝明目；头晕眼花，则用决明子、青葙子、黄芩、夏枯草、桑叶等清肝明目；积血难吸收者，常加丹参、三棱、莪术等破血消积；用桃仁、红花、归尾、赤芍、茺蔚子、鸡血藤等活血破瘀；渗出难吸收者，选加海藻、昆布、夏枯草软坚散结。恢复期眼前黑花飞舞，或飞蝇幻视、云雾移睛（玻璃体混浊），选加桑叶、黑芝麻、杞子、菟丝子、女贞子、五味子、制首乌滋补肝肾明目。

例1：张某，男，40岁。1974年6月27日初诊。

1个半月前，右眼视力减退，视物变形，一直在某医院治疗。伴头晕，目眩，口干，神烦。检查：右眼视力0.8，近视力耶格表3。右眼视神经乳头色正，动静脉比例大致正常，黄斑区水肿，组织混浊，伴有黄白色渗出点，中心反射未见。舌质稍红，脉弦。此为右眼视惑，系肝肾阴虚、相火偏亢所致。治当滋阴降火，辅以和营明目。处方：知柏地黄汤，加车前子10g（包煎），全当归10g，五味子6g，红花10g，北沙参5g。14剂。

二诊（7月21日）：自觉视力进步，视物变形已基本消失，口干、神烦亦消，惟失眠多梦。黄斑部水肿明显减退，尚有细小黄白色渗出点，中心窝光反射未见。脉弦细，舌质稍红。证属肾水不足，心肾不交。治宜滋阴补肾，养心宁神，活血明目。处方：

生熟地各10g　山药12g　丹皮10g　茯苓10g　泽泻

10g　五味子 6g　柏子仁 15g　青葙子 15g　枸杞子 10g　茺蔚子 10g

三诊（8 月 24 日）：14 剂药后，视物变形已消失，睡眠仍欠佳，心烦。检查：右眼黄斑部水肿已全部消失，黄白色点状渗出已基本吸收，中心窝光反射已可见。脉弦细，舌尖红。证属阴虚内热。治宜滋阴清热，活血安神，清肝明目。处方：

炒知柏各 9g　车前子 9g（包煎）　茯苓 9g　茺蔚子 9g　决明子 15g　青葙子 9g　五味子 6g　炒枣仁 15g　柏子仁 15g　丹参 15g　夜交藤 30g　枸杞子 9g

服药 7 剂后诸症消失，视力已经正常。检查右眼视力 1.5，近视力耶格表 1。右眼视神经乳头血管正常，黄斑部渗出全部吸收，中心窝光反射可见。

渗出性视网膜炎

本病亦称寇茨（Coats）氏病，是一种较少见又难治的眼底病。多发于青年或儿童，以男性为多。通常侵犯单眼，病因尚不清楚。

本病发展缓慢，早期自觉症状不明显，待病变发展、视力严重障碍时才被发现。根据临床症状，本病似与中医的“视瞻昏渺’、“视瞻有色”、“视正反斜”以及“视惑”等证近似。

例 2：杨某，男，53 岁。1964 年 5 月 30 日初诊。

患者右眼视力明显下降已 2 周，眼前有黑影，头目眩晕，两眼干涩，口苦，舌燥咽干，尿黄，神烦。检查：右

眼视力 0.3^{+1}，近视力耶格表1；左眼视力1.5，近视力耶格表1。右眼散瞳检查，视神经乳头颞侧稍淡，但在正常范围内，筛板可见，边缘清楚，动静脉充盈，颞侧偏下区域视网膜水肿，伴有大片黄白色渗出斑，隆起，位于视网膜血管后，黄斑部有黄白色渗出，黄斑下方有硬性渗出，色素较紊乱，中心凹光反射不明显。左眼底正常。舌红少津，脉弦细而数。诊为右眼视瞻昏渺，视瞻有色，视大反小症。证属阴虚火旺。治宜滋阴降火，平肝明目。方用加味知柏地黄汤：

炒知母6g　生地20g　山药10g　淡竹叶10g　丹皮10g　茯苓10g　五味子5g　泽泻10g　黄芩10g　生石决明30g　车前子10g（布包）　木通6g

二诊（6月6日）：服药7剂，右眼视力明显进步，但较模糊，眼前有黑影，视物仍小，近日右眼有分泌物，纳可，尿黄。检查：右眼视力1.0，近视力耶格表1（较模糊）。舌质稍红，脉弦细。仍守原方，7剂。

末诊（6月13日）：右眼已无暗影，视力清楚，视物已不变小，其他症状全部消失，唯小便时清时黄。检查：右眼视力1.0，近视力耶格表1（清楚）。右眼散瞳检查眼底，视神经乳头颞侧稍浅，动脉充盈，视网膜反光较强，颞侧偏下部分渗出尚未吸收，黄斑下方硬性渗出如前，中心凹光反射可见。舌尖稍红，脉弦细。内热未清，余热未尽。仍宗原法，14剂（隔日1剂），未见复诊。

本病多为进行性，严重者可发生各种并发症，目前尚无特效方法控制其发展。

本例年已53岁，其肝肾阴虚，脾虚气弱是本；水湿内困，湿浊凝聚，久而化火，虚火上炽是标。故投以六味地黄汤以治其本；用知母、黄柏以折其标；复加淡竹叶、木通、车前子清热泻火利尿，以治心烦、口苦、尿黄。三药并用，有助于消退眼底水肿和渗出，补中有泻，泻中有补，标本兼顾，服药14剂后基本痊愈。

视网膜色素变性

本病是一种视网膜色素上皮的原发变性，具有遗传基础，双眼同时受累。其特点为夜盲及视野缩小，直至失明。本病属“高风雀目内障”范畴，是眼科的疑难眼底病变。目前现代医学尚缺乏较好办法，而中医根据病情辨证施治，对本病的控制发展及提高视力有一定作用。

例3：彭某　男，19岁。1962年6月7日初诊。

患者4岁时发现从地上拣东西困难，9岁时晚上走路经常跌跤。5年前在北京某医院检查，确诊为视网膜色素变性，曾用组织疗法和其他对症治疗半年无效。现黄昏视力较差，晚上看不见路，经常跌跤，视野狭窄，视力疲劳，头晕眼干，神烦，眠纳尚可，二便调。据云：出生后有佝偻病，3岁时小便色白且混浊如米泔水，经治疗后好转，以后经常鼻衄。检查：视力，双1.2；近视力耶格表1。双眼屈光间质清晰，乳头色蜡黄，边界清楚，动脉细，黄斑中心凹光反射可见，视网膜赤道部可见散在骨细胞样及条样色素沉着，右眼较左眼多，伴有灰白色圆形小点，边界整齐而清楚，视网膜血管可透见。舌质稍红，脉细。诊为双眼高风雀目内障。证属脾虚气弱，清阳下陷，兼有肝肾阴虚。治宜益气升阳为主，兼以平肝益肾明目。方用人参补胃汤合决明夜灵散加减：

党参 10g　蔓荆子 10g　炒白术 10g　炙甘草 3g　炙黄芪 6g　黄柏 5g　石决明 25g　夜明砂 25g（包煎）。

另：黄连羊肝丸，每日 1 粒。

二诊（7 月 5 日）：14 剂药后视物较前清楚，视疲劳及头晕等症状已减轻，鼻衄 2 次。舌质稍红，脉细。周边视野向心性缩小，用 10mm 白色视标检查，右上下及鼻侧均匀 30 度，颞侧 80 度，左上下及鼻侧均为 30 度，颞侧 50 度。仍以上方去黄芪，加白蒺藜 12g，谷精草 10g，以助平肝明目之效，每日同服黄连羊肝丸 1 粒。

末诊（1963 年 9 月 26 日）：服方 1 年多来，夜盲自去年 8 月下旬开始明显好转，现在晚上有灯光能看见东西，没有灯光也能走路，视野范围已扩大。去年 9 月份已复学，改服丸剂，以人参养荣丸、石斛夜光丸、明目地黄丸、明目还睛丸，每次 1 丸，交替服用，每日服 2 种。

1964 年 10 月 9 日复查时，双眼视力 1.5，近视力耶格表 1。视野基本正常，周边视野右上 40 度、下 45 度、鼻侧 50 度、颞侧 90 度，眼底同前。仍按前法，服药 1 个月，以巩固疗效。

本病属肝肾不足，脾虚气弱，脉道阻塞，清窍失养，精明失用，因而夜视不清，视野狭窄。根据气行则血行的理论，治以益气升阳为主，平肝清肝，益精明目为辅。本例主用人参补胃汤合决明夜灵散，加谷精草、白蒺藜等以助清肝明目之功，配五味子加强滋阴生津之效，并服黄连羊肝丸清肝养血明目。同时选服石斛夜光丸、明目地黄丸、明目还睛丸等补肝益肾明目。对提高扩大视野，控制病情发展有一定作用。

球后视神经炎

视神经炎是一个概括性总称，指发生于视神经任何部位的炎症，如炎症开始于球后视神经阶段，乳头正常或仅有轻微出血性改变，则称为球后视神经炎。本病多发于青壮年，儿童亦不少见，而老年人则发病率较少。根据发病缓急，可分为急性与慢性两种。

本病的临床特点是：急性者中心视力急剧下降，甚至完全失明。如光感完全消失则瞳孔扩大，对光反射消失；如尚有部分视力，其瞳孔大小虽然正常，但对光反应不能持久（瞳孔颤动）。有眼球压痛感或眼球转动痛，亦有眼眶深部钝痛，甚或偏头痛。视野随损害部位不同而有中心暗点、旁中心暗点，象限性缺损或向心性缩小等改变，其中尤以中心暗点最为多见。慢性者视力逐渐下降，轻症预后较好，重症预后较差，但一般都留有不同程度的视乳头变浅或萎缩。三分之二患者为双侧性，儿童患者双眼发病率高达90％左右。

本病视力急剧下降而失明者，属中医“暴盲”范畴；视力逐渐减退而失明者，则属“青盲症”；若视力减退或视物模糊，眼前有中心暗点者，属“视瞻昏渺”、“视瞻有色”证。本病大致分为 4 种类型：

1. 肝有郁热，或肝气郁结，均可导致玄府郁闭，目失荣养，治以舒肝清热为主，活血破瘀为辅。方用丹栀逍遥散为主。

2. 脾气虚弱，或病后气阴两虚，清阳下陷，清窍失养，治宜益气升阳，滋阴明目，方用补中益气汤为主，适加滋阴益肾明目之品。如脾胃虚寒，腹胀肠鸣，治宜益气健脾，温中散寒，方用香砂六君子汤为主，适加温中散寒之品。

3. 素体阴虚火旺，或肝火郁结者，风邪易侵，风火相煽，上犯目窍，头眼剧痛或偏头痛者，治宜祛风止痛为主，滋阴降火为辅，方用偏正头痛方加减。如湿热内困，气机不畅，邪浊阻窍而头身重沉者，改用芳香化浊，祛风利湿法，方用暑湿头痛验方加减。

4. 肝肾阴虚，双眼干涩，治宜滋肝补肾明目为主，适当加清肝明目之品，以杞菊地黄汤或明目地黄汤加减，并服明目还睛丸、犀角地黄丸、石斛夜光丸。阴虚火旺，目干，神烦较重者，改用滋阴降火法，以知柏地黄汤或滋阴降火汤为主。虚烦少寐者，则以三仁五子汤，养血安神，补益肝肾。

竭视苦思，用眼过久，视力疲劳，眼珠疼痛者，属于久视伤血，肝血不足，风邪乘虚而侵，血不养睛所致，治宜养血祛风止痛为主，常用当归养荣汤加蔓荆子。

随症选药方面，凡是眼底病，常用杞子、决明子、青葙子清肝益精明目；平肝明目选用石决明、白蒺藜、珍珠母；郁热阻络，不通则痛，可加茺蔚子、丹皮、丹参活血行瘀而明目；夜明砂能清肝益精明目，与石决明配用（决明灵散）可提高视力，治疗夜盲、雀目，用此药加谷精草可获显效；热伤阴液，大便困难，常用生熟地、玄参、麦冬、火麻仁、决明子等滋阴润燥。特别是温热病后虚实互见之患儿，既可攻实，又可防虚，祛邪而不伤正，可谓一举两得。

例4：王某，女，50岁。1964年4月10日初诊。

患者右眼视力急剧下降已半个月。伴有右侧偏头痛，眼前有暗影，恶心，纳少，失眠，大便干。经某医院确诊为急性球后视神经炎，治疗无效而来诊。患肺结核，现仍服雷米封和P.A.S。1960年，左眼曾患同样眼病，经服中药好转。检查：右眼视力0.1，近视力耶格表不能见；左眼视力0.9，近视力耶格表4^{+3}。双眼压5.5/6＝14.57mmHg，视神经乳头颞侧色淡，右眼尤为明显，边缘清楚，生理凹陷转大，动静脉比例大致正常，中心凹光反射可见，周边部未见异常。脉象弦数，舌质红、苔微黄，诊为双眼视瞻昏渺，右眼视瞻有色，双眼视远怯近症。证属阴虚火旺，风邪外侵，风火相煽，上乘目窍，致眼痛及偏头痛；肝胃不和而纳少，泛恶，夜寐不安，腑气燥结而大便干。治宜祛风止痛，平肝和胃。方用偏正头痛方加味：

防风6g　荆芥6g　木瓜6g　蝉蜕3g　黄芩6g　苏叶5g（后下）　甘草5g

二诊（4月16日）：5剂药后，视力继续下降，自觉头目疼痛，眼珠转动痛。复查：右眼2.5尺手动；左眼0.9^{-1}，近视力耶格表4。舌质红、苔微黄，脉弦数。证属风热未解，邪热伤阴。治宜滋阴降火，祛风止痛。以原方加熟地30g，焦栀子10g，玄参15g。14剂。

三诊（4月30日）：视力进步，眼前视野变淡，泛恶已消，胃纳佳，大便通畅。检查：右眼视力0.1，近视力耶格表7；左眼视力1.0，近视力耶格表3^{-1}。右眼周边视野正常，中心视野相对暗点5度；左眼视野正常。舌苔白腻，脉滑数。证属湿浊内蕴，气机不畅。治以芳香化浊，祛风利湿为主。以暑湿头痛验方加减：

藿香10g　佩兰10g　滑石10g　生薏苡仁12g　黄芩5g　菊花5g　炒薏苡仁12g　防风6g　羌活6g　白芷6g　细辛3g　甘草3g　白蒺藜12g　木贼草10g

四诊（5月27日）：上方共服23剂，右眼视力明显进步，近日口眼干涩。检查：右眼视力0.2，近视力耶格表6；左眼视力1.0，近视力耶格表3。脉细数，舌红少津。肝肾阴虚，滋补肝肾为主，辅以清肝明目。方用杞菊地黄汤加减：

枸杞子10g　菊花6g　熟地12g　山药10g　丹皮10g　茯苓10g　泽泻10g　当归6g　白芍10g　桑叶6g　青葙子12g

另：明目还睛丸，每日2次，每次5g。

末诊（6月8日）：10剂药后，视力已恢复正常，眼前暗点消失。检查：右眼视力1.0^{-4}，近视力耶格表5；左眼视力1.0^{+3}，近视力耶格表3。右眼中心视野相对暗点已消。眼底大致同前。予明目还睛丸10袋，1日3次，每次6g，温水送服，以善其后。

例5：王某，男，4岁。1966年2月22日初诊。

双目失明已2周。半个多月前高烧，昏迷，抽风，呕吐，经某医院诊断为“流脑”，抢救苏醒后至今双目失明，双耳失聪，口噤。检查：双眼视力光感。双瞳孔对光反射存在。双眼底大致正常。舌质红、苔薄，脉细数。证属余热未尽，肝窍郁滞，络脉受阻。方取验方逍遥散加味：

柴胡6g 当归10g 白术10g 白芍10g 茯苓10g 丹皮6g 甘草5g 菊花6g 炒栀子10g 麦冬6g 枸杞子10g 石菖蒲6g

二诊（3月2日）：服7剂药后已能讲话，听觉有进步，自己可以拣起较大物品。脉细数，舌苔薄。仍服原方20剂。

末诊（3月24日）：听觉和讲话已恢复正常，左下肢较软弱。检查：双眼视力1尺半远，能拣取3mm大的红色小球，双眼底正常。病后气血耗损，筋骨失养，故下肢软弱。嘱再服原方10剂，巩固疗效，并服健步虎潜丸，每日1丸。

小儿皮质盲

皮质盲是各种因素所致的大脑皮质视觉中枢损害而引起的双目全盲。其临床特点是：视力黑蒙，眼底正常，瞳孔对光反应正常。清·刘耀先《眼科金镜·青盲症》中指出：“小儿青盲眼，此症极危险，盖因病后热留，经络壅闭，玄府精华不能上升之故，……疹后余热未尽，得是病者不少……以速急治，缓则经络郁久，不能治疗”。根据中医文献，小儿皮质盲应属中医“青盲”症范畴。同时对本病的症状、病因，以及预后，均有生动的描述。

例6：马某，男，1.5岁。1959年6月1日初诊。

双眼失明近1个月。初病高烧抽风，原因不明，第四天双目失明。病前能走，现下肢瘫痪。双眼视力黑蒙，瞳孔对光反应正常，眼底正常。舌质淡红，脉弦数。诊为双眼青盲。证属血虚肝郁。治拟养血活血，疏肝益肾。方用逍遥汤加减：

当归身9g　白芍9g　枸杞子9g　焦白术6g　柴胡6g　丹皮6g　焦栀子6g　茯苓12g　甘草3g　白菊花6g　石菖蒲10g

二诊(6月15日)：14剂药后视力进步，2尺远手电筒、1尺远铅笔，均能迅速抓取。舌脉同前。原方加决明夜灵散，14剂。

末诊(6月29日)：药后视力恢复正常，能从床上抓取粟粒大纸片。检查：双眼视力，2尺远拣取2×2mm大红、白双色纸团，瞳孔对光反应正常，眼底正常。仍守原方14剂，巩固疗效。

本病无论是"风温"、"暑温"或其他原因所致，在治疗上守方都很重要。

温热病后，热留经络，玄府壅滞，脏腑精华不能上升充养于目，发为"青盲"或"暴盲"。盖目为肝窍，若肝经郁滞，脉络受阻，治疗应舒肝解郁，养血活血。本例皮质盲患儿，按此法自始至终用验方逍遥汤加味，而获佳效。

视神经萎缩

视神经萎缩是由神经胶质纤维增生和血循环障碍而导致的视神经纤维退行性病变。这是一种慢性进行性眼底疾病，多发于青壮年。临床特点是视力逐渐下降，最后终至失明；眼底视乳头颜色变淡或苍白，视野向心性缩小或呈扇形缺损，有的无暗点，有的有相对或绝对暗点。早期可无自觉症状，直至中心视力及色觉（先红后绿）发生障碍时才被注意。

本病是逐渐进展的，轻者属“视瞻昏渺”，外观和好眼一般，病人视力减退、模糊；重者属“青盲症”，外观俨如好眼，而病人双眼已失明。“视瞻有色症”是指在视觉中有大片模糊不清之处，重则整个视野均模糊不清，但模糊程度有轻有重，即“青绿蓝碧”诸色之分，严重者眼前大片黑影，此与现今所称之中心相对暗点和绝对暗点等视野改变相似。

本病的发病原因虽多，但与肝肾不足、气血虚弱有直接关系。其总的治则是滋补肝肾、益气升阳、舒肝解郁、养血活血。目为肝窍，瞳神属肾，凡是瞳神内部的慢性眼底病，多数以补益肝肾为主，以杞菊地黄汤或明目地黄汤为基本方，随症加减，同时在治疗中要重视调整脾胃。撞击伤目，肝窍郁闭而精血不能上承，目失所养，常用丹栀逍遥散加减，舒肝解郁而通利玄府。养血活血常以四物汤为基本方，气血两亏兼见肝肾不足者，常用四物五子汤，如遇久视伤血，血不养睛而睛珠痛者，则以当归养荣汤治之。可随症选加枸杞子、制首乌。枸杞子有补肾益精明目之功，对提高视力确有实效。在滋阴明目方面，常加首乌以助药力。

例 7：侯某，男，18 岁。1956 年 5 月 19 日初诊。

双眼视力减退已2年多。其左眼于1954年2月开始视力减退，1个月后，右眼视力亦见减退。眼前有暗影，神烦。检查：视力，双眼0.01，近视力耶格表7。双眼周边视野正常，中心视野相对暗点约10度（10mm大红、白视标检查）。双眼视神经乳头颞侧色泽苍白，边缘清楚，筛板清晰可见，动脉较细，黄斑中心窝光反射弱，周边部未发现异常。舌质稍红、苔微黄，脉弦细。证属阴虚肝旺。治以滋阴益肾。平肝明目，适加活血行瘀之品。处方：

熟地25g　女贞子10g　五味子5g　草决明25g（先煎）　滁菊花6g　白蒺藜10g　桑叶5g　茯苓10g　川芎10g　茺蔚子10g　怀山药10g

隔日1剂，水煎服。

二诊（12月3日）：共服90剂，自觉视力进步，眼前仍有暗影，但较前缩小。右眼视力0.2，左眼视力0.1，双眼近视力耶格表4。症见气短，神疲，纳差，脉弦细。仍用滋补肝肾法。六味地黄汤加减：

熟地25g　怀山药10g　丹皮6g　茯苓10g　山萸肉6g　五味子6g　黄芪6g　党参15g　天冬6g　炒神曲12g　全当归10g　苍术6g

每日1剂，水煎服。

另：黄连羊肝丸，每日服10g。

三诊（1957年3月7日）：上药共服30剂，视力明显进步，能看书报，但视力疲劳。检查：右眼视力0.6，左眼0.1。双眼视乳头色泽全部苍白，尤以颞侧明显，左较右重，黄斑中心窝光反射弱，周边部所见范围未发现异常。原方去山萸肉，加枸杞子10g，隔日1剂。

四诊（1957年6月22日）：药后视力显著进步，右眼1.2，左眼0.4。因感冒曾一度停药，现胸腹胀满，神疲食少，头晕目眩。舌质淡暗，脉弦细。证属玄府郁滞未解，久病本虚。治宜疏肝解郁，辅以养阴益气，滋补肝肾。处方：

柴胡6g　当归6g　炒白芍10g　茯苓10g　党参12g　焦白术10g　制首乌25g　麦冬10g　炙甘草5g　五味子3g

另：犀角地黄丸90g，每日10g，服完为止。

末诊（1957年8月10日）：30剂药后，右眼视力已恢复正常，左眼视力显著进步，相对暗点已缩小，劳累后眼有不适感。舌质淡红、苔薄白，脉细稍弦。给服杞菊地黄丸、明目地黄丸、补中益气丸，三药交替服用，日服2次，每次10g。至1958年4月30日，右眼视力1.5，左眼视力1.0，双眼近视力耶格表1，中心视野暗点消失。停止服药。

儿童视神经萎缩

儿童视神经萎缩多数为脑炎、脑膜炎、外伤、营养不良、球后视神经炎、视乳头水肿等多种病变所后遗，还有些患儿原因不明。临床特点是双眼发病率高，多数为双眼全盲。现将本病包括在中医“青盲”的范畴，尚有部分属“视瞻昏渺”。现将本病的辨证分型以及治法介绍如下：

1. 肝经风热型：双眼青盲。目紧上视，瞳神散大，睑废或目偏视，烦躁不安或神烦多语，肢体强直或屈伸不利。兼见项强口噤，手足震颤，肢体瘫痪。脉弦数，指纹青紫透过风关和气关，舌绛或红，苔薄黄。证属温热病后，玄府热闭，清窍窒塞，目失荣养而致青盲。治当平肝熄风，清热解毒，芳香开窍（或芳香辟秽）。方选钩藤熄风饮加味：

生地　钩藤　全蝎　僵蚕　银花　连翘　薄荷　蝉衣　石菖蒲

选服紫金锭、安宫牛黄丸（或散）或局方至宝丹。

如有低烧，寒热往来，伴项强口噤抽搐者，属邪在少阳，肝热生风，治宜清透少阳，和解为主，方用小柴胡汤加全蝎、僵蚕、钩藤等熄风定惊；痰多壅阻，加天竺黄、胆南星清热涤痰开窍；呕吐，加半夏燥湿化痰降逆止呕；咳嗽不畅，加橘红、半夏软坚化痰；夜卧不安，常用安宫牛黄丸（或散），选加茯神、灯芯草、远志补心宁神；热病后阳明腑气燥结，可重用大黄，酌加番泻叶等通腑泻热；如热伤阴津，大便困难，选加火麻仁、决明子、淡竹叶等润便泻热；肢体强直，屈伸不利，选加桑寄生、伸筋草、牛膝、木瓜补肝肾，强筋骨，通血脉；肢体触痛明显、血凝气滞者，选加白芍、丹参、鸡血藤活血止痛。

2．血虚肝郁型：双眼青盲或视瞻昏渺。神烦，瞳神散大。舌红苔薄，脉弦细或细数。兼见肢体震颤或偏瘫，手指屈伸不利。此系温热病治疗不及时或不彻底，邪热阻滞经络，玄府郁闭，目失濡养致盲。治当舒肝解郁，养血活血，平肝补肾。方选验方逍遥散为主，适加健筋活络，熄风定惊之品，同时选服石斛夜光丸、犀角地黄丸、明目地黄丸、杞菊地黄丸。

如低烧已退，表邪已解，可去薄荷；大便溏稀，去栀子，加党参、白术益气健脾；瞳神散大，选加五味子、山萸肉、磁朱丸（或磁石）补阳收敛，镇肝缩瞳；肢体屈伸不利或偏瘫，选加杜仲、牛膝、桑寄生、伸筋草、鸡血藤、丹参强筋壮骨，活血通络，促使肢体功能恢复正常；并可服健步虎潜丸。

3. 脾虚气弱型：面色萎黄，食少气短，懒言少动，消化不良或完谷不化，大便溏薄。舌淡而胖，脉沉细。兼见眼睫无力，双耳失聪，目偏视或睑废，肢体萎软。证属病后调护失宜，或服寒凉镇惊之药太过而伤脾胃，五脏六腑之精气不能上承于目，致双眼青盲或视瞻昏渺。治当益气升阳，调脾健胃。方选补中益气汤为主。如双耳失聪，则用益气聪明汤加石菖蒲。

如纳差或完谷不化者，先服香砂六君子汤（或丸），选加炒麦芽、炒谷芽、神曲健脾开胃，待纳食转佳后再服主方；大便溏稀者，先服参苓白术散；目偏视或睑废（即眼肌麻痹），重用党参、黄芪，选加鸡血藤、全蝎、僵蚕、伸筋草养血活血，舒筋通络，熄风解痉。

4. 肝肾不足型：双眼干涩，手足颤抖、足软无力。舌红少津，苔净，脉细数或弦细。兼见肢体不灵，虚烦少寐，小便频数，口干舌燥。证属高烧伤阴耗液，肝肾阴虚，精血不足。治当滋补肝肾为主，养血活血为辅。方选杞菊地黄汤、明目地黄汤、四物五子汤。

如病程较久，手足颤抖，足软无力者，选加丹参、鸡血藤、杜仲、牛膝、木瓜、桑寄生、路路通、橘络等养血活血，补益肝肾，强筋壮骨；口干舌燥，神烦少寐者，选加知母、黄柏、石斛、麦冬、玉竹、北沙参、天花粉等滋阴降火，润燥生津；小便频数，加补骨脂、覆盆子；津液不足而便秘者，加决明子、淡苁蓉、火麻仁等清肝润肠通便。

以上分型，症状不必悉具，只需具有2种主症和1种兼症者，即可作为辨证用药依据。治疗过程中，患儿证候转化，则立法用药亦随之而变，体现出辨证论治的实质。

例8：白某，男，3岁。1958年1月8日初诊。

4个多月前，因结核性脑膜炎发烧抽风后遗双目失明。曾在某医院住院治疗无效。现神烦，多语，左手不能活动，下肢强直，不能站立行走，夜间盗汗，手足乱动。检查：双眼视力无光感，双瞳孔散大约6mm，对光反应消失，双眼底视神经乳头大小正常，色泽苍白，动静脉均细，黄斑中心窝光反射可见，周边部未发现异常。舌质红，脉细。诊为双眼青盲。证属血虚肝郁，玄府闭塞，目失濡养。治以疏肝清热，活血养血，益气滋阴。药用验方逍遥散，加浮小麦18g，熟地15g，牛膝3g，大枣6个。14剂。

二诊（2月3日）：多语已减，扶墙能站，二便困难，爱哭。病后津液亏损，“无水停舟”，故大便困难；心热移于小肠，故小便赤热而涩痛。治宜滋阴生津，补益肝肾。药用杞菊地黄汤，加女贞子6g，夜明砂9g，谷精草6g，石决明9g，当归6g。10剂。

三诊（2月12日）：上方共服19剂，大便通畅，视力进步，已能走路。仍用验方逍遥散，加熟地9g。26剂。

末诊（4月25日）：视力恢复正常，行动活泼。检查：

能捡起桌上头发丝及1.5×1.5mm大小的纸屑。眼底：双眼大致同前。舌质淡红，脉细。以补中益气汤，加杞子9g，夜明砂6g（包煎）。10剂调理善后。

姚芳蔚

视网膜出血证治体会

姚芳蔚（1921～ ），上海市眼病防治
中心主任医师，著名中医眼科学家

本症乃由于荣卫之气不调，节宣失宜，而致视网膜之血不循经流注。而五脏皆能致病，这是因为五脏与气血及目有非常密切的关系。在于心，为火脏，又主藏血，目为心之窍，手少阴心经连目系，所以诸凡心火暴盛，虚火上升，或者心血不足等，皆能影响眼内气血运行而发生本症。在于肝，为风火之脏，主藏血，开窍于目，足厥阴肝经又与目系相连，如果木气失去条达，则遏郁化火而血不和，同时肝胆相表里，胆寄相火，肝病及胆，胆中相火亢烈上升，亦能影响肝窍而发生本症。在于脾，能统血，血之运行上下，全赖于脾；同时脏腑之精气皆禀受脾土而上贯于目，如果脾阳虚则不能统血，脾阴虚则不能滋生血脉，这些皆能影响血的正常运行，因此发生本症。在于肺，主一身之气，血从气，气运血，如果肺气虚，则阴血耗，气阴两虚；肺失清肃，肺气上逆，阳络受伤，亦能引起本症。在于肾，足少阴肾经附督脉入于脑而达于瞳神，瞳神属肾，肾为阴脏，内藏水火，肾水足则龙雷不升，虚则火不归元，相火妄动，阴虚火旺，这些也是导致视网膜出血的主要因素。

根据临床所见，视网膜出血的发病机理，主要可归纳为以下几个方面。

1. 阴虚火旺：血为阴精，其动多由于火，劳损伤阴，阴虚生内热，水不制火，火最易扰动阴分之血而引起视网膜出血。临床最多见于视网膜静脉周围炎，视网膜静脉阻塞，高度近视黄斑出血，动脉硬化性及高血压性、糖尿病性视网膜病变等眼病。可由酒色过度，亡血失精，或者大病以及慢性病长期持续发作后引起，是肺肾真阴不足，虚火上炎，迫血妄行，溢于清窍的结果。

2. 肝经血热、肝阳偏亢：肝为刚脏，相火内寄，主动主升，惟赖肾水以滋，如果水亏不能涵木，肝木旺，肝阳上升，化风及火，风火扰动，不但影响肝藏血与调节血行的功能，且能直接阻塞清窍脉络，影响血行而导致眼底出血。此多见于视网膜静脉阻塞，妊娠毒血症性视网膜病变，动脉硬化性与高血压性视网膜病变等眼病。好发于老年人，而以情绪波动为诱发因素。

3. 阳衰气虚：血之行于诸经，必赖气以统帅，而人身后天之气生于脾，五脏皆受气于脾，同时血之形成，亦由中焦受气取汁，变化而赤，所以脾不但为生血之源，亦大有统摄血液的作用。如果脾为饮食、劳倦或者忧思所伤，而失去统血之能，就会引起失血而发生本症。至于肾为先天真元之气所出，为水火之脏，肾阳不足，水亏无以制火，亦能引起出血；肾阳虚衰，不能摄血，以及龙雷之火上浮，亦能直接或间接影响眼内血液之运行而发生眼底出血。这些病因多见于贫血性视网膜病变、视网膜静脉周围炎与糖尿病性视网膜病变等眼病。

鉴于本症发生原因复杂，所以治疗用药，必须结合体征，探求病因病机，从中分辨阴阳虚实，有火无火而图治。一般说来，阳证实证病例多见于外伤，且多由拳击或者钝器所伤，这些病例在外眼可见严重炎症症状，但也可以没有症状。因目为物伤，内络受损，肉腠不固，必为邪所乘，并因其发病暴急，邪气殷实，所以虽无外证，亦应属于实证范畴。至于不因外伤而引起的本症病例，则多属于虚证，这是因为本症病变在眼底，续发于很多慢性病。病情慢性持续，同时它的发病原因，绝大多数与内伤、劳损有关。劳损可以伤阴，阴分不足，水亏不能制火，容易迫血妄行，临证亦以阴虚最为多见。

治疗方法，实者宜泻，虚者宜补。实证多系阳热佛郁，火热上壅，治当清热凉血。但是出血必然伤血，所以当热象减退，还可以滋阴补血善后。至于虚证，虽有阴虚阳虚之分，治疗主以补阴补阳，但临床运用时，有些阳虚病例，虽然症状明显，亦有须佐以补阴而取得疗效者；阴虚病例，特别在后期阶段，亦有须要结合补阳而奏效者。这是因为阴阳相济，不可孤立。其次，从临床症象来看，所谓虚证，多非纯虚，诸如阴虚病例，每多出现火象，而须佐以清火。

止血为血证紧急处理法则。本症初起，眼底所见血色鲜红，为新鲜出血，为防止继续出血，须应用本法。其中如视乳头血管炎、视网膜静脉周围炎等炎症性出血，多由血热，可用凉血止血法；如贫血性视网膜病变、高度近视等变性性出血，多因血虚，可用补血止血法；如高血压性视网膜病变、视网膜静脉阻塞等阻塞性出血，多为血瘀，可用活血止血法。对出血不止，出血量多，以及反复出血的，则须考虑应用收敛止血法。

消瘀法针对瘀血而言。离经之血为瘀血，需用疏通。对视网膜停止继续出血，而形成瘀血时，需采用消瘀法，促使祛瘀生新，行血归经。一般在停止出血 2～3 周后，未见继续出血时用之。眼底所见视网膜出血呈紫红色，以及玻璃体积血等，皆属血瘀，可考虑应用本法，并根据不同体征而佐以凉血、清热、滋阴、调气、利水等法。但本法用之不当，可促其出血。所以如视网膜静脉周围炎、糖尿病性视网膜病变以及高度近视黄斑出血等眼病皆以反复出血为特点，又需慎用；又如眼底所见新生血管较多，视网膜前出血以及视网膜出血虽见暗红色，但又见鲜红色，这些都提示有再出血的可能，必须慎用或禁用。

血病治气是治疗血证的一个主要方法，这是因为气为血之帅，气行则血行，气止则血止。由于二者相互而行，所以血之动，虽由于火，亦由于气逆上奔。《辨证录》指出："治血必须理气，无形生有形。"治气主要是调理气机，气实宜泻，气虚宜补，气郁宜疏，气结宜散，气陷宜升，气逆宜降，这些必须根据所出现的不同体征而选用之。

在调理气机的同时，还须注意治水。《血证论》指出："气生于水……气与水本属一家。治气即是治水，治水即是治气。"并提出生水调气的治法。因此对肺肾阴虚，津液不足的本症患者，须要益气生津；对视网膜血管阻塞，出血水肿者，则又须利水以疏通气机。

宁血是治疗血证的第三大法，目的为防止再出血，所以用药安之。这个方法对眼科血证尤为重要，因为视网膜出血病症是以反复出血为特征，很多病例于首次出血，吸收较快，视力恢复也较明显，但以后由于多次反复出血，不仅瘀血难洁，而且可发生严重并发症，视力无法恢复。宁血主要是针对病因治疗，诸如病由肝阳上亢，治以平肝潜阳；若由肝肾阴虚，当补益肝肾。治病求本，宁血的目的为了消除病因，因而它不是用于消瘀之后，而是用于本症治疗的全过程。《血证论》论目衄时曾指出："阳明之脉，绕络于目，故凡治目，多治阳明。"又说："夫目虽阳明经所属，而实肝所开之窍也。血又肝之所主，故治目衄，肝经又为要务。"临床所见，视网膜出血不仅限于胃经、肝经，必须通过辨证，从体征中探求何经受病而图治，这样才能起到宁血的作用。

本症后期，出血吸收，但多形成机化，须佐软坚散结法，同时可用补益之剂，对提高视力将有一定作用。

药物的选用：血虚的主以补血，药如熟地、当归、阿胶、枸杞子、山茱萸、白芍之类；虚而有微热的，宜凉补之，药如生地、天冬、麦冬、地骨皮、沙参、石斛、玉竹之类；血热较甚的，宜寒之泻之，如黄连、黄芩、黄柏、栀子、知母、连翘等药；血滞瘀积的，主以行散，用药如丹皮、赤芍、桃仁、红花、三七、茺蔚子、五灵脂、川芎、益母草之类；出血不止，主以止涩，药如蒲黄、侧柏叶、藕节、大小蓟、地榆、槐花等药炒炭；肝阳上亢的，主以平肝，药如石决明、珍珠母、牡蛎、龙骨、地龙、菊花、钩藤等；气虚的主以补气，药如党参、黄芪、白术、山药、黄精等；虚而见寒的，主以温中，药如附子、干姜、仙茅、淫羊藿、菟丝子等药；气滞的，佐以调气，药如川芎、木香、郁金、青皮、陈皮、香附、枳壳之类。须根据不同体征而选用之。

眼为肝窍，网膜出血为瞳神之内疾患，属于肾经，因而选用药物最好能达肝肾二经而走空窍。同时，其病由虚损而引起的为多，所以所用药物不宜过分戕伐，特别是破血祛瘀药，宜选用轻浮上行、行中有补的药物，如蒲黄、茺蔚子之类。蒲黄味甘性凉，功能凉血散血，生则能行，炒则能止，其性味轻香走散，故对上焦血证最宜。茺蔚子为益母草之籽，功专益精利水，活血行气，行中有补，所以最适用于本症。

活血化瘀药有二重性，少用能活，多用能破，对血管脆弱与动脉硬化严重的病例，以及反复出血的视网膜血管病等须要慎用。如果必须应用，但又怕再出血，可选用活血止血药，或者在应用活血药的同时，佐以止血药以监制，如生、炒蒲黄同用等。对反复出血的，理当禁用。为使不再发生出血，需要在较长时间内应用止涩药，余惯用仙鹤草代茶服，同时吞服白及粉，可收到良好效果。

兹将发生视网膜出血的常见眼病的辨证论治作简要介绍。这些眼病的眼底症状及常用方剂可参考有关书籍，这里不予重复。方剂中所提加减，是按眼征与体征，眼征方面从略。

视网膜静脉阻塞

1. 阴虚火旺　主症：头目眩晕，耳鸣耳聋，面部升火，五心烦热，口干。舌红，脉细数。治宜滋阴降火。方用滋阴地黄汤（生地、熟地、川黄连、地骨皮、柴胡、天冬、当归、炙甘草、炒枳壳、黄芩、五味子）加减。

2. 肝阳上亢　主症：头痛眩晕，耳鸣，口苦，心烦失眠，四肢麻木。舌红，脉弦数。治宜平肝潜阳。方用菊花钩藤饮（珍珠母、钩藤、菊花、川芎、牡蛎、黄芩、白芍、蒺藜、夜交藤）加减。

3. 痰浊瘀阻　主症：头晕目眩，体胖。苔腻，脉弦滑。治宜化痰降浊。方用加减二陈汤（半夏、陈皮、茯苓、菊花、白术、川芎、瓜蒌、泽泻、赤芍）。

4. 气虚血瘀　主症：气短，乏力。舌淡胖嫩、边有齿痕，脉虚。治宜益气活血。方用补阳还五汤加减。

5. 气滞血瘀　主症：情志不舒，胸胁胀闷，口干。舌淡，脉虚弦。治宜理气活血。方用血府逐瘀汤。

6. 心肝火旺　主症：头痛，喜怒，口苦。舌红苔薄黄，脉弦数。治宜清心凉肝。方用羚羊地黄汤（生地、赤芍、丹皮、羚羊粉）。

加减：早期、新鲜出血以及反复出血，减活血化瘀药，加止血药如藕节、蒲黄、大小蓟等。

出血停止，加止血化瘀药如三七、花蕊石、茜草。

出血时间较久，加活血理气通络药如郁金、地龙、路路通、红花、桃仁。

陈旧出血，久久不退，加破血药如三棱、莪术。

出血吸收形成机化，加软坚散结药如海藻、昆布、夏枯草。

网膜水肿较重，加渗湿利水药如茯苓、泽泻、车前子。

高血压性视网膜病变

1. 肝阳上亢　主症：头痛，头胀，眩晕，口苦，烦躁易怒。舌红苔黄，脉弦数。治宜平肝潜阳。方用菊花钩藤饮加减。

2. 阴虚阳亢　主症：头晕，耳鸣，腰酸，腿软，五心烦热。舌质红苔薄或少苔，脉细弦而数。治宜滋阴潜阳，壮水柔肝。方用杞菊地黄汤加减。

3. 气滞血瘀　主症：情志不舒，胸闷胁胀，妇女月经不调。舌紫黯，脉细弦。治宜理气活血。方用血府逐瘀汤加减。

4. 气虚血瘀　主症：肢体麻木，口眼㖞斜，言语謇涩。舌红，脉细。治宜益气活血。方用补阳还五汤加减。

5. 痰湿阻络　主症：胸闷，纳少，口苦。舌红苔黄腻，脉弦滑。治宜燥湿化痰，平肝熄风。方用加味二陈汤（二陈汤加白芍、白术、钩藤、菊花、石决明）。

6. 阴阳两虚　主症：头晕，耳鸣，腰酸，阳痿，遗精。舌淡苔润，脉沉细。治宜滋养肝肾，助阳益火。方用济生肾气汤加减。

视网膜静脉周围炎

1. 阴虚火旺　主症：头目晕眩，耳鸣，口干，腰酸，面部升火，少寐多梦。舌质红，脉细数。治宜滋阴降火。选方：知柏地黄汤合二至丸加减。

2. 肺肾阴虚　主症：晕眩，咽干，口渴，时或干咳。舌红少苔，脉细。治宜滋水补肺。方用补肺益肾汤（生地、熟地、炒白芍、当归、沙参、玄参、麦冬、女贞子、旱莲草、丹皮、阿胶）加减。

3. 脾肺气虚　主症：面色㿠白，肢体倦怠，短气，纳少。舌淡苔薄白或腻，脉虚。治宜健脾益气。方用归芍六君子汤加减。

加减：早期，选加白茅根、侧柏叶、藕节。

中期，选加三七、花蕊石、茜草。

后期，如出血久不止，选加郁金、丹参。伴机化，加海藻、昆布。反复出血，选加阿胶及炭类药。

糖尿病性视网膜病变

1. 阴虚燥热　主症：口渴多饮，消谷善饥。舌红苔微黄而燥，脉细数。治宜滋阴补肾，清热润燥。方用增液白虎汤、玉女煎加减。

2. 肺肾阴虚　主症：咽干口燥、烦渴尿频，倦怠乏力。舌红苔白少津，脉细数。治宜滋阴清热，益气生津。方用二冬汤（天冬、麦冬、党参、知母、黄芩、花粉、甘草）、增液汤、生脉散、芍药甘草汤合剂加减。

3. 肾虚液少　主症：口干，腰酸乏力，尿多。舌红少苔，脉细数。治宜滋阴壮水，润燥生津。方用增液汤和六味地黄汤加减。

如阴虚及阳，而见形寒肢冷，阳痿。舌胖苔薄白，脉沉细微弱。方用金匮肾气汤加减。

加减：早期，选加凉血止血药。

中期，选加止血化瘀药。

出血久不吸收，以及玻璃体积血时间较久，稍佐活血化瘀药。

眼底新生血管较多，选加止血药。

黄斑出血

1. 阴虚火旺　主症：眩晕，口干，舌燥。舌红少苔，脉细数。治宜滋阴降火，凉血止血。选方：知柏地黄汤、滋阴地黄汤加碱。

2. 肝肾亏损　主症：眩晕，耳鸣，舌质淡，脉细弱。治宜滋补肝肾。方宜归芍六味汤（六味地黄汤加当归、白芍）、四物五子汤（四物汤加车前子、地肤子、楮实子、菟丝子、枸杞子）加减。

3. 心脾两亏　主症：头晕，面色㿠白，神疲体倦，食少，短气乏力。舌苔薄白、略腻，脉细弱。治宜补益心脾。方用归脾汤、归芍六君子汤加减。

4. 气滞血瘀　主症：情志抑郁。舌质紫黯或边有瘀点，脉虚弦涩。治宜理气活血。方用桃红四物汤、血府逐瘀汤加减。

加减：新鲜出血加凉血止血药。

陈旧出血，加止血化瘀药。

反复出血，加阿胶、血见愁、仙鹤草。

出血吸收而见机化、萎缩、变性，加软坚散结药。

张皆春

视惑明辨脏腑　治盲善调阴阳

张皆春（1887～1980），著名中医眼科学家

视瞻昏渺

视瞻昏渺是指昏昧渺茫而言，然能察出青睛、瞳神有他病的明显征象，则不属本病。从现代医学的观点看，多种内眼病都可以出现视物昏渺的症状。

本病初起两目微微干涩，或稍有胀感，或不痛不痒，没有苦处，目睛端好，瞳神正圆，大小相宜，又无障翳气色。然细察神光必有征象，或受截，或细弱，或内沉。自觉视物不清，或如隔薄纱观物，或如入雾中。迁延失治，可变青盲内障，导致终生失明。

心主血，肺主气。心肺健旺。气血充足，目自无病。若心血不足，神气虚耗，神光不得发越，故致内沉而视昏；肺气不足，不能濡布精气，上润于目，也能致目昏。然而气血皆源于脾胃，脾胃受伤，气血必亏，精液必虚，亦能发生昏渺之症。

七情郁结，气血不行，经络受阻，胆肾之精不能至目，故视物不清。若肝血不足，胆中精汁亏少，神光就会显现

细弱，而视物昏渺。

因此，治疗本症非常强调辨证论治，临床常分以下7剂。

1. 肾阴不足，视物昏渺，兼见眼内干涩，耳鸣头晕，腰膝酸软，遗精等症。治宜滋阴补肾。方：杞菊地黄丸。

2. 肾阳不足，症见神光受阻，视物昏渺，面色皖白，形寒肢冷，阳痿早泄，遗尿。治宜温补肾阳。方：金匮肾气丸。

3. 心血不足，视物不清，神光内沉，兼有心悸心烦，健忘失寐，脉细弱等症。治宜补心安神，益目生光。方：养心四物汤。

高丽参 15g 炙甘草 3g 石菖蒲 3g 远志 6g 当归 12g 熟地 9g 酒白芍 6g 川芎 1.5g

4. 肺气不足，视物昏渺，兼见面白乏力，气短音低，咳嗽喘虚，脉虚弱。治宜补宣肺气。方：生脉散加味。

高丽参 3g 麦门冬 15g 五味子 3g 茯苓 9g 黄芪 9g 甘草 3g

5. 脾胃虚弱，视物昏渺，兼见面色萎黄，倦怠嗜卧，食少便溏，脉虚。治宜补脾健中，以生气血。方用补中益气汤。

6. 七情郁结，肝失条达而视昏，兼见精神抑郁，两胁胀痛，头晕目眩。治宜舒肝解郁。方用逍遥散。

7. 肝血不足，目发干涩，视物昏渺，神光细弱，兼见头晕目眩，多梦易惊，胆怯怕事，脉弦细。治宜补养肝血。方：补肝四物汤。

例1：董某，女，28岁，农民。1974年6月12日初诊。

产后2个月，近1个月来，二目视物不清，如入雾中，久视更重，且感头晕目眩，心中怔忡不安，胆怯易惊，有时被恶梦惊醒。曾在某医院散瞳检查眼底，没有发现异常，诊断为视力疲劳症。检查：视力，双眼均为0.7，肉、血、气三轮无异常发现，神光细弱，瞳神稍大（散瞳所致），脉弦细。此为视瞻昏渺，产后血虚而成。治以补肝四物汤加阿胶9g，服药5剂。

复诊（6月18日）：头晕胆怯减轻，夜卧已安，瞳神已恢复正常，神光稍有舒展，视力，双眼0.9，又服上药18剂。

三诊（7月10日）：一切恢复正常，视力，右1.5，左1.2。嘱其停药，注意调解饮食。

例2：吕某，男，36岁，炊事员。1975年12月21日入院（住院号1660）。

左眼视物不清近3个月，不痛不痒，稍感干涩不舒，视力锐减，视物渺茫，如入浓雾之中。曾在当地医院诊断为中心性视网膜炎，经服药打针病情有所好转。现仍然视物昏花，有时目珠微痛，且兼头晕耳鸣，腰膝酸痛，遗精等症。检查：视力，右1.0，左0.3。左眼神光受截。眼底：黄斑部轻度水肿，并有灰白色渗出和少量黄白色点状渗出，反光轮消失，中心凹反射隐约可见。此为视物昏渺（中心性视网膜脉络膜炎），由肝肾阴虚所至。治以杞菊地黄汤加减：

熟地15g　山药9g　山萸肉9g　茯苓9g　桑椹子

15g 车前子 9g 枸杞子 12g

上药服至 1976 年 1 月 12 日，视力右 1.2、左 0.7，仍觉视物不清。眼底：黄斑部水肿及渗出物消失，中心凹反射略暗。又服上药 14 剂。1 月 26 日，视物较清晰但略小。眼底，黄斑中心凹反射清晰。停药出院，观察 1 年未再复发。

视瞻有色

本病仅是视觉和视力的变化。患者自觉眼前有暗影片，多呈灰暗或淡黄色，故称视瞻有色，或兼见“视物昏渺”、“视直如曲”、“视大为小”等症。可见神光不舒，或受截，重者可见瞳神呆钝，缩展不灵。本病与现代医学的“中心性视网膜炎”颇为相似。

本病多由痰湿内聚，郁久化热，瘀阻经络而致；或肾气不足，精气不能上荣于目而成。临床宜采用分期治疗，总以升清降浊为首要。

1. 病变初期：症见暗影淡黄，神光不舒，头晕胸闷。苔腻，脉滑。治宜祛湿化痰，升清降浊，方用升清降浊汤（经验方）：

陈皮 9g 茯苓 9g 清半夏 6g 茯苓 9g 枳壳 3g 车前子 9g 薏苡仁 9g 生荷叶 3g

方中陈皮、清半夏、茯苓祛湿化痰；薏苡仁、车前子清热利湿，引湿热浊邪从小便而出；枳壳宽中下气，行痰湿，消痞满；荷叶引胆中之清阳上升。诸药合用，共有祛痰化湿，升清降浊之功。

2. 病变后期：症见暗影灰暗，神光受截，或兼头晕耳鸣，腰酸遗精。脉沉细。治宜滋肾明目，升清降浊。方用滋肾降浊汤（经验方）：

茯苓 9g 熟地 9g 枸杞子 12g 元参 9g 荷叶 1.5g 桑椹子 12g 车前子 9g

方义：方中熟地、桑椹子、玄参滋补肾阴；枸杞子生精助阳，俾肾中阴精充沛，阳气自生；车前子、茯苓利水道，固肾窍，则浊气自除。

例 3：袁某，男，40 岁，干部。1974 年 11 月 15 日入院（住院号 1839）。

右目视物不清 20 天余，眼前有圆形淡黄色暗影，头晕胸闷，口渴不欲饮。检查：视力右眼 0.4、左眼 1.5，右目神光不舒。眼底：黄斑部有 3 倍乳头大类圆形水肿区，周围有一反射轮，其中有密集的黄白色点状渗出，中心凹光反射消失。脉滑，苔腻。此为视瞻有色，为湿痰上蒙清窍，清阳不得上升所致。治以升清降浊汤，服药 8 剂。

11 月 23 日检查：右眼视力 1.0。眼底：黄斑部水肿消失，色调略暗，仍有少量黄白色点状渗出物，中心凹反光略暗。胸闷头晕已除，已不口渴，脉转沉细。上方去半夏、薏苡仁、茯苓，加当归、酒生地各 9g，枸杞子 12g。

1975 年 1 月 29 日检查：双眼视力均为 1.5，右眼前有 2 块粟粒大黑影飘动。眼底：黄斑中心凹光反射清晰，仅上部留有数点灰白色微小的渗出物。停药出院，观察 2 年未再复发。

例 4：苗某，男，29 岁，工人。1976 年 2 月 2 日入院

（住院号1679）。

左眼患中心性视网膜炎已8年之久，经常复发，曾去外地治疗，病情好转，但不久又发。现又复发10天，眼前有大片黑影，视直如曲，且兼腰痛，遗精，失眠等症。检查：视力，右眼1.5，左眼0.8。神光受截，稍有内沉。眼底：黄斑部有1个半乳头大黑色圆形色素斑，其上且有环形白色渗出物，宛如黑白套环，中心凹光反射消失。脉沉细。此为视瞻有色，心肾两虚之故。治以滋阴降浊汤加高丽参1.5g，甘草3g，山萸肉9g。服药12剂。

2月20日检查：左眼视力1.2。眼底：黄斑外侧有2块灰白色渗出，中心凹光反射可见。停药出院，观察8个月，未见复发。

血灌瞳神

本病是指血液灌入瞳神，使瞳神失去黑莹之色，呈现一点鲜红而言，和现代医学的“前房积血”与“玻璃体积血”颇为相似。因于内者，往往双目先后发生，延误治机，常导致失明。

本病多由肝胆湿热，迫血妄行；或肝肾不足，虚火上炎，血溢络外而成；或因外伤、手术损及血络所致。本病虽病因不同，治法各异，但初起都当参以止血之剂，以防新血再出；中期重在活瘀；待瘀血祛尽，当加滋补肝肾之品，以提高视力。

1. 肝胆火炽，迫血妄行：头痛，目胀痛，口苦咽干，烦躁易怒。脉弦数。治宜清泻肝胆，凉血活血止血。方用羚羊散血饮。

羚羊角 0.3g 酒黄芩 12g 青黛 0.3g 赤芍 9g 牡丹皮 9g 茜草 9g 小蓟 12g

2. 阴虚火旺、血不循经：目珠钝痛，头晕耳鸣，五心烦热。脉细数。治宜滋阴降火，凉血散瘀。方用潜阳活血汤。

酒生地 15g 玄参 9g 生牡蛎 9g 石决明 9g 牡丹皮 9g 赤芍 9g 茜草 9g

加阿胶、旱莲草各 9g。

3. 由外伤而致者：治宜祛瘀通络。方用破血明目汤：

生地 18g 赤芍 9g 当归尾 9g 苏木 6g 茜草 9g 刘寄奴 9g 血竭 6g 益母草 9g

方中生地、赤芍、当归尾活血凉血；刘寄奴、苏木、血竭活血祛瘀；茜草止血活血；益母草祛瘀生新。痛甚者，加没药 6g，以活瘀止痛；眼眶青肿者，加大黄 9g，以逐瘀消肿。

例 5：崔某，女，38 岁。1977 年 11 月 10 日初诊。

10 天前被土块打伤右眼，现已不痛，稍有胀感，满目红光，不能见物。检查：白睛淡赤，青睛内面下方有少量积血，瞳神散大，呈一片鲜红，仅辨明暗，不辨人物。眼底不能窥见。此为血灌瞳神。治宜破血明目汤，加香附 9g。服药 15 剂。

复诊 11 月 26 日：青睛下方积血已尽，瞳神稍有缩小，色转暗红。上方服至 2 月 5 日，瞳神中等散大，不圆，有黄色点状物（虹膜色素）贴附于睛珠之上，玻璃体混浊。眼底较模糊，视神经乳头颞侧苍白，黄斑部及鼻下侧，皆有大片白色结缔组织增生，其周围呈现皱褶。视力右0.08，左1.5。停服上方，给明目地黄丸常服。

暴 盲

暴盲是指眼睛素常无病，骤然失明而言。属现代医学视力急剧下降的内眼病，如急性视神经炎，视网膜中央动脉栓塞、视网膜剥离，视网膜静脉周围炎等。

本病多因暴怒气逆，气血闭郁；或肝胆火炽，迫血妄行；或思虑过度，饮食不节，损伤脾胃，运化失调，水湿停聚；或情志郁结，气滞血瘀，脉络受阻而成。因而患者或感目珠胀痛，转动时牵引作痛，烦躁易怒，两胁胀痛，脉弦有力；或先见眼前红光、黑影（云雾移睛），继而完全失明，兼有胸闷纳呆，倦怠乏力，脉滑苔腻等症；或常精神抑郁，头晕眼花，耳鸣而突然失明，面色晦暗，舌上有红点、瘀斑，脉弦涩。或暴怒气逆，气血郁闭，或肝胆火炽，迫血妄行，阴精不能通于目；或脾胃受损，运化失调，水湿积聚，阳光不能上达瞳神；或情志郁结，气滞血瘀，经络阻塞，精气不能上行，均能导致忽然失明。此“孤阴不生，独阳不长”之故。因而在临床治疗中常遵循以下规律：

1. 暴怒气逆，气血郁闭：症见目珠胀痛，转动则牵引作痛，胁痛善怒，脉弦有力。治宜疏肝解郁，理气活血。方用理气活血汤（经验方）：

柴胡6g　当归尾9g　牡丹皮9g　香附9g　杭白芍9g　炒栀子6g　青皮3g

2. 肝胆火盛，迫血妄行：先见红光、黑影而后失明。治宜清肝解郁，凉血活血。方用羚羊散血饮（见“血灌瞳神”）。

3. 水湿停聚，阳光不得发越：症见幻影色黄或灰，闪光曳动，后致失明，头重胸闷。苔腻，脉滑。治宜健脾除湿，升发阳光。方用五苓散（《伤寒论》方）。

4. 气滞血瘀，经络阻塞：症见忽然失明，精神抑郁，面色晦暗。舌上有红点、瘀斑，治宜祛瘀通络，活血明目。方用血府逐瘀汤（《医林改错》方）加减：

当归 9g　生地 9g　桃仁 6g　红花 3g　枳壳 6g　赤芍 6g　柴胡 3g　白芷 1.5g　川芎 3g　牛膝 6g　甘草 3g

例 6：李某，男，50 岁，职工。1976 年 12 月 9 日初诊。

于 3 天前右目忽然失明，曾在当地医院诊断为视网膜中央动脉栓塞。检查：视力右眼正视无光感，外侧眼前手动，左眼 1.2。右眼眼底：视神经乳头稍淡，网膜动脉狭小，鼻下支动脉上下方有米粒大小出血斑 3 点，网膜呈乳白色混浊，黄斑中心凹呈樱桃红色；左眼为正常眼底。面色晦暗，舌上有红色斑点多个，脉弦涩。此为暴盲。治以血府逐瘀汤加减，服药 35 剂。

复诊（1977 年 1 月 18 日）：右眼视力 0.1。眼底、视神经乳头呈蜡黄色，网膜动脉狭小，网膜颜色已恢复正常，黄斑部有少量硬性渗出。以上方继服。后捎信说又服 40 剂，视力有所提高，已恢复工作。

青　　盲

青盲多由视瞻昏渺、暴盲等症，日久失治转变而成。患眼不痛不红，瞳神正圆，大小相宜，气色如常，和常人无异。初起即现视物昏渺，视物变形，日久失治，渐失光明。亦有骤然失明，虽久治而不得复转，但细察神光若失，仅至黄仁内缘，或神光细弱，或兼见偃月障症。

本病多因肾精亏损，肝血不足，或脾胃虚弱而成。房劳过度，肾精亏损，精为神之宅，精损则神失，故神光不得发越，仅现于黄仁内缘。神光不发，则目不睹物。

肝胆相连，胆附于肝，肝血亏虚，胆失所养，胆中精汁不足，故目之神光呈现细弱而失明。

脾胃不健，不能升华气血，运化精微，荣养于目，故亦致失明。

治疗本病，重在补虚，或滋补肝肾以生精血，或调补脾胃以资化生，气血上荣，目自明矣。临症常分3型辨证：

1. 肾精亏虚：症见视物不见，眼内干涩，头晕耳鸣，腰酸遗精。脉细弱。治宜滋补肾阴。方用滋肾复明汤（经验方）：

熟地15g　枸杞子9g　桑椹子12g　菟丝子9g　女贞子9g　车前子9g　肉苁蓉9g　青盐少许

2. 肝血不足：症见视物不见，头晕眼花，四肢麻木，筋肉挛缩。脉弦数而细。治宜养肝明目。方用补肝四物汤，去龙齿，加旱莲草12g。

3. 脾胃虚弱：症见目失光明，面色萎黄，倦怠嗜卧，四肢无力，食少便溏。脉沉细弱。治宜补益脾胃。方用补中益气汤。

例7：董某，男，24岁，社员。1974年5月6日初诊。

于1年前开始双眼视力逐步减退。初起曾在外地诊断为视神经炎，一直服药至今，不见好转，最近视物更加模糊，且感头晕耳鸣，左上肢麻木。检查，视力：右眼0..02，左眼0.08，神光细弱。眼底，双眼大致相同，视神经乳头边界不清，颞侧苍白，筛板不清，动脉细，静脉迂曲。黄斑部有少量白色渗出物，中心凹反射暗、动脉细。此为青盲（双眼炎性视神经萎缩）。治以补肝四物汤加减：

当归9g 熟地9g 白芍9g 川芎3g 枸杞子9g 炒枣仁9g 牡丹皮6g 旱莲草9g

复诊（7月4日）：服药52剂，视力右眼0.2，左眼0.5。眼底：乳头边缘不清，颞侧苍白，网膜动脉较前充盈，余者同前。继服上方加黄芪12g，党参9g，甘草3g，服用70剂。

三诊（9月20日）：双眼视力0.7。眼底：乳头颞侧苍白，边界不清，黄斑中心凹反光清晰。

夜盲

本病即是入暮或在暗处不能见物，故有夜盲之称，古人称雀目。然而雀目有先天、后天之别，生于先天者则称高风雀目；起于后天者则为肝虚雀目；夜盲生于小儿者，多因先天不足，真元亏虚，肾阴不足，或肾阳衰惫所至。常为疳眼的先兆。肝虚雀目现代医学亦称夜盲，高风雀目和现代医学的视网膜色素变性颇同。

高风雀目，患者乍看与常人无异，细察可见神光受截，不痛不痒，或稍感干涩，夜间或在暗处视物不见，白昼或在光亮处视力即复。日久白昼视物亦渐模糊，平视前方尚能见物，而周围之物不能睹清，行动困难，渐致完全失明，变成青盲。

肝风雀目患者，目睛干涩不舒，入暮或在暗处不能见物，白昼如常，神光细弱，患者常兼体质羸弱，面色晦暗，毛发不泽等症。

夜盲之治常分以下3型：

1. 肾阴不足，阴不生阳：夜盲，兼见视物渐昏，头晕耳鸣，腰痛遗精。脉沉细。治宜滋阴补肾。方用杞菊地黄丸。

2. 肾阳不足：夜盲，兼见视力逐渐减退，或见神光受截，面色㿠白，腰膝酸软，阳痿，早泄，遗精。脉沉弱。治宜温补肾阳。方用滋肾复明汤，加肉桂（见青盲）。

3. 肝虚血少，胆气不足：症见神光细弱，头晕目眩，身体瘦弱，面色晦暗，毛发不泽，肢体麻木。脉弦细。治宜养肝明目。方用苍车四物汤：

当归9g　熟地12g　酒白芍9g　川芎3g　苍术9g　车前子9g

例8：苏某，男，39岁，社员。1977年6月6日入院。

两目夜间不能见物10年余，近2年来白天视物亦渐渐不清，曾到某医院诊断为视网膜色素变性，多方治疗无效。现平视前方尚能见物，周围之物不能看清。检查：视力，右眼0.7，左眼0.2，双眼神光受截，左目瞳神被云翳挡住。右眼眼底，视神经乳头呈蜡黄色，网膜血管狭小，网膜由赤道部至周边部有无数骨细胞样色素斑散布，靠近周边部更为密集，但尚未侵及乳头及黄斑部。左眼眼底不能查清。兼有腰痛，遗精，小便自遗，脉沉重等症。此为高风雀目，肾阳不足所致。治以滋肾复阳汤加减：

熟地15g 枸杞子9g 桑椹子12g 肉桂6g 菟丝子9g 女贞子9g 车前子9g 肉苁蓉9g 巴戟天9g 山萸肉9g

服26剂，视力右眼0.9，左眼0.2，腰痛滑精、小便自遗均见好转，脉较前有力。又服上药48剂，视力右眼1.2，左眼0.2，但仍不能看清周围之物，眼底无明显改变，滑精、小便自遗已愈，停药出院，嘱其常服六味地黄丸。

（周奉建 整理）

马一民

辨证必求辨病　活法自能圆机

马一民（1921～　），浙江中医学院教授

治“中浆”尝用三法

中心性浆液性视网膜脉络膜炎，临床上简称“中浆”。本病病变部位在视网膜黄斑部，特征是黄斑区水肿，常伴有黄白色或灰白色点状渗出，萤光素造影，在急性期每可发现渗漏现象。

患者常诉眼前暗影，重者如隔纱幕；视物变形，或视大为小，或视小为大，或视直为曲。在古代由于受检查器械的限制，无从了解眼底的病变，故以上述症状命名，如“视瞻昏渺”、“神瞻有色”、“视大为小”，“视正反斜”等。

其病机古人多从“五轮学说”着眼，认为病在水轮，在脏属肾，肝肾相应，每以肝肾不足，或血少气弱为病机。其治法以明目地黄丸壮水之主，以制阳光。实则本病病机较为复杂，综合而论，可概括正虚、邪盛二方面：正者，诸如脾阳亏，运化失司；肝肾不足，精血不升。若精气不足或运化失司，则目失所养，精明失用，乃致视物昏朦，视物变色，视物变形；邪盛者，主要是湿邪壅滞，上泛于目，

脉络瘀郁，乃致黄斑部发生水肿、渗出，形成本病。然正虚与邪盛又密切相关，盖脾失健运，则易患湿邪。李士材又阐明其机理说："脾土主运行，肺主化气，肾主五液。凡五气所化之液，悉属于肾；五液所化之气，悉属于肺；转输二脏，以制水生金，悉属于脾。"此说明水湿之邪，与脾、肺、肾三脏之功能密切相关，而以脾之功能为首要。若正不胜邪则邪愈盛，病邪久羁又可导致正虚，从而使病情迁延不愈，或易反复发作。其治法有以下几种：

一、健脾清热利湿

此法多用于本病初期，前述特征明显，症见舌红、脉数，小便不利，神疲纳差，夜寐不佳，或伴腰酸遗精。方用五苓散加减，常用药物：茯苓、猪苓、白术、泽泻、桂枝、白芍、大豆卷、宣木瓜、龙骨、牡蛎、甘草等。

此法之机理已综述如前，凡黄斑部水肿及渗出明显，症见舌红、脉数、小便不利者，是属水与热结，上泛于目，故用五苓散加味以健脾利水清热。

二、疏肝活血化瘀

此法每用于本病的陈旧性病例，由于初发时失治或治疗失当，病程较长，反复缠绵，黄斑部可见硬性点状渗出，或疏或密，或见细小色素沉着，中心凹反光不明显，视力时好时差，眼前暗影时浓时淡。症见舌有瘀点，脉见涩象。方用桃红四物汤加减，常用药物：归尾、赤芍、川芎、生地、桃仁、红花、丹皮、制香附、柴胡、茺蔚子、郁金等。

凡病程日久，黄斑部见陈旧性病变者，当属气血瘀滞，宜用活血化瘀法，佐以疏肝理气。桃红四物汤既能行血，又能养血，祛邪而不伤正。所以佐疏肝理气者，盖“肝气通于目”，肝和气顺则有助于化瘀之力。

三、滋肾固精明目

此法宜用于素体虚弱，正不胜邪，反复发作的患者。症见纳差神疲腰酸遗精，夜寐不佳。舌淡苔白，脉细无力。方用六味地黄汤加味，常用药物：茯苓、生地、山萸肉、山药、泽泻、丹皮、龙骨、牡蛎、紫贝齿、柏子仁等。

肝肾之精气充沛与否，对本病的疗效及预后，至关重要。正如《银海精微》所云：“肝肾之气充，则精彩光明；肝肾之气乏，则昏蒙眩晕。”故凡见上述肝肾虚亏之症者，当用本法施治，而辨证务宜切当，否则易犯虚虚实实之误。

辨证与辨病

一、辨证应与辨病相结合

随着眼科检查手段的日益发展，对本病的眼底病变可一览无遗，诸如水肿、渗出、萤光素渗漏，或细小出血点，均可作为辨证的依据，若仅辨其病，不辨其证，拘泥于一法一方而治，则临床疗效每多不佳，必须将眼底变化与脉证互参，以中医整体观念推理分析，方能精确地立法用方，从而获得理想的效果。

二、辨病情之预后

本病以单眼发病为多，双眼俱发者较少。发于单眼者预后较好，复发率也低；双眼并发者，每见交替复发，预后较差，常可形成陈旧性病灶。对此，初发时用五苓加龙、牡之剂，究该方有调和营卫，升清降浊，平衡阴阳，潜镇摄纳之功。本病之发生，每与生活、环境等因素密切相关，诸如劳累、失眠、情绪不畅、起居失常等，均可使病情加重或复发，故患者应避免劳累，忌喝咖啡饮料（包括饮茶），保持精神愉快，作息有规律。

例 1：山某，男，39 岁，工人。1983 年 9 月 14 日初诊。

自诉于今年 7 月始，左眼视物模糊，眼前有暗影，视物变小。检查：视力右 1.5，左 0.4，左眼黄斑部明显水肿，伴黄白色点状渗出，中心凹反光消失。诊断：左眼中心性浆液性视网膜脉络膜炎。症见舌红苔腻，脉弦数，经询小便不利。证属脾失健运，水与热结，上泛于目。治当健脾清热利湿为法，方用五苓散加味：

泽泻 9g 茯苓 15g 白术 9g 猪苓 12g 桂枝 6g 车前子 9g 红花 9g 宣木瓜 15g 蔓荆子 15g 茺蔚子 24g 生甘草 6g

复诊（9 月 29 日）：服药 7 剂后，左眼视力增为 0.6，黄斑部水肿吸收，中心凹反光隐约可见，尚有点状渗出。原方去甘草，加白芍 15g。7 剂。

三诊（10 月 13 日）：左眼视力 1.0，黄斑部水肿、渗出完全吸收，中心凹反光清晰可见。续方：

泽泻 9g 白术 9g 红花 9g 大豆卷 9g 猪苓 12g 茯苓 15g 丹参 15g 宣木瓜 10g 青葙子 18g 龙齿 20g 牡蛎 30g

先后服药 35 剂，眼底所见正常，视力恢复为 1.5。

例 2：陈某，男，30 岁，杭州某厂职工。1985 年 4 月 29 日初诊。

主诉：两月前右眼视物如隔纱幕，入夜眼前暗影更明显，看线条扭曲不正，经市某院作眼底萤光素造影，黄斑部发现渗漏，诊为中心性视网膜炎，曾服用地塞米松、维生素E等3周余，并曾服用石斛夜光丸，杞菊地黄丸等，而无明显效果。检查：右眼视力0.5，左眼1.5，右眼黄斑部水肿，伴有灰白色点状渗出，中心凹反光不见。诊断：右眼中心性浆液性视网膜脉络膜炎。症见舌苔白腻，脉濡而细，纳差口苦，四肢酸胀，夜寐不佳。证属脾为湿困，运化失司。方用四苓散加味，以利湿解肌兼佐安神，药用：

泽泻9g　茯苓18g　生白术15g　猪苓15g　大豆卷15g　宣木瓜15g　生薏苡仁24g　龙骨30g（先煎）　煅牡蛎30g　生甘草梢9g

二诊（5月6日）：服药7剂后，右眼视力增进为0.8，黄斑部水肿基本消退，点状渗出明显减少，原方猪茯苓各减3g，加丹皮9g。

三诊（5月13日）：服药7剂后，右眼视力提高为1.2，黄斑部水肿完全消退，渗出物亦全部吸收，中心凹反光明显可见。原方去龙、牡，加枸杞子15g，以善其后。3月余随访，视力清晰如常，未再复发。

例3：王某，男，36岁，诸暨县某公司职员。1987年4月9日初诊。

诉近1个月因外出劳累，旅途失眠，日前视物模糊，双眼视力骤然下降，午后更觉昏蒙不清。检查：右眼视力0.4，左眼视力0.1，双眼黄斑部均见明显水肿，并见椭圆形反光晕，伴黄白色点状渗出，尤以左眼较为密集，且间有细小出血点，中心凹反光消失。诊断：双眼中心性浆性视网膜脉络膜炎。症见苔白腻，舌少津，脉濡细，不思食，体倦怠。证属劳倦伤脾，湿邪内阻，精不上承，先予健脾化湿，方用参苓白术散加减：

党参 9g　茯苓 15g　炒白术 15g　山药 20g　炒扁豆 20g　薏苡仁 30g　仙鹤草 12g　宣木瓜 15g　甘草梢 9g

二诊（4 月 16 日）：7 剂药后，视力右 0.6，左 0.4，双眼黄斑部水肿减轻，反光晕消失，点状渗出减少，出血点已吸收，腻苔已消，纳食有味，原方去仙鹤草，减扁豆、薏苡仁之量，加丹皮、枸杞子各 9g。7 剂。

三诊（4 月 23 日）：视力右 1.0，左 0.8，双眼黄斑部水肿已消，尚见少量点状渗出，中心凹反光可见而幽暗，舌红润有津，食欲增而香，前方减扁豆、薏苡仁，加大豆卷至 20g，桂枝 3g，谷精草 15g。7 剂。

四诊（4 月 30 日）：视力：右 1.5，左 1.2，双眼黄斑部渗出已吸收，中心凹反光明显可见，仍予原方以资巩固。

视网膜静脉血栓辨证撮要

视网膜静脉血栓形成，是一种严重的眼病。其病变特征是外眼无明显症状，而视网膜发生水肿及出血，静脉怒张纡曲，视力明显障碍。静脉主干栓塞者，出血多而症状重；静脉分枝栓塞者，出血少而症状轻。

本病往往突然发作，多数病例每反复发作，且病程缠绵。如出血量大时，可继发青光眼；反复出血，可导致新生血管性青光眼，则预后不良。

中医对本病的认识，系根据临床出现的症状而论：如中心性静脉阻塞或颞侧分支静脉阻塞，出血较多而淹没黄斑致视力骤然下降者，称为暴盲；阻于鼻侧静脉分支，视力渐降者，称为青盲；如出血溢于玻璃体，眼前有暗影随眼而动，积为云雾移睛；若出血及渗出为散在性，视物朦胧不清者，称为视瞻昏渺。而上述病症，并非本病所独有，不少眼底病变均可出现这些症状。所以诊断本病，需观察眼底才能确定。

本病的主要症状是眼底出血，当属于中医“目衄”范畴，由于出血在眼球内，与血溢体外者（如吐血、衄血、便血等）有所不同，治疗贵在从速解除出血和吸收瘀血，故首先应辨明是新鲜出血阶段，抑或静止瘀血阶段，这与治疗法则密切相关。

1. 新鲜出血阶段：眼底血色鲜红，出血范围日益扩大，视力随之而减。治法以凉血止血疏络为主，方用生地黄汤（生地、丹皮、山栀、牛膝、丹参、玄参、白芍、三七、荷叶），加木通、鸡血藤、丝瓜络。如症见头昏目眩，烦躁耳鸣，舌红少津，脉弦细数等阴虚内热之象者，可合用知柏六味丸，以滋阴降火；如口苦咽干，面时潮红，舌红苔黄，脉象弦数者，乃肝阳上亢，可加钩藤、石决明、桑寄生、灵磁石等，以平肝潜阳。

2. 静止瘀血阶段：眼底血色紫暗，出血斑边缘清楚，视力停于一定范围。治法以活血行瘀通络为主，方用血府逐瘀汤，加炮山甲、虎杖、通草、橘络。如见心悸神疲，四肢不温，脉细无力等心阳不足之证者，可加桂枝、白术以振奋心阳；若见腰酸耳鸣，舌淡少津，脉沉细弱等肾阴亏虚证者，可合六味地黄以滋肾水；如见面色㿠白，神疲肢倦，纳食乏味，舌淡脉弱等气虚见证者，可选参、芪、术、归等品，以益气行血。

例4：赵某，女，53岁，职工。

2日前右眼突然昏暗，眼前仅辨人影，眼部别无不适。检查：视力，右眼前指数，左1.2。小瞳孔检视眼底，见视乳头色红，边界不甚清，其周围可见放射状出血斑，动脉无明显异常，静脉纡曲扩张，沿静脉分布方位均有条状或片状出血斑，色呈鲜红，视网膜可见水肿及渗出，波及黄斑部，中心凹反光消失。诊断：右眼视网膜中心静脉不全阻塞；中医称暴盲证。患者伴头昏耳鸣，小便不利。舌质红，脉细数。治以凉血止血通络为主，佐以滋阴降火。处方：

生地30g　白茅根30g　丹皮12g　玄参12g　木通9g　生川牛膝12g　丝瓜络15g　鸡血藤15g　鲜荷叶半张

知柏地黄丸20g（包煎）

上方服10剂后，右眼视网膜水肿、渗出基本吸收，出血亦部分吸收，血色较为紫暗，黄斑中心凹反光隐约可见，视力增为0.2。改以活血行瘀通络为主。处方：

鲜生地20g　归尾9g　川芎3g　赤芍9g　红花9g　桃仁9g　桔梗6g　丹参15g　橘络6g　炮甲片9g　茺蔚子12g　北细辛3g（后下）　生甘草6g

上方连服15剂后，右眼视网膜出血、水肿及渗出均已吸收，黄斑部中心凹反光已明显可见，视力恢复为1.2。

对本病的辨证要点，需抓住二个环节：一是以眼底症状为主，一般全身症状为次，因本病出血位于视网膜，自当运用“急则治其标”的原则，二是要分清系新鲜出血阶段或静止瘀血阶段，这不但关系到治疗法则，更重要的是关系到疗程与预后，如已成瘀血而不适时祛瘀，病情每多迁延缠绵。

关于用细辛对视网膜出血的效应问题。一般地说，血证忌用温热之品，细辛性味辛温，对视网膜出血性病变是否相宜？64例视网膜静脉阻塞引起出血的病例，在静止瘀血阶段，均用细辛3～6g，未发现有再出血的不良作用，且用之及时，可减少玻璃体积血及形成机化物等后遗症。

视神经萎缩四治则

视神经萎缩除青光眼继发者外，一般外观无明显症状，属中医“青盲”范畴。其病因病机可概括为肝肾亏虚，气血不足，元阳衰弱等几方面，而总其要，乃精亏津涸，使目系（视神经）失养，而渐至萎缩。本病之治疗，针对现代医学所查明的原因作相应的处理，无疑是十分重要的。诸如由于肿瘤压迫视神经者，应尽可能切除肿瘤；属于脊髓痨者，应治疗梅毒；由青光眼继发者，应解除高眼压等。但当视神经已出现萎缩现象时，即使除去病因，疗效也往往不甚理想。中医药对提高视力有一定的疗效，现将常用的四种治则概述于下：

一、益精生津

目系之所以萎缩，是脏腑的精气不能上输于目，导致津液枯涸，目系失养所致。所以益精生津是治疗视神经萎缩的基本法则之一。其代表方剂为益胃汤(《温病条辨》方：(沙参、麦冬、生地、玉竹、冰糖）及固本丸（《审视瑶函》方：熟地、生地、菟丝子、当归、五味子、枸杞子、麦冬、牛膝、天冬、茯神、地骨皮、远志)，尚可服五汁饮(《温病条辨》方：梨汁、荸荠汁、芦根汁、麦冬汁、藕汁或蔗浆)。此外，各种鲜果汁均可适量加入，因新鲜果汁，不仅能润燥生津，而且吸收快而取效捷。

例5：孙某，男，9岁。1969年11月30日初诊。

3周前发高烧，神昏谵语，经当地医院急救，热退神清，惟出现视力模糊，乃于出院后来眼科诊治。证见口干舌燥，眼部干涩，不时眨眼。脉细无力。检查：双眼视力均为0.1^{+1}，对光反应佳，外眼无殊。眼底：双眼视神经乳头均呈淡白色，边界清，余无异常。诊断为双眼单纯性视神经萎缩（早期)。治宜养阴益精生津为法。处方：

鲜生地30g　鲜石斛18g　北沙参18g　麦冬12g　玉竹12g　生鳖甲18g　生龟板18g　生白芍9g　枸杞子9g　北五味9g　冰糖1匙　鲜梨汁1盅（冲服）

治疗30天，双眼视力均增至0.7，1年后信访，据告已在小学读书，校测视力为0.9（双)。

二、滋补肝肾

肝肾亏虚，则精血不足，精气不能上输，自必使目失所养而导致目系萎缩。治当滋补肝肾。而肝肾亏虚有阴虚阳虚之别，阳虚者当温补肝肾，代表方剂为右归丸（《景岳全书》方：熟地、山萸肉、山药、枸杞子、菟丝子、杜仲、鹿角胶、当归、附子、肉桂）。阴虚者当滋养肝肾，代表方剂为杞菊地黄汤（熟地、山萸肉、山药、泽泻、丹皮、茯苓、枸杞子、菊花），或驻景补肾丸（《验方新编》方：大熟地、淡苁蓉、煅磁石、枸杞子、车前子、菟丝子、五味子、川石斛、楮实子、青盐、沉香）。

例6：肖某，女，34岁，社员。1967年8月12日初诊。

2个月前右眼患急性球后视神经炎，曾在某医院治疗无显效。症见睡眠不佳，腰酸乏力，经少延期。舌红少津，脉细小数。检查：视力右0.08J[1]，左1.5J[1]，右眼瞳孔有颤动现象。眼底：视乳头颞侧呈蜡黄色。诊断为右眼视神经萎缩（轴性、早期）。治宜滋补肝肾、生津明目。处方：

生地18g　熟地18g　川石斛9g　枸杞子15g　五味子9g　楮实子15g　车前子9g　北沙参15g　山萸肉6g　山药18g（后下）　煅磁石末30g　青盐1.5g　茺蔚子15g

连服3周，右眼视力增进至0.7，嗣后以杞菊地黄丸调理。

三、健脾益气

脏腑的精气皆禀受于脾，脾气虚弱则缺乏生化之源，使上输于目之精气因之匮乏，目失精气所养，导致目系萎缩。在治法上当健脾益气。代表方剂为补中益气汤（《脾胃论》方：当归身、土炒白术、陈皮、党参、蜜炙黄芪、柴胡、升麻、姜、枣）。

例7：冯某，女，32岁，教师。1969年11月21日初诊。

久患慢性肠炎，长期纳差便泄，因消化不良，常吃三碾米（精制米），近月来视力逐渐降低，症见神疲乏力，肢重而麻，踝部浮肿。舌淡而燥，脉象沉迟。检查：视力右0.2，左0.2（不能矫正），双眼结膜轻度充血，视乳头色呈淡白，边界清晰，余无异常可见。治当健脾益气，荣精明目（嘱逐步增吃粗粮及杂粮）。处方：

黄芪（蜜炙）18g　当归身12g　柴胡4.5g　潞党参12g　土炒白术12g　新会皮9g　胡桃肉9g　潼蒺藜9g　山药18g（后下）　赤豆30g　谷芽30g　麦芽30g　大枣8枚

治经1月（结合改进饮食），不仅视力恢复正常，而且全身症状亦渐消失。

四、补益气血

气血不足常为目系萎缩的病因之一，故治当补益气血。代表方剂为人参养荣汤（《和剂局方》方：党参、白术、茯苓、熟地、白芍、当归、甘草、黄芪、肉桂、五味子、陈皮、远志、生姜、大枣）。

例8：徐某，女，49岁。1968年6月3日初诊。

夙患溃疡病。右眼在1个月前视物昏矇，并逐渐加重。症见面色㿠白，大便时有隐血，心悸气怯。舌淡无华，脉细无力。诊断：右眼视神经萎缩（轴性、早期）。治宜补益气血。处方：

潞党参12g　茯神12g　当归身12g　大白芍9g　槐

米 9g　土炒白术 12g　大熟地 24g　远志 9g　炙黄芪 15g　新会皮 9g　大枣 8 枚　炙甘草 6g

治疗半月后，右眼视力增至 0.6，续以原方加减连服 1 个月，右眼视力增进至 1.0^{+5}。

以上介绍了视神经萎缩的四种中医治疗法则，然由于本病的病因病机和临床表现难以尽述，故这几种治疗法则也就不可能包罗无遗。若见肝气郁结者，当用逍遥散疏肝理气；心脾不足者，应以养心丸补益心脾；痰湿中阻者，宜以温胆汤清热化痰等等，均可随症参用。其基本治法，应从解决“精亏津涸”着手。

李熊飞

肝风目暗　调脾为先

李熊飞（1913～　），湖南衡阳中医学院主任医师

“肝风目暗”之病名首见于《龙木论》，本病在汉代《五十二病方》中已有记载，称之为“目膜”。归属于“内障”眼病之范畴。其临床特征：患眼外观正常，唯病人自觉视力减退，视觉模糊，眼前黑点，视物易色变形。与现代医学“中心性浆液性视网膜脉络膜炎”之症状，有极其类似之处。

祖国医学在眼科的解剖学上，称视网膜为“神光”，按照五轮学说的分属，凡瞳神以内的组织皆属于肾，足厥阴肝经之脉连目系，与“神光”建立关系。因此，本病的发病机理，与肝肾二经的关系甚为密切。现代医学称本病为眼底病，以黄斑部水肿、渗出为特征。根据内眼与五脏分属的论点，则眼底黄斑部为脾所主，此是五轮学说在中医眼科学运用上的新进展，所以本病的发病机理与脾经又有重要关系。

1．脾失健运，水湿内停。《素问·至真要大论》云：“诸湿肿满，皆属于脾。”脾失健运，水湿内停，精气不能上濡于目，或湿蕴成痰，瘀阻玄府，蒙蔽清窍，以致神光

消散。

2. 脾气虚弱，清阳不升。脾运不健，水湿不化，则清阳不升，浊阴不降，浊阴之邪，乘虚凝聚而为渗出，或水湿上泛而为水肿，逆于空窍，以致神光昏暗。

3. 肝肾阴亏。肝开窍于目，而目属肾。肾藏精，肝藏血，肝血（阴）与肾精（阴）是互相资生而又互相累及的。肝血足则肾精充沛，肾精充盈则肝血丰足。若肾精不足，可致肝血虚少，肝血不足，亦可致肾精亏损。房劳伤精，神劳伤血，目失所养，神光消散，而目疾作矣。

肝风目暗，临床有以下见症。

1. 自觉症状：主要表现为视力减退、视物变形、视瞻有色、视瞻变色及神光自见。

2. 它觉症状：患目外观良好，瞳神正圆，大小相宜，无翳障之色、红肿之形、痛痒之苦，与正常人无异。

3. 眼底改变：黄斑水肿，在水肿边缘有圆形、椭圆形或不规则的反射光晕，中心凹光反射消失。在肿区常见有黄白色或灰白色圆形渗出小点。

本病每可自愈。其治疗关键在于缩短疗程，减少复发，根据辨病与辨证（全身情况、眼底改变）相结合的原则，在整个病程不同阶段，进行处理。

1. 全身症状的治疗：一般分为两大类。一类为脾，而脾经之见症，又分脾虚湿泛与痰湿凝聚。前者宜健脾化湿，后者宜逐湿化痰。一类为肝肾，以肝肾阴虚为主，着重在滋补肝肾。

病人若以外感为诱因而发病，应分清风寒、风热、挟痰挟湿，应用表里双解，痰湿分化之法。

病人如在不同程度上出现免疫功能下降时，应兼用健脾益气，扶正祛邪之法。

2．局部症状的治疗：一般在黄斑部的水肿期，以渗湿利水为主，兼见湿热者，辅以清热化湿。在渗出期，以渗湿化痰为主，辅以软坚散结。晚期水肿、渗出吸收缓慢者，以渗湿化痰为主，辅以活血化瘀。恢复期水肿、渗出基本吸收，以滋补肝肾为主，着重在恢复视网膜功能，提高视力，杜绝复发机会。

治疗期间，必须做到少用目力，足够睡眠，情绪乐观，环境清静，戒除不良嗜好，如烟、酒等。

辨证施治：

1．脾失健运，湿浊上泛：黄斑水肿明显，视物昏蒙、变形、易色，兼见胸闷腹胀，胃呆纳少，或便溏尿短，口渴不饮。苔腻，脉濡。治宜健脾化湿，升阳利水。加味五苓散主之。若有热象者，猪苓汤、猪苓散可随证选用。

加味五苓散方：猪苓　泽泻　桂枝　白术　茯苓　萹蓄　瞿麦　白茅根　益母草

猪苓汤方（《龙木论》）：猪苓　木通　栀子　大黄　狗脊　萹蓄

猪苓散方（《银海精微》）：猪苓　木通　栀仁　大黄　狗脊　萹蓄　苍术　滑石　车前子

2．脾气虚弱，清阳不升：黄斑部渗出堆积，眼花，视蒙，妄见，伴有面色无华，纳差倦怠，便溏尿少，气短懒言，肢软嗜卧。舌淡嫩、苔薄白，脉虚缓。治宜益气健脾，渗湿和胃。加味参苓白术散主之：

人参　茯苓　白术　莲肉　薏苡仁　砂仁　桔梗　白扁豆　山药　大枣　萹蓄　瞿麦　白茅根　益母草　黄芪

3. 肝肾阴亏，虚火上炎：黄斑部水肿较少，渗出浓稠，甚或较硬。兼见头晕耳鸣，咽干口燥，五心烦热，失眠，腰膝酸软，遗精。舌红少津，或苔黄，脉弦细。治宜滋阴明目，软坚散结。滋阴明目汤主之：

生地黄　熟地黄　何首乌　草决明　桑椹子　夜明砂　望月砂　黄精　玉竹　石斛　生甘草　大枣　白茅根　益母草　萹蓄　瞿麦

晚期调养：

晚期黄斑部水肿基本消退，遗留较陈旧的渗出点和细小色素，可根据不同情况，辨证用药，以资善后。

1. 晚期肝肾阴虚，目涩昏蒙者，可用滋阴明目汤（去白茅根以下4味）。

2. 晚期肝肾两亏，精血不足者，可用驻景丸（《银海精微》）：

楮实　枸杞子　五味子　人参　熟地　肉苁蓉　乳香　川椒　菟丝子

3. 晚期心肾不足，眼目昏暗者，可用四物五子丸（《医宗金鉴》）：

熟地　白芍　当归　川芎　地肤子　菟丝子　枸杞子　覆盆子　车前子

晚期若视力恢复不够理想时，多用补益心血、滋养肝肾的药物，进行持久治疗。因为“心之合脉也”，“诸脉者皆属于目”，“诸血皆属于心”（《素问·五脏生成篇》）。脉络膜是供应营养的血管组织，应属于手少阴心经；视网膜属足厥阴肝经，二者在解剖心理上关系密切，病变常互相影响，治疗上要心肝兼顾。又，“心之合脉也，其荣色也，其主肾也”（《素问·五脏生成篇》），肾主色素，脉络膜病变，亦应心肾同治。如是，诸凡心血不足，肝肾阴亏之眼病，不难恢复视力矣。

4. 晚期痰浊凝于清窍，瘀血滞于玄府，影响中心视力，可用消瘀明目汤：

当归 桃仁 红花 丹参 淫羊藿 赤小豆 车前子 赤芍 何首乌 三七 水蛭 苏木

总之，肝风目暗以脾失健运者居多，脾虚气弱者较少，肝肾阴虚者，介于二者之间。但在晚期或疗养时，因病程延长，大多转化为肝肾阴虚，需要经过较长时间治疗，才能痊愈。

水肿属于气虚者，常加用党参、黄芪补气升阳，利水消肿。党参补中益气，与黄芪同用，补气升阳利水之效，相得益彰。而且可以增强人体免疫力，缩短疗程，减少复发。

以上所述之“妄见”症状，为多种内障眼病所常见，所共有。如中心盲点，可见于青光眼、玻璃体混浊、黄斑部出血。“视瞻昏渺”，可见于慢性球后视神经炎、老花眼。“视瞻有色”，可见于癔病性弱视、晶状体混浊、玻璃体混浊。“视物易色”，屈光间质与视路的某些病变，亦可出现。“视物变形”、“神光自见”，视网膜脱离亦可见之。临证必须明辨，以免误诊，而且不能满足于古人已得的成果，还须借用现代检眼镜窥测眼底，以求确诊。

本病除后期疗养者外，每型都选用萹蓄、瞿麦、白茅根、益母草 4 味。萹蓄清热除湿、利水杀虫；瞿麦清热、破血、利水，尤善治停而不行之水；白茅根清热、泻火、利水、凉血、消瘀；益母草清热解毒、行血活血破血、去瘀生新。4 药合用，加强清热化湿、利水、活血止血、消散瘀血之作用，对本病所产生的水肿、渗出、瘀滞，共奏殊效，故一般不须再加其他药物。

肉桂（或桂枝）温通血脉，又能破血，有消散脉络膜渗出瘀斑之效。

用此方法治疗本病，久经临床实践，效果可靠。

张怀安

内眼病治循八法　暴盲症重在治肝

张怀安（1917～　），湖南中医学院
第一附属医院主任医师，著名中医眼科专家

瞳神疾病治疗八法

瞳神疾病统属内障范畴，《龙木论》分为23症，《医宗金鉴》分为24症，《审视瑶函》分为36症，过于繁杂。它包括现代医学白内障、青光眼、葡萄膜炎、视神经炎、视网膜血管阻塞、玻璃体混浊等眼底病。其治有疏肝解郁、清肝泻火、平肝潜阳、滋阴降火、养心宁神、活血祛瘀、祛湿健脾、补虚扶正等八法，兹分述如下。

一、疏肝解郁

情志不舒，肝郁气滞，升降失序，玄府闭塞，精血不能上承。证见视瞻昏渺，视瞻有色，青盲，暴盲等。眼珠胀痛，头昏目眩，胁痛胸闷，嗳气太息，口苦咽干，神疲纳差，五心烦热，妇女月经不调。舌质淡红、苔薄白或薄黄，脉弦细或弦数。治宜疏肝解郁。方用舒肝明目汤（自拟方）：

当归　白芍　柴胡　茯苓　白术　丹皮　山栀子　桑

椹子　女贞子　甘草　决明子　桑寄生　夜交藤

或用开郁汤（自拟方）：

香附　青皮　荆芥　防风　青葙子　川芎　山栀子　决明子　柴胡　夏枯草　车前子　甘草

二、清肝泻火

肝以血为体，以气为用，肝藏相火，故肝郁易从火化。肝经实火，发作急，来势猛，循经上窜目络。症见视瞻昏渺，瞳神散大或缩小，或暴盲。目珠疼痛，头痛眩晕，耳鸣面赤，口苦咽干，胸胁灼痛，烦躁易怒，便秘尿赤。舌质红，苔黄糙，脉弦数。治宜清肝泻火。方用龙胆泻肝汤（《医宗金鉴》），或泻肝散（《银海精微》）。

三、平肝潜阳

肝肾之阴不足，阳气亢逆升腾；或因忧郁恼怒，肝阴暗耗，肝阳偏亢。症见视瞻昏渺，云雾移睛，暴盲，青盲，五风内障，圆翳内障等。眩晕耳鸣，头痛且胀，急躁易怒，失眠多梦，健忘心悸，腰膝酸软，肢麻震颤，口苦咽干。舌质红绛，脉弦细数，或弦劲有力。治宜平肝潜阳。方用平肝潜阳汤（自拟方）：

天麻　钩藤　磁石　石决明　珍珠母　山茱萸　熟地　枸杞子　泽泻　白菊花

或用地龙煎（自拟方）：

地龙　生地　山药　白芍　栀子　泽泻　丹皮　酸枣仁　生石决明　生龙骨　桑椹子　女贞子　知母　黄柏　旱莲草

四、滋阴降火

火热耗伤阴津，形体脏腑失其滋润，精液不能上承。证见视瞻昏渺，瞳神散大或缩小，青盲，暴盲，圆翳内障等。头晕耳鸣，腰膝酸软，咽干舌燥，入夜尤甚，五心烦热，或午后潮热，盗汗颧红，烦躁易怒，男子遗精，女子经闭、经少，或经漏。舌红或绛，脉细数。治宜滋阴降火。方用滋阴降火汤（《审视瑶函》），或知柏地黄汤（《医宗金鉴》）。

五、养心宁神

过虑多思则伤神。神志伤则心营亏损，神不守舍。症见视瞻昏渺，干涩昏花，青盲等。头昏心烦，健忘怔忡，失眠多梦，口咽干燥，舌红少津，脉细弱或细数。治宜养心宁神。方用天王补心丹（《摄生秘剖》），或柏子养心丸（《体仁汇编方》）。

六、活血祛瘀

气行则血行，气滞则血滞，肝气郁结，疏泄不利，可致血瘀。血遇寒而凝，遇热而灼，瘀血阻络，血行不畅。症见视瞻昏渺，云雾移睛，瞳神散大或缩小，青盲、暴盲、高风雀目等。面色紫黯，头痛时作时止，或痛如针刺，或剧痛如裂，或走路震痛，胸闷心烦，妇女痛经或闭经，舌质紫暗，或有瘀斑、瘀点，苔薄黄或薄白，脉弦细或细涩。治宜活血祛瘀。方用化肝祛瘀汤（自拟方）：

生地　赤芍　当归　川芎　桃仁　红花　苏木　羌活　栀子　滑石　桔梗　枳壳　大黄　甘草

或用通窍活血汤（《医林改错》）。

七、祛湿健脾

脾为后天之本，气血生化之源，喜燥恶湿，湿邪困脾，脾失健运，水湿停聚，阻滞经络，蒙闭清窍，精液不能上注于目。症见视瞻昏渺，云雾移睛，或暴盲。头身重痛，胸闷脘痞，纳少便溏。舌润苔白，脉弦缓或濡弱。治宜祛湿健脾。方用解郁渗湿汤（自拟方）：

柴胡　白芍　当归　茯苓　白术　苍术　羌活　防风　蝉蜕　生地　木贼　桑椹子　女贞子

或用加减猪苓汤（自拟方）：

猪苓　栀子　木通　萹蓄　滑石　狗脊　菊花　生地　苍术　车前子　女贞子　旱莲草　甘草

八、补虚扶正

久病不愈，气血两伤，目失温煦，或肝肾阴虚，精血亏少，目失濡养。症见视瞻昏渺，干涩昏花，云雾移睛，高风雀目，青盲，圆翳内障等。面色苍白，头昏头痛，少气懒言，舌质淡、苔薄白或无苔，脉虚大或细。治宜补虚扶正。方用补中益气汤（《脾胃论》）加熟地、枸杞子。若头昏耳鸣，胁肋胀痛，腰膝酸软，口苦咽干。舌红苔少，脉细数或弦细。方用益阴肾气汤（自拟方）：

熟地　生地　山茱萸　丹皮　淮山药　茯苓　泽泻　柴胡　当归　枸杞子　菊花　丹参　五味子

瞳神疾病是瞳仁及其后方的眼内组织的病变的总称，包括现代解剖的虹膜、睫状体、玻璃体、视网膜脉络膜、视神经等组织的病变以及眼内压异常。瞳神生理病理与五脏六腑均有密切关系。瞳神疾病有因寒、因热、因虚、因实之不同，且虚实挟杂，寒热相兼者亦累见不鲜，须根据全身情况辨证论治，治疗时可采用一法治多种病证，一证用多法治疗。如瞳神散大证，瞳神缩小证，审其肝经实火者，均可用清肝泻火法；审其阴虚火旺者，均可用滋阴降火法治疗，不为病名所惑，切记辨证论治。同病异治，异病同治，辨证求因，审因论治，根据病情变化，体质强弱，随证选方，选方后又应随症调药，做到临症用药，有法有方，灵而不杂，活而不乱。

仅有眼睛症状，全身无症可辨者，则根据眼底变化进行论治：黄斑水肿多为肝郁脾湿，宜解郁渗湿；视盘水肿初期伴有充血多属湿热，宜清热利湿；水肿日久弥漫散塌多为虚寒，宜温补脾肾。新鲜渗出多为软性，边界模糊，多属痰湿郁积，宜疏肝解郁；陈旧渗出多为硬性，边界清晰，多属肝肾阴虚，滋补肝肾方中选加玄参、牡蛎、昆布、海藻、浙贝母、夏枯草软坚散结之品。眼底出血，时间短，色鲜红与水肿渗出同时存在，多为热入脉道迫血妄行，宜凉肝泻火；出血时间长，色紫红，多为肝郁气滞脉络受阻，宜疏肝解郁。眼底反复出血，青年者多属阴虚火旺，宜滋阴降火；老年者多属阴虚阳亢，宜平肝潜阳。

治疗瞳神疾病八法，在具体运用时，要谨察病机，辨明标本，急则治标，缓则治本，实证以驱邪为先，虚证以固本为要，遣方用药既要灵活应变，又要不废准绳。

暴盲从肝论治

凡视力突然丧失的内眼病，都属“暴盲”范围。它包括现代医学的视网膜中央血管阻塞、视网膜静脉周围炎、视网膜脱离、急性视神经炎等病。其病因病机，多为情志不舒，肝失条达，气郁络阻，清窍被扰所致。从肝论治本病，疗效满意。

一、疏肝解郁

肝郁气滞，多由情志不畅，气郁不舒，以致气血郁结阻滞。宗《内经》“木郁达之”的治则，采用郁者舒之、结者散之，使其条达舒畅。

例1：视网膜脱离

冷某，男，46岁。1979年4月6日就诊。

右眼前出现黑影、闪光，视力突然下降15天，左眼“视网膜脱离”，失明已20年余。检查视力，右眼手动/眼前/上方，左眼无光感。右眼外观端好，眼底可见玻璃体轻度混浊，用＋6D可见上方网膜大部分呈球状灰白色隆起，血管随网膜的皱襞起伏，未发现裂孔，指测眼压稍低。患者素有情志不舒，胸胁胀闷，心烦易怒。舌苔薄黄、质淡红，脉弦数。证属肝郁气滞，气血郁闭，精气不能上荣于目。治宜疏肝解郁。方用舒肝明目汤（自拟方）加减：

柴胡10g　当归10g　白芍10g　茯苓20g　白术10g　丹皮10g　女贞子30g　桑椹30g　决明子10g　桑寄生10g　夜交藤10g　丝瓜络5g　甘草5g

同时每日静脉注射50%葡萄糖60ml加维生素C0.5g。嘱卧床休息。治疗10天，大有好转，右眼视力增至0.3。原方加丹参15g，再进23剂，右眼视力0.8，眼底可见玻璃体内仍有点状混浊物随眼球活动而飘动，视神经乳头正常，网膜平复，黄斑部较暗。嘱服逍遥丸2个月，静养半月以巩固疗效。

二、平肝潜阳

肝体阴而用阳，其性刚劲，主动主升，如谋虑太过，或忧郁恼怒，致肝阴暗耗，肝阳偏亢，治疗应“高者抑之”。《临证指南医案》上指出：“凡肝阳有余，必须介类以潜之，柔静以摄之，味取酸收，或佐咸降，务清其营络之热，则升者伏矣。”采用抑肝、镇肝、平肝潜阳法。

例2：高血压动脉硬化性眼底出血

李某，女，61岁。1977年4月12日就诊。

右眼突然失明4天。检查视力，右眼光感，左眼0.2。双眼外观正常。右眼玻璃体积血，眼底窥不进。左眼视网膜动脉显著变细，呈铜丝样，动、静脉比例为1∶2，交叉压迹明显，黄斑部较暗，中心凹光反射消失。血压24/14kPa。患者高血压已10余年，素有头晕目眩，耳鸣心悸，夜寐盗汗，口苦咽干。舌绛少苔，脉弦数。证属阴虚阳亢，血不归经。治宜平肝潜阳。方用地龙煎（自拟方）：

地龙10g　生地30g　山药20g　白芍10g　泽泻10g　丹皮10g　酸枣仁10g　栀子10g　生龙骨20g　生石决20g　桑椹子30g　知母10g　黄柏10g　女贞子30g　旱莲草15g

并配合口服复方降压胶丸，每次1粒，每日3次。

服药10剂，睡眠佳，盗汗止。检查视力，右眼0.2，左眼0.5。右眼玻璃体积血部分吸收。眼底图象模糊可见。原方去生龙骨、生石决、旱莲草，加丹参15g，再进16剂，头晕减轻。检查视力，右眼 0.5，左眼 0.6。右眼底出血已完全吸收。血压 19/11kPa。嘱服知柏地黄丸 2 个月，调理巩固。

三、清肝泄火

肝以血为体，以气为用。丹溪曰：“气有余便是火”。肝又藏相火，故肝郁易化火，肝经实火，发作急，来势猛。治宜清肝、凉肝、泻肝、泻火，以苦寒之品，直折其势。

例 3：急性视神经乳头炎

孙某，男，30 岁。1976 年 8 月 5 日就诊。

右眼突然失明 3 天，伴头痛，以右侧为甚。曾在某医院诊断为“急性视神经乳头炎”。检查视力，右眼光感，左眼 1.2。双眼外观正常。眼底可见，右眼视神经乳头充血，边缘模糊，突起约 2D，视乳头周围有少量渗出物，动脉正常，静脉怒张。患者性情急躁，稍有不顺则怒，3 天前因事不遂而怒，次日右眼失明。头晕目眩，前额胀痛，口苦咽干，食欲不振。舌质红，舌苔黄厚而腻，脉弦数有力。证属肝经实火。治宜清肝泄火。方用龙胆泻肝汤加减：

龙胆草 10g 栀子 10g 黄芩 10 柴胡 10g 生地 20g 车前子（包煎）10g 泽泻 10g 当归 5g 钩藤 15g 蔓荆子 10g 石决明（包煎）20g 甘草 5g

服药 4 剂，诸症见好，右眼视力 0.04，前方已获效机，再以原方减黄芩，加郁金 10g，又服 15 剂，右眼视力提高到 1.0。嘱服逍遥丸 1 个月，以善其后。

四、滋养肝肾

肝藏血，肾藏精，肝赖肾精的滋养，肾得肝血而精充。

肝开窍于目，瞳神属肾，肝肾阴虚，精血亏少，目失濡养。“虚则补之”，“损者益之”，采用滋养肝肾之法。

例 4：视网膜静脉周围炎

鼓某，女，24 岁。1977 年 3 月 26 日就诊。

1977 年 1 月 16 日突然视力下降，曾在外院诊断为“双眼视网膜静脉周围炎，左眼底出血”。经治疗，左眼视力由手动/眼前，恢复到 0.2，昨晨起床时，又突然失明。检查视力，右眼远 1.0，近 1.2；左眼光感。双眼外视正常。右眼底可见颞上支静脉有白线包绕，静脉轻度曲张，粗细不匀，下方有 2 块约 1/3 视乳头大小之不规则出血，呈暗红色，周边部网膜可见大小不等的灰白色且边缘不清的斑块。左眼玻璃体积血，眼底一片黑，无法窥见。手热心烦，口干欲饮，夜热盗汗。脉细数。证属阴虚火旺，虚火上炎，迫血外溢。急则治其标，先用凉血止血法。方用犀角地黄汤加减：

水牛角 15g（另煎） 生地 20g 赤芍 10g 丹皮 10g 黑栀子 10g 大蓟炭 10g 茜草炭 10g 大黄炭 10g 白茅根 15g

服药 6 剂，视力右眼 1.0，左眼 0.02，仍五心烦热，夜热盗汗，再用滋水清肝汤加减：

生地 30g 山萸肉 6g 柴胡 6g 白芍 10g 山药 15g 丹皮 10g 泽泻 10g 茯苓 10g 知母 10g 黑栀子 10g 酸枣仁 10g 桑椹 30g 旱莲草 15g

连进 20 剂，证有好转。视力右眼 1.5，左眼 0.6。上方增损服 30 剂。双眼视力均达 1.5。右眼底正常，左眼玻璃体轻度混浊，周边部静脉血管部分伴有白线。嘱服杞菊地黄丸2个月。1980年5月随访，未见复发。

五、舒肝祛瘀

气为血帅，气行则血行，气滞则血瘀。瘀血阻络，血脉不畅，致目失血养而成暴盲。病情急重，急需攻伐，行气破血，以治其标，但“帮敌者存乎将，祛邪者赖乎正”，若瘀滞渐行，则应加入补气、活血之品，扶正祛邪，调整机体气血功能。

例5：视网膜中央动脉阻塞

任某，男，30岁。1976年11月5日就诊。

左眼下方突然看不见5天，曾在外院诊断为“左眼视网膜中央动脉阻塞——颞上支”。检查视力，右眼1.5，左眼0.02。双眼外观正常。视野右眼正常，左眼下方缺损。眼底可见，左眼视神经乳头颞侧边缘模糊，颞上支动脉显著变细，该处网膜色泽淡，黄斑部暗，中心凹光反射不清。血压19/14kPa。左侧额部及眼眶胀痛，伴胸闷心烦，心悸失眠，入暮潮热。舌质紫黯、舌下有瘀点，脉涩。证属气滞血瘀，脉络阻滞。治宜舒肝祛瘀。方用血府逐瘀汤加减：

生地30g　赤芍10g　当归尾10g　川芎6g　桃仁10g　红花6g　川牛膝10g　柴胡10g　桔梗10g　三棱10g　莪术10g　水蛭5g　青皮10g　甘草5g　田三七粉6g（冲服）

服药20剂，症见好转，左眼视力达0.6。原方去三棱、莪术、水蛭，加黄芪30g，党参15g，又服22剂，诸症若失。双眼视力均1.5。左眼底可见视乳头颞上支动脉有白线包绕，黄斑部上方有少许黄色渗出物，中心凹光反射清晰。血压 17/11kPa。嘱服杞菊地黄丸 2 个月，以善其后，观察 3 年，未见复发。

临床治疗，根据体质的强弱，病情的轻重，眼底的改变，实行辨证与辨病相结合。在辨证的基础上，如眼底有视网膜中心动脉或静脉栓塞，加水蛭、红花、苏木、丹参活血化瘀；如有明显视网膜水肿，加车前子、茯苓、泽泻、木通利水消肿；如眼底出血为新鲜者加生地、丹皮、旱莲草、栀子炭凉血止血、滋阴降火；如久病，眼底出血暗红，或有结缔组织增殖加三棱、莪术、炙鳖甲活血祛瘀，软坚散结。这样把全身症状与局部体征相结合，才能应手取效，收到事半功倍的效果。

眼内出血证治发微

眼内出血，是指眼内血液不循其常道，而溢于络外的眼疾。其症危急，延误治机，可导致失明。临床时应根据其证候、眼征，探求病因病机，采用清肝泻火、清胃泻火、清营凉血、滋阴降火、益气摄血、行气活血、舒肝祛瘀、祛瘀散结八法以治。

一、清肝泻火

丹溪云：“气有余便是火”。肝在志为怒，怒气伤肝，气郁化火，气火上逆，灼伤血络，迫血妄行，而致眼内出血。症见视力骤降，眼底多突然大量出血，色紫红。伴头痛眩晕，耳鸣如潮，口苦咽干，胸胁疼痛，烦躁易怒，便秘尿赤。舌质红、苔黄糙，脉弦数。常见于视网膜静脉阻塞、视网膜静脉周围炎、急性视神经视网膜炎。方用龙胆泻肝汤加减：

龙胆草 10g　栀子 10g　黄芩 10g　柴胡 10g　生地 30g　车前子 10g　泽泻 10g　当归 10g　石决明 20g　珍珠母 20g　夏枯草 10g

二、清胃泻火

脾胃为机体升降出入之枢纽，脾主升清，胃主降浊，胃气正常，脾的清阳之气才可上升，目得温养而视物精明。若过食辛热之品，胃中积热，与郁火并行，循经上炎，灼伤血络，血溢络外。症见暴盲，或数日内视力迅速下降，眼底出血、渗出，伴面红口秽，口干咽燥，烦渴易饥。舌红无苔，或苔黄腻，脉滑数。常见于糖尿病性视网膜病变、视网膜静脉阻塞、视网膜静脉周围炎。方用清胃散合玉女煎加减：

黄连 5g　生地黄 30g　丹皮 10g　生石膏 30g　知母 10g　栀子 10g　沙参 10g　牛膝 10g　大黄 10g

三、清营凉血

情志不畅，郁久化火，或过食辛热、温补之品，化热入营，灼伤血络，迫血妄行，溢于脉外。症见视力骤降，黑影迅速增大，飞蝇密集，或视物赤色，伴烦扰难寐，头痛，眼眶胀痛麻木，口渴或不渴。舌绛少苔，脉数。可见眼底血管充盈、怒张，出血量多色鲜红，或玻璃体积血，眼底不辨。常见于糖尿病性视网膜病变、视网膜静脉阻塞、视网膜静脉周围炎。方用犀角地黄汤合清营汤加减：

水牛角 30g（先煎）　生地黄 30g　玄参 15g　黄连 5g

丹参 10g 麦冬 10g 赤芍 10g 丹皮 10g 白茅根 30g 旱莲草 15g

四、滋阴降火

肝藏血，肾藏精，肝赖肾精以滋养，肾得肝血而精充。若久病伤肾，或房室不节，或失血耗阴，或情志内伤，暗耗真阴，致真阴亏损，阴不制阳，虚火上炎，灼伤血络。症见视力下降，眼前黑影，伴头晕耳鸣，咽干口燥，腰膝酸软，五心烦热，遗精盗汗。舌红少苔、脉细数。眼底反复出血，量不多，色淡红或鲜红，或有少许新生血管。常见于视网膜静脉周围炎、增殖性视网膜炎、糖尿病性视网膜病变、视网膜静脉阻塞。方药用知柏地黄汤加减：

生地黄 30g 熟地 30g 山药 10g 山茱萸 10g 泽泻 10g 知母 10g 黄柏 10g 牛膝 10g

五、益气摄血

李杲《兰室秘藏》云："夫五脏六腑之精气，皆禀受于脾，上贯于目。脾者诸阴之首也，目者血脉之宗也，故脾虚则五脏之精气皆失所司，不能归明于目矣。"若脾气虚弱，则脉中营血失其统摄。症见视力渐降，或萤星满目，伴有面色㿠白，少气懒言，纳呆倦怠，大便溏泄。舌淡苔白，脉细弱。眼底出血量少，色较淡。常见于贫血性视网膜病变、高度近视黄斑出血、视网膜静脉周围炎。方用归脾汤加减：

党参 15g 黄芪 15g 茯苓 10g 枣仁 10g 龙眼肉 10g 白术 10g 莲子肉 10g 阿胶 10g 白茅根 30g 旱莲草 15g 生蒲黄 10g

六、舒肝祛瘀

肝主气，肝气通于目，肝郁则气滞，气滞则血瘀。瘀血阻络，血脉不畅，血溢脉外，目失血养而致突然视力下降，眼前黑影飘动，伴眼眶胀疼，心烦胸闷，胁肋胀痛。舌质紫黯，或舌下有瘀点，脉涩。眼底可见视网膜出血，色红，或有少许新生血管。常见于视网膜静脉周围炎、视网膜静脉阻塞、增殖性视网膜炎。方用舒肝明目汤（自拟方）加减：

柴胡 10g　当归 10g　白芍 10g　茯苓 10g　丹皮 10g　桑寄生 10g　桑椹子 30g　丝瓜络 5g　黄柏 10g　生地 10g　栀子 10g　甘草 5g

七、祛瘀散结

气为血帅，气行则血行，气滞则血瘀。眼内出血反复发作，瘀血滞结，日久不消。视力改善不明显。舌质紫黯或有瘀斑，脉弦或涩。眼底出血暗红，视网膜上形成纱状、团状、条索状的结缔组织增生及新生血管。常见于玻璃体积血、增殖性视网膜病变。方用祛瘀散结汤（自拟方）：

川芎 10g　当归尾 10g　桃仁 10g　红花 10g　昆布 10g　海藻 10g　三棱 10g　莪术 10g　丹参 10g　赤芍 10g　牛膝 10g

目之能视，全赖气血濡养。血液生于脾，藏受于肝，总统于心，输布于肺，化精于肾。脉为血之府，气血调和，气聚以养睛，则视物分明。若因内伤七情，或饮食不节，或劳倦所伤，或久视伤血，或撞击外伤致人体气血失调，血溢于经脉之外，遂致眼内出血。常见于视网膜静脉周围炎、视网膜静脉阻塞、糖尿病性视网膜病变和眼外伤所致眼内出血。若出血渗入神膏（玻璃体），则患者自见目外有如绳蛇、旗旌、蚊蝶等状之物，或青或黑或微黄，在空中飞扬缭乱，飘浮不定，名为“云雾移睛”；若出血到瞳神前面，则风轮（角膜）后呈一片鲜红或暗红，瞳神被掩蔽，名为“血灌瞳神”；时感头痛、流泪，目中胀痛剧烈，眼球变硬（眼压增高）者，即西医所称“继发性青光眼”。若血灌瞳神后部，可见到玻璃体积血呈红光反射或一片漆黑，瞳神完好无损，视力突然丧失，名为“暴盲”。

本病病情较为复杂，常引起视力下降，甚则导致失明，辨证用药时应注意以下几点：

1. 辨证分清虚实，用药注意补泻。眼内出血，不论何种原因所致，其病理变化不外乎火热熏灼，迫血妄行；气虚不摄，血溢脉外；外伤撞击，损伤脉络。因此，辨证时应分清虚实，实大多以肝火、胃火、心火论治，必用寒凉之品，以泻其火。常用龙胆草、黄连、黄芩、水牛角、生石膏、丹皮之类。但寒凉切忌太过，否则反损脾胃，招致寒凝血滞，血瘀不能归经，病情反复，缠绵难愈，形成瘢痕，影响视力；虚火多从肝阴、肾阴入手，阴亏于下，虚火上炎，损伤脉络。常用生地黄、知母、玄参、牛膝。然滋腻之品，久服有碍气机，故常稍佐行气、益气之药，如陈皮、广木香、黄芪、党参；气虚不能摄血者，益气摄血，调补脾胃，脾胃健旺，生化有源，统摄有权，不用止血之药，也能止血。常用黄芪、党参、白术、茯苓、龙眼肉。机体无气血失调，突然遇外伤撞击，损伤脉络，先用凉血止血。常用丹皮、生地、赤芍、白茅根、田三七之类；待出血已止，而积瘀于内，应行气活血，常用当归、赤芍、川芎、桃仁、红花之类；若日久瘀血滞结不去，应祛瘀散结，常用桃仁、红花、三棱、莪术、川芎之类。总之，治疗眼内出血，不能单纯止血，而应结合全身情况，四诊合参，分辨虚实，补泻得宜，方能收到预期的效果。

2. 辨证辨病结合，治标治本相兼。视网膜静脉阻塞，视网膜静脉周围炎，糖尿病性视网膜病变，外伤所致等眼内出血，均起病急骤，视力猝然下降，瞳神无翳障蔽盖，外观端好，属中医“暴盲”范畴。如仅按照中医辨证，对眼外无特殊改变者，则辨证会感到很困难。若做眼底检查，对眼底出血部位、性质、出血量等多能了解清楚。若初起出血鲜红者，多用凉血止血，酌加养血之品；重用生地黄、水牛角、丹皮、白茅根、田三七粉、旱莲草、炒栀子、白及之类；若出血已止，部分出血已开始吸收，则可滋阴降火，以防复发，常选加女贞子、桑椹子、熟地之类；若出血日久，已大部分吸收，视网膜增殖性病变出现，则应祛瘀散结，用祛瘀散结汤加减，以减少瘢痕组织。

若糖尿病性视网膜病变所致眼底出血，眼底小血管瘤及小点状出血，多反复眼底出血，常用滋阴降火法；若见视网膜出血、渗出、水肿者多用清胃泻火。尿糖不降者，可采用生地黄、黄芪、天花粉、山药；血糖不降者可选用生石膏、知母、玄参。治疗本病应根据阴虚为本，燥热为标的病理特点，滋阴降火为本，佐以止血之品。

视网膜静脉周围炎，多发生于青年男性，病程经过极为缓慢，其特点是视网膜反复出血与玻璃体积血，常累及双眼，造成视力严重减退，甚至失明。治疗时自始至终应注意保存阴精，以防相火妄动，同时应注意切勿使用桃仁、红花、川芎、三棱、莪术等行血破瘀之品，以防耗气伤阴引起复发。

视网膜静脉阻塞，多发生于视网膜血管硬化的中老年人，常伴有高血压、糖尿病。年轻患者，经常因视网膜内膜炎或静脉周围有炎症而发病。初期眼底可见视乳头充血，边缘模糊，静脉高度迂曲扩张，血柱呈分段状，有的隐藏于水肿或出血中，动脉变细，视网膜有火焰状，或不规则、大小不等的出血。治疗时在滋阴降火的基础上加丹参、川芎、桃仁、红花、地龙之类。晚期在视乳头、视网膜及玻璃体出现脆弱而易出血的新生血管网，进而导致增殖性视网膜病变。治疗时应行气活血，或祛瘀散结为主，选用地龙、川芎、桃仁、红花、莪术、三棱之类。总之，视网膜静脉阻塞不论出血初期或晚期都可用活血通络之品。根据现代药理研究，川芎、桃仁、红花有抗凝血和轻度溶血、溶栓作用。地龙有解痉降压、溶栓的功效。以上药物有解除血管痉挛，扩张血管，改善微循环，增加血流量和保护缺血组织的作用。

3. 保持情志舒畅，注意摄生调养。肝开窍于目，性喜条达而恶抑郁，情志变化对眼内出血有较大影响。因眼内出血往往严重影响视力，且视力减退快，恢复慢，因而容易造成对患者的心理威胁。故在治疗的同时，应嘱患者一定保持心情舒畅，避房事，注意休息。

糖尿病性眼底出血，要控制糖和淀粉的摄入，可进食清淡蔬菜、豆类、瘦肉、鸡蛋、植物油等，以利眼病恢复。

外伤撞击，损伤脉络，而致血灌瞳神者，必先半卧静养，有助血液下沉，以防遮盖瞳孔。并将双眼包扎，有助止血。

（张明亮　张　健　整理）

张望之

水轮病多郁　导滞治为先

张望之（1906～1985），原河南中医学院主任医师

水轮病纯属肝肾精血亏损者少，以实证居多。而实证多属因郁而滞，虚证多为郁而致虚，故治宜以“开郁导滞”为主。

水轮病多始于郁。

肝为“将军之官”，性喜条达而恶抑郁。肝气条达，则全身气机和畅，脏腑功能健旺，目窍自明。若稍有怫郁，肝失条达，则气机不利，而目病生焉。故“郁”乃水轮病最主要的致病因素之一。或肝气郁滞（气郁）而升降失序，五脏之精不能上承；或因郁而血行滞涩，瘀血停着（血郁）而目失血养；或肝强而脾气被戕（木乘土），运化不利，湿郁而为害于目；或因脾失健运而聚湿生痰，痰气凝结（痰郁）而上干目窍；或因郁化火（火郁）而致肝经风火上扰，目窍被扰；或郁火耗伤阴精，五脏皆失所养，而生脏腑虚损之证。

临床上，由气、血、湿、痰、火诸郁及情志之郁而引起的五风内障，如瞳神紧小及干缺、云雾移睛、视昏、视惑、暴盲、青盲等，远较由大虚大羸所致者为多。因此认

清“郁”在内障病病理中的重要地位，对于提高中医治疗水轮病的疗效，是十分有益的。

由于水轮病之发生，与“郁”的关系十分密切，所以拟订了“开郁导滞首施方”以治之。

当归 15g 川芎 9g 香附 15g 桃仁 9g 熟地 24g 茺蔚子 20g 黄芪 12g 甘草 3g

本方以理肝为主。药用味甘温通，辛而走散，补而调气之当归以冲和肝血；以味厚气雄，升散走窜之川芎载气上行，且能助其和血之力。香附开气滞，桃仁破瘀血，茺蔚子协同诸药入肝行气以和血。更用熟地固本，甘草和中，黄芪补气以助诸药之力。本方为开郁导滞，通窍明目之良剂，凡遇水轮疾患，只要无明显的亏损征象，应首先投本方开郁导滞；若确为虚证，亦可先用本方开郁驱邪，而后再议进补。

加减法：上方加丹皮、川贝母、桑叶，称“凉开方”，对偏热者适用；加桂枝、生姜、细辛，称“温开方”，对偏寒者适用；若患者有明显的肝郁不疏之证，兼见抑郁寡欢，多疑善虑，胸闷胁痛，脘腹痞胀，不思饮食，舌苔薄腻，脉沉涩者，可用上方合逍遥散（柴胡、当归、白芍、茯苓、薄荷、煨姜、白术、甘草）加减；若瘀血见证明显者，如眼底血管阻塞不通，或有陈旧性出血，眼珠胀刺，舌质紫黯或有瘀点，脉沉或涩，可用上方合血郁汤（《证治汇补》方：香附、丹皮、苏木、降香、穿山甲、桃仁、红花、通草、麦芽）加减；若属肝郁犯脾，运化不利，水湿停滞，溢于目中，眼底视神经乳头、视网膜等组织水肿或渗出，兼见身重倦怠，首如物蒙，脘闷不饥，大便不爽或溏泄，舌苔白腻或黄腻，脉象濡数或沉数者，可用上方和湿郁汤（《证治准绳》方：苍术、白术、厚朴、半夏、橘红、赤茯苓、羌活、独活、香附、川芎、甘草、生姜）加减；若水湿凝聚成痰，眼底渗出物成块成团，坚凝难消者，可用上方和二陈汤（《杂病源流犀烛》方：陈皮、半夏、升麻、赤茯苓、甘草、柴胡、防风、川芎）加减；若郁而化火，肝胆之火循经上炎，兼见头痛，眼珠胀痛，气轮红赤，眵泪，心烦易怒，口苦咽干，渴喜冷饮，小便黄赤，大便秘结，舌红苔黄，脉弦而数者，用凉开方合火郁汤（《证治汇补》方：黄芩、栀子、连翘、柴胡、芍药、薄荷、升麻、葛根）加减。郁火甚者，可加羚羊角、大黄等平肝降胃；而郁火炽盛，神膏散坏，瞳神散大者，则去辛而走散的茺蔚子，以防耗散精血。

治疗内障虚证，一般先用上方数剂后，再改用攻补兼施，或滋补肝肾，气血双补等法。惟独对眼底出血之暴盲证，不首用上方，而以止血为先，待血止后，再用上方合血郁汤加减治疗。

刘某，男，38岁，农民。1976年1月25日初诊。

自诉右眼球因外伤，而于3年前摘除。1年以前因家务繁忙，睡眠欠佳，心胸烦闷，随后发现左眼有黑花飞舞，如云似雾，经某医院检查，诊为左眼玻璃体轻度絮状混浊。时已逾年，病久不愈。近来经常头晕目眩，胸闷胁痛，叹息不已。查左眼视力0.4，外眼未见异常。舌边尖稍红，脉沉弦。此为情志不舒、肝气郁结所致的“云雾移睛”，当用开郁导滞，舒肝理气之法。遂以开郁导滞方合逍遥散加减治之。药用：

当归 15g 川芎 9g 熟地 24g 香附 15g 桃仁 9g 茺蔚子 18g 黄芪 12g 柴胡 9g 白芍 12g 茯苓 15g 甘草 3g

二诊：上方服 10 剂，目前飞花之象显著减少，头晕目眩已愈，脉转和缓，患者情绪乐观。效不更方，嘱其原方继服 20 剂。药后左眼飞花基本消失，视力已恢复到 0.9，改以杞菊地黄丸久服，以善其后。

夏贤闽

视网膜脱离、视网膜震荡证治大要

夏贤闽（1929～ ），杭州市
第一人民医院中西医结合主任医师

视网膜脱离

原发性视网膜脱离，多见于近视眼又有外伤史者。视网膜原有变性，玻璃体有不同程度的液化，使玻璃体液流入裂孔，致使视网膜内层与其本身的色素层剥离。起病多突然，自觉眼前有黑影遮盖，视力发生障碍，视物变形，有时发生闪光感。眼底检查：视网膜剥离部呈灰白色波浪样突起，网膜血管起伏于其上。仔细检查可发现红色的马蹄形或圆形裂孔，多见于颞侧或上方，眼压常下降。

继发性视网膜脱离，系由其他眼病并发，如渗出性脉络膜炎、大块性渗出性脉络膜炎、增殖性网膜炎、交感性眼炎、眼眶感染、眼球筋膜炎及脉络膜肿瘤等。眼底检查：剥离部饱满，不呈波浪状，多无裂孔。

根据本病的突然发生，视力减退，当与“暴盲”相似；至于患者自觉闪光感，则与“神光自现”（《审视瑶函》）、“电光夜照”（《目经大成》）相似。病情迁延日久，最终变为视网膜全脱离而失明，则与“青盲”相似。

原发性视网膜脱离，则应卧床休息，争取早日进行手术，于手术之前，如果发现玻璃体极度混浊，难于窥见视网膜者，可应用三仁五子汤内服，同时应用阿托品散瞳。

手术之后，发生以下诸情况，可考虑应用中药调理：

1. 脾胃虚弱，宿食不消，或卧床日久，气弱无力，心气不舒等。宜补气健脾，逐湿祛痰，行滞开郁。方用香砂六君子汤：

党参 9g　茯苓 9g　炒白术 9g　甘草 3g　砂仁 2.4g　广木香 3g　陈皮 3g　法半夏 6g

2. 血虚头痛，痛虽不甚，而终日惶惶，如细筋牵引，痛连眼梢角，其目涩，下午痛甚，常有心悸，怔忡，呕恶，眩晕等。宜补血为主。方用加味四物汤（《金匮翼》方）：

生地 15g　当归 9g　酒白芍 9g　川芎 4.5g　菊花 6g　蔓荆子 6g　炙甘草 3g　酒炒黄芩 6g

3. 如见有自汗、盗汗明显者，宜收敛止汗。

生地 12g　生龙骨 15g　生牡蛎 15g　黄芪 9g　浮小麦 15g　穞豆衣 9g

4. 阴亏火旺，心烦不寐，头晕耳鸣。舌质红，脉细数。宜壮水制火，滋阴清热。方用东垣朱砂安神丸。每日 2 次，每次 4.5g；阴虚而火不太旺者，宜服天王补心丹，每日 2 次，每次 4.5g。

5. 术后，发生大量视网膜或玻璃体出血者，宜用坠血明目饮（《审视瑶函》方）加减：

川芎 6g　生地 15g　当归尾 12g　赤芍 9g　知母 9g

白蒺藜 6g　党参 9g　防风 6g　石决明 21g　细辛 3g　白术 6g　五味子 5g　怀牛膝 6g　白茅根 30g　旱莲草 15g

陈血不退者，宜用黑神汤（《局方》）加减。

熟地 30g　赤芍 9g　当归尾 12g　蒲黄 6g　炮姜 3g　肉桂 3g　甘草梢 4.5g

6. 术后，虹膜刺激症状严重者（非感染性），宜除风益损汤（《原机启微》方）：

熟地 15g　当归 9g　川芎 4.5g　藁本 6g　前胡 6g　防风 6g

7. 术后，视网膜虽平，裂孔已封闭，但视力增加不明显者，宜用明目地黄汤（《审视瑶函》方）：

生地 15g　熟地 15g　山药 9g　山萸肉 6g　丹皮 6g　茯神 12g　泽泻 5g　菊花 6g　枸杞子 9g　柴胡 6g　当归 9g　五味子 6g

8. 术后，裂孔已封闭，但视网膜下积水较多，可用四苓散和六味地黄汤：

猪苓 9g　茯苓 9g　白术 9g　泽泻 6g　熟地 15g　山萸肉 6g　山药 9g　丹皮 6g

继发性视网膜炎（肿瘤除外），及找不到裂孔的原发性视网膜脱离，应用阿托品散瞳，酌情卧床休息，同时可考虑以下的辨证论治：

1. 肝肾阴亏：多见于眼内干涩，头晕耳鸣，遗精腰酸。脉象细微。宜滋阴养肝。方用明目地黄汤加减：

山萸肉 6g　泽泻 6g　生熟地各 15g　丹皮 6g　山药

12g 茯苓 9g 枸杞子 9g 五味子 6g 淡苁蓉 6g 柴胡 4.5g 柏子仁 6g

2. 阴虚火旺：多见颧红唇赤，虚烦不寐，腰脊酸痛，阳兴梦遗。舌质红苔少，脉细数。宜滋阴降火。方用滋阴地黄丸加半夏、胆南星（《眼科百问》）方）：

熟地 15g 山药 9g 茯苓 12g 山萸肉 6g 丹皮 6g 泽泻 6g 菊花 9g 枸杞 9g 黄柏 9g 知母 6g 胆南星 3g 法半夏 6g 楮实子 9g 菟丝子 9g 潼蒺藜 9g 青葙子 9g

3. 肾阳亏损：多见身体疲劳，倦怠无力，腰酸觉冷。舌胖嫩而肥，脉沉迟而虚。宜温补肾阳。方用加减八味丸（《审视瑶函》方）：

熟地 15g 山药 9g 山萸肉 6g 茯苓 9g 泽泻 6g 丹皮 6g 肉桂 3g 五味子 4.5g

4. 心肾不交：夜寐不佳，神烦怔忡，眼前常见闪光感，腰酸足软。脉濡细。宜补心肾。方用补水宁神汤（《审视瑶函》方）：

熟地 15g 生地 15g 白芍 9g 当归 9g 麦冬 9g 茯神 9g 甘草 3g 五味子 4.5g

5. 脾虚湿盛：多见食欲不振，精神疲乏，小便短少。舌苔薄黄或腻者。可用归芍六君子汤和五苓散加减：

党参 9g 茯苓 12g 炒白术 9g 黄芪 9g 陈皮 4.5g 法半夏 4.5g 当归 9g 白芍 9g 猪苓 12g 泽泻 6g

视网膜震荡

眼球受挫伤后，往往在眼球后极部的视网膜发生灰白色或牛乳样的混浊水肿，有时在挫伤处或其对称处，偶然可见视网膜出血。受伤后视力立刻减退，视网膜水肿在挫伤后24小时逐渐加重。轻症数日后逐渐消退，重症约数星期后消退。通常视网膜水肿消退后，眼底可恢复正常，中央视力恢复，中心暗点消失。但也可能视力和视野无进步，水肿消退后数星期，黄斑部呈现轻度微细或较多的色素。严重者，黄斑部可发生萎缩瘢痕，甚或穿孔，偶然发生视网膜剥离。

视网膜震荡，属于中医的“撞击伤目”的范畴之中。

《原机启微》说：“夫肉腠固，皮毛密，所以为害者，安以其来也，今为物之所伤，则皮毛肉腠之间，为隙必甚，所伤之际，岂无七情内移，而为卫气衰惫之原，二者俱召，风安不从。”健康人腠理密固，外邪无隙可乘。外伤后，则腠理疏松，再加外伤时七情内移，而卫气衰惫，二者兼奏，风邪便乘虚而入。这是眼外伤的一般机制。其辨治规律大致如下。

1. 视网膜水肿，视力下降。《审视瑶函》说：“目为血所养，今伤则血病。”外伤时，风邪乘虚而入，故以驱风养血为主。视网膜属水轮，属肾，因此需要滋补肾阴。方用除风益损汤（《原机启微》）合六味地黄汤加减：

熟地 15g 当归 9g 白芍 9g 川芎 4.5g 山萸肉 3g 泽泻 6g 茯苓 12g 藁本 6g 前胡 6g 防风 6g

2. 视网膜水肿，同时伴视网膜出血，宜补血止血驱风。方用除风益损汤加减：

生地 15g　当归 9g　白芍 9g　川芎 4.5g　藁本 6g　前胡 6g　防风 6g　旱莲草 15g　女贞子 15g　白茅根 30g

3. 视网膜水肿已消退，但视力、视野仍未恢复正常者，宜补肾明目。方用明目地黄汤。兼情怀不畅者，方用加味逍遥散（《审视瑶函》方）加减。

当归 9g　茯苓 9g　酒白芍 9g　柴胡 6g　丹皮 6g　焦栀子 9g　甘草 3g　望月砂 15g　夜明砂 15g

患者应安静卧床，局部用阿托品滴眼。

骆省吾

漫云眼底皆属肾 从肝论治早建功

骆省吾（1918～1986），原江苏射阳县中医院主任医师

在长期眼科临床中，凡遇眼底病患者，以往每多承袭从肾论治的经验，但不少患者，大量服用杞菊地黄、石斛夜光之类却不见效，甚至在长期重用地黄汤类大滋肾阴的方药后，反增胸膈满闷，纳呆运迟，结果是眼疾未愈，他病复起。究其原因，未尝不是因为偏重治肾而忽于治肝的缘故。

《灵枢·大惑论》曰：“五脏六腑之精气，皆上注于目。”眼睛与五脏皆有关连，并有五轮学说，但总的来说，眼睛与肝的关系最为密切。《内经》中的“肝开窍于目”、“肝气通于目，肝和则目能辨五色矣”等论述，充分说明了肝脏与眼窍在生理上的极为密切的联系。《素问·脏气法时论》中说“肝病者，虚则目䀮䀮无所见”，从理论上阐明了肝与眼底病的关系。因此，在治疗眼底病的实践中，只要肾虚症状不明显，或久从肾治乏效后，即从肝治，每多获满意疗效。

肝脾不调，肝气郁结

患者除视力模糊，眼前出现固定黑影，视物如隔纱状之主症外，兼有胁肋胀痛，胸闷不舒，食欲不振，口苦脉弦，宜用逍遥散调和肝脾。

例1：郭某，男，40岁。1970年5月10日初诊。

双眼视力减退已有半年，眼前发现一团黑影，随目珠转动。西医诊断为中心性视网膜脉络膜炎，曾住院治疗2个月，未见效果。又请某中医诊治，服杞菊地黄汤、磁朱丸、石斛夜光丸等，亦无效验。现觉眼珠内隐痛，并有胀感。两胁胀痛，精神不振，纳谷欠香。苔薄白微腻，脉弦细。证属肝脾不调，而肝郁较重，拟逍遥散加味：

当归12g　炒白芍10g　柴胡6g　茯苓10g　焦白术10g　炒谷芽15g　炒麦芽15g　香附子10g　炒山栀10g　合欢皮10g　远志10g　石菖蒲6g

此方连服20剂后，眼前黑影渐淡，胀痛之感亦轻，又于原方去山栀加谷精草10g，密蒙花10g，服20剂，每早服石斛夜光丸5g，症状消失，恢复工作。

木失条达，脾肺气虚

病者平素情志抑郁，加之久病不复或妇女产后气血两虚，除有眼底病状外，伴有面色萎黄，倦怠乏力，气短懒言，食欲欠佳，舌淡苔白等。宜以疏肝、运脾、补肺为法，用逍遥散合四君子汤、补中益气汤之类。

例2：刘某，男，36岁。1970年6月1日初诊。

自叙半年前，因心情不快，尔后渐觉双目视力减退，目珠隐痛，某医院诊为视神经乳头炎，医治1月未效，又服石斛夜光丸、磁朱丸、地黄汤等补肾养阴方药多剂，依然不效。视其两目端好，在咫尺内虽能分别五指，但眼珠时觉酸痛，迎亮难睁。舌淡苔白，脉浮缓，左部微弦。证属脾肺气虚，无以转输津液，肝气郁结，精华不得上升，虽有充足之肾水，亦无从上注于目。法宜疏肝解郁，犹如渠道通畅，则灌溉自便矣。药用：

柴胡6g　当归10g　炒白芍10g　炒白术10g　炙甘草6g　薄荷3g　郁金10g　远志10g

服药5剂后，视力好转，10米内已能视物清楚。后改用逍遥散合补中益气汤化裁：

当归10g　炒白芍10g　炒白术10g　柴胡6g　黄芪12g　党参10g　茯苓10g　升麻6g　石菖蒲6g　沙苑子10g　甘草3g

上方连服10剂后，两目于百步内已能辨别人物，后于此方出入，服50剂而获痊愈。

肝肾阴虚，肝经郁热

肝肾阴虚之体，兼有肝经郁热者，除视物模糊外，常伴有头眼胀痛，眩晕干呕，口苦咽干，胁肋刺痛，甚则多梦纷纭，不能入睡，脉多弦细带数。治宜养肝肾之阴，兼清肝经郁热，方用一贯煎加味。

例3：张某，男，42岁。1972年2月1日初诊。

自述平素头晕，每春举发，发时服平肝熄风中药数剂，即告平静。1971年7月中旬，觉视力明显减退，眼前出现黑影一团。某医院诊断为“视网膜静脉周围炎，玻璃体出血”。左目尤重，治疗1个月，无明显进步，又改用犀角地黄汤、明目地黄丸等亦无效果。现视其面目清癯，自觉嘈杂心烦，两胁刺痛，便秘溲黄。稍一烦劳，则彻夜不得入眠，舌红苔薄，脉弦细。证属肝肾阴虚，兼有肝经郁热，血热妄行，上冲于目，选用一贯煎加味：

生地15g　枸杞子10g　北沙参10g　麦冬10g　当归10g　生白芍15g　川楝子10g　干石斛10g　女贞子10g　甘草3g　墨旱莲10g　白蒺藜10g　菊花10g

上方服至10剂，诸症皆见好转，视物逐渐清晰，继予原方加减，眼患基本痊愈，又服石斛夜光丸1月，眼疾完全康复。

肝血不足，心脾两虚

病者由于肝血不足，不能营养睛珠，除眼病主要症状外，更觉目珠酸楚，精神疲倦，胆怯易惊，脉弦细无力，治以补肝养血，方选滑氏补肝散。

例4：朱某，男，37岁。1969年3月3日初诊。

自诉1968年6月前后，两目视力减退，左眼0.1，右眼0.2，左眼自觉有黑影，眼珠隐痛，微觉酸楚。同年12月由某医院诊断为视神经炎、视神经萎缩。治疗2个月未见进步。视其双目，外观一如常人，面色萎黄，寐时恍惚易惊，苔色薄白，脉微细带弦。证属肝血不足，心脾两虚，拟滑氏补肝散加味：

熟地 10g 当归 10g 白术 10g 山药 15g 木瓜 10g 川芎 6g 山萸肉 10g 枣仁 10g 五味子 10g 独活 6g 合欢花 12g

服上方 15 剂后，视力好转，黑影已淡，面色转为红润，胆怯易惊亦除。遂于原方去独活加枸杞子 10g，连服 20 剂，即基本痊愈。后给予归脾汤加枸杞子、沙苑子，隔日 1 剂，共治疗 3 个月，两目视力稳定在 1.2。

李纪元

炎症勿专事寒凉　出血莫偏执化瘀

李纪元（1936～　），郑州市中医院主任医师

眼底血证治疗

一、遇“炎”勿专事寒凉

眼内出血是全身疾病的局部表现，故眼内出血必有所因，临床当审证以求因，审因以论治。我在1983年10月，曾治一王姓，男，25岁病人。主诉左眼视物不清3个月余，经外院诊为“视网膜静脉周围炎”，使用中药治疗不效。检查：左眼视力0.02，眼底无法窥及。裂隙灯显微镜检查：左眼玻璃体呈大片云絮状混浊，屈光间质模糊不清，呈红色反光，且有密集棕黄色素点飘浮。舌质淡红、苔薄白，脉弦细无力。伴头晕，目涩，面色㿠白，纳差便溏，四肢困乏，气短懒言等症。查阅患者过去病历，所服诸药不外丹皮、栀子、生地、紫草、知母等清热凉血止血之品。今参合脉证，细究其本，乃系中气不足，脾不统血，血溢络外，蒙闭清窍之证。遂拟温脾益气，固涩止血之法，治疗月余，视力恢复至1.2，诸症悉除而收功。

后悟前医以视网膜静脉周围炎，因而在“炎”字上着

眼，一味使用清热凉血止血之品，过用寒凉，使眼底脉道之血凝涩而难以吸收。其致误之由，在于忽视治病求本的原则。

二、治“气”亦止目血

眼底血证，经久不愈，或形成后遗症，往往与气血虚亏有关。因气有生血并鼓动血液上行，濡养于目之作用，所以眼底血证亦应当注意到气的盛衰行滞，不能只重视凉血止血，或活血化瘀。

1984年5月，诊一患者赵某，男，干部。主诉2月前左眼突然视物模糊，平素头晕目眩，现口干舌燥，面无华色，心悸，多梦，难寐。经外院检查为“视网膜静脉血栓”，曾用维生素类、血管扩张剂，及自服活血化瘀中药，治疗月余无效。检查：左眼眼前指数，视盘边界不清，在上枝血管从视盘边缘开始，呈火焰状出血，伴有淡黄色渗出物，颞下静脉纡曲，动脉变细，血管壁反光增强，可见动脉交叉压迹。舌质淡红，脉细弱。本例虽因“血栓”而致暴盲（视网膜静脉血栓），但参合脉证，则属心阴不足，虚热内生，热迫血妄行而成是病。其病机为阴血不足，“阳亢不入于阴，阴虚不受阳纳”，而心悸，多梦难寐；心主血，其华在面，血虚不能上营，则头晕目眩，面色无华；舌为心苗，心主血脉，心血不足故舌色淡红，脉细弱。权衡病机，拟养心益血，健脾益气为主；平肝收敛，祛瘀生新为佐。方选归脾汤加减。药用人参、黄芪、白术、甘草，健脾益气以补生血之源；当归、茯神、远志、五味子、白芍，养阴以安心神；珍珠母、龙骨、牡蛎平肝收敛，重镇安神；

加用丹参、牛膝、藕节、血余炭，以祛瘀生新。全方补中寓散，动中藏静，施治相宜，逾半载而收功。

又于1986年9月，治一李某，47岁，家庭妇女。主诉右眼视物不清半年余，时轻时重，经外院诊为“视网膜静脉栓塞”，曾用针剂复方丹参、维脑路通、血管舒缓素，口服烟酸及中药桃仁四物、通经散等治疗，近视无进步。检查：视力右0.05（不能矫正），眼底见动脉细，静脉怒张，网膜乳头周围有放射状出血迹，累及黄斑部。伴有头晕目眩，口苦咽燥，胁疼，体倦乏力，精神易于激动。舌质淡红，脉弦而虚。且平时家庭不睦，情志不畅，郁怒伤肝。参合脉证，系属气机闭塞，疏泄失职而致肝气郁结为患。故以丹栀逍遥散加香附、郁金以疏肝理气为主；辅以藕节、血余炭、茜草根等行血散瘀、止血退障明目；并酌情加入白及、棕榈炭以寓动中有静，止中求活之意。同时常以话语宽慰其心，治疗3个月而视力（右）达1.0，眼底出血吸收，余症悉除。追踪3载疗效巩固。

儿童弱视四法

弱视是儿童发育期发育性紊乱而妨碍儿童视觉发育的严重眼病之一。本病眼部可无器质性改变，或虽有器质性改变及屈光异常，但视力下降与其病变不相适应，且不能矫正或矫正视力低于0.8，可发生于单眼或双眼。

患者眼外观正常，目力低下。属中医“视瞻昏渺”的范畴，甚者则为“小儿青盲症”。祖国医学文献中早就有近似本病的记载。如《诸病源候论·小儿杂病·目青盲候》曰：

“眼无障翳而不见物，谓之盲”。1920年刘光耀先生著《眼科金镜·盲》曰：“症之起不痛不痒，不红不肿，如无症状，只是不能睹物，盲瞽日久，父母不知为盲”。这正和早期不易发现，特别是不伴斜视的弱视一病的临床表现相同。

弱视的治疗与年龄有密切的关系。年龄越小，疗效越好。防治弱视的关键是早期发现，及时治疗。目前，治疗弱视的方法虽多，但疗效多不理想。笔者诊治本病共分4个证型进行辨证论治，每取满意疗效。

一、理脾消积，养肝明目

小儿具有气血未充，脏腑娇嫩的生理特点。加上目前独生子女多偏食择食，饮食不节，积滞损伤中焦，气机受阻，运化失职，消化吸收功能长期障碍，影响儿童的营养和生长发育，目失濡养而致弱视。患儿常觉眼部羞明干涩不适，频频眨眼，全身兼见纳呆厌食，食而不化，脘腹胀满，或午后潮热尤以手足较重，烦躁易怒，夜眠不宁，面黄消瘦，毛发稀疏，皮肤干燥，困倦喜卧，精神不振，大便溏薄或干结。舌苔浊腻，脉滑细。综理脉证，属积滞伤脾弱视。当以消积导滞，理脾和中为首务。又因儿童弱视由运化失职，肝虚血少，目失濡养所致，故宜佐以养血益肝明目之品。方选肥儿丸（《和剂局方》方）加减：

神曲 15g　肉豆蔻 6g　麦芽 12g　陈皮 8g　木香 4g　白术 6g　茯苓 15g

或选加草决明、青葙子、谷精草以助清热明目；加生地、枸杞子、女贞子以滋补强壮，养阴明目；加菟丝子补肾益精明目。配合主方，共建消积导滞，理脾和中，养肝明目之功。

例1：韩某，女，10岁。1981年10月5日初诊。

自诉双眼自幼视物不清，干涩羞明，并频频眨目，配镜矫正，自感戴镜与不戴一样。经北京、天津、广州等地医院诊为弱视，治疗效果不佳。检查：双眼眼位正位，外眼如常，视野正常，远视力双眼均为0.2；近视力双眼均为0.3。1%阿托品眼药水散瞳检查：屈光间质清晰，眼底以+4D可窥及，视神经乳头色红，且小于正常人，黄斑中心凹反光点弥散。屈光检查：左眼矫正为0.4，右眼矫正为0.6。伴见纳呆厌食，食而不化，下午腹部胀满，烦躁易怒，夜卧不安，面黄肌瘦，毛发稀疏不泽，困倦喜卧，精神不振。舌苔浊腻，脉滑。证属积滞伤脾型弱视。治以消积导滞、理脾和中。药用肥儿丸加减。先服15剂，患儿纳食渐增，夜能安卧，诸症悉减。视力：右0.7，左0.5。继守上方，重用白术、鸡内金各15g，健运脾胃，消补并举，以助气血生化之源；并加枸杞子、菟丝子、女贞子、谷精草各15g以补肾明目。随证加减继服50剂，诸症尽除，双眼视力均达到1.2。又守后方服药3个月，以巩固疗效。随访5年，眼明体健，疗效巩固。

二、清肝泄胆利湿，疏风活络明目

目为肝之窍，受肝血而能视，赖肝气而辨色，故为肝之外候。而肝与胆为脏腑相合，互为表里，胆之精汁升聚而成神膏，故眼的视觉正常与否，与肝胆关系至为密切。

若劳目久视，用眼不当，致使肝胆劳伤，气血不足；或闷闷不乐，哭笑无常，情志不遂；或饮食不节，饥饱失常，偏食择食，损伤脾胃，内生湿浊，郁遏化热，蕴结肝胆，均易引起肝胆疏泄功能失常，湿热蒸，浊阴上泛，目窍受蒙而酿是病。患儿常觉眼部胀痛，头昏头胀，眼睑时而痉挛，不能过久视物，久则困乏。或目珠偏斜，并伴口苦，饮食减少，小便黄赤，夜睡易惊易醒。舌红、苔黄，脉弦滑而数。参合脉证，属肝胆湿热型之弱视，故宜用清泄肝胆湿热，疏风活络明目法治之。方选升麻龙胆饮子（《审视瑶函》方）加减：

龙胆草 10g　黄芩 10g　地龙 12g　升麻 3g　郁金 6g　谷精草 15g　麻黄根 6g　当归 10g　蔓荆子 10g　青蛤粉 6g　甘草 3g　滑石 10g

若用眼过久，目珠偏视，眼睑时而痉挛者，加丹参、川牛膝以活血通络；加僵蚕、钩藤、全蝎以清热除风，解痉止痛。眼胀头痛者，加夏枯草、香附、白芷以清热散瘀，祛风止痛；口苦目赤，小便赤黄者，加木通、栀子以利水清热；目痛日久，用药后视力改善不著者，去龙胆草、黄芩、滑石，加菟丝子、女贞子、仙灵脾以补肾养肝明目；纳呆食滞者加鸡内金、砂仁以消食和胃，化湿醒脾。

例 2：王某，男，8 岁。1988 年 4 月 25 日初诊。

其父代诉，患儿于半年前因视力不好经北京、广州等地医院诊为弱视，曾用中西药物及针刺治疗，视力无改善。检查：双眼眼位正位，外眼正常，视力右 0.4/0.5，左 0.3/0.4，矫正后无提高。双眼屈光间质清晰，眼底正常，未发现眼颤。但述平时头晕头胀，眼睑时而痉挛，不能耐久视物，久则困乏，夜睡易惊醒。舌红、苔黄，脉弦滑而数。证属肝胆湿热之弱视。治宜清肝泻胆利湿，疏风活络明目。方用升麻龙胆饮子加减，先后加减服用86剂，视力提高，右1.2/1.2，左1.0/1.2，随访半年，疗效巩固。

三、养血补肝，滋阴明目

肝藏血，肾藏精，目赖肝血肾精以视物精明，故肝肾之气充，目则精彩光明，肝肾之气乏，目则昏蒙。若因久视、久病或热邪伤阴而致肝肾不足，水不涵木，精不化血，血不养肝，精血亏乏，不能濡养于目，则表现眼无器质性改变，单眼或双眼视力减退在0.3以下，不能矫正或矫正低于0.8，对排列成行的视标分辨较单个视标差，并见眼目干涩昏蒙，不耐疲劳，眼珠外斜，或伴头晕耳鸣，腰酸乏力，失眠多梦。舌质淡红、苔薄白，脉弦细而弱。证属肝肾不足型弱视。治宜养血补肝，滋肾明目，方选四物五子汤（《审视瑶函》方）化裁：

当归10g　白芍10g　川芎6g　熟地10g　五味子10g　菟丝子10g　车前子10g　覆盆子10g　枸杞子10g

阴虚火旺而见口干，神烦，舌红少苔，脉细而数者，可重用生地，并加知母、黄柏、草决明、谷精草等滋阴降火，清肝平肝之品；气虚懒言，倦怠乏力者，加太子参、黄芪、白术等以健脾益气；血瘀者易白芍为赤芍，加桃仁、红花以活血化瘀；气滞者加香附、郁金；血虚头痛加白芷、藁本。

例3：李某，男，12岁。1979年2月3日初诊。

自幼左眼视物不清，配镜矫正不适应，经数家医院诊断为：1. 屈光参差性弱视；2. 共同性斜视。治疗效果不佳。

检查：右眼视力为1.5/1.5，左眼0.5/0.4。双眼视野正常。屈光度右 $\overset{\circ}{L}$。，左 $\overset{+3.5D}{L}$ +3.0D，配镜矫正不适应。眼位外斜10°，屈光间质清晰。右眼眼底正常，左眼视神经乳头小于正常人，边界模糊，稍隆起，静脉充盈。兼见两眼干涩，头晕耳鸣，腰膝酸软无力，健忘、多梦。舌红、苔薄白，脉沉细而弱。证属肝肾不足所致之弱视。治宜养血益精，补益肝肾。方选四物五子汤加减，先后服用64剂，右眼视力正常，左眼1.0/1.0，诸症皆除。为巩固疗效，嘱取上方5剂之量，共研细末，炼蜜为丸，每丸重10g，日服2次，每次2丸。

四、益气养血，补虚明目

气血是维持视觉功能的主要物质。气对眼的作用甚大，故《太平圣惠方·眼内障论》曰："眼通五脏，气贯五轮。"《灵枢·决气篇》说："气脱者，目不明。"而以血对眼的关系而论，也是非常密切的，正如《审视瑶函》所谓："目之有血，为养目之源，充和则有发生长养之功，而目不病。少有亏滞，则目病生矣"。若年弱体衰，久病亏损，竭视伤血，过劳损气，或饮食失调，运化不足而致视物昏蒙，目若忽无所见，或上睑下垂，或眼位偏斜，兼见头晕目眩，神疲乏力，纳呆食滞，面色不华。舌苔薄白或无苔，脉沉细而弱。则属气血亏损之弱视。当治以益气养血、补虚明目法。方选补元增明汤（《屈光不正与中医疗法》方）：

紫河车粉6g（冲） 枸杞子15g 菟丝子18g 楮实子15g 人参4g（或党参10g） 牛膝10g 木瓜10g 山药

15g　熟地 15g　伸筋草 15g　丹参 20g　当归 12g

目珠偏斜，转动失灵者加僵蚕、钩藤，甚者加全蝎、蜈蚣；若上睑下垂，启睁无力者，加葛根、升麻；若弱视日久，视力难复者，加制马钱子（0.6～1g）、灵芝草以补虚强壮，或加元寸（0.2g，冲服）；若纳呆食滞，加鸡内金、神曲、山楂、麦芽消胀化滞，开胃健脾，以助气血生化之源。此属气血亏损之虚证，治当用补，但应防止补之不当，反致气血壅塞。因此，在益气养血的同时，稍加活血导滞之品，使补气而不壅，补血而不涩。川牛膝、丹参、麦芽、山楂皆为常用之品，往往可获事倍功半之效。

例 4：许某，女，9 岁。1983 年 11 月 17 日初诊。

右眼上睑发现不能上举，视力下降已有 2 年，经西医检查，认为由上睑下垂，长期妨碍正常视网膜的刺激而致弱视，曾用中西药与针灸治疗，疗效不著。检查：视力右 0.4，左 1.0，右眼上睑下垂 3mm，提睑肌功能差，眼位正位，眼球运动自如，无眼颤，眼底正常。屈光检查。右眼 ＋1.00D＝0.4，左眼＋1.00D＝1.5。诊断为上睑下垂性弱视（右）。患儿有经常腹泻达半年之病史，且头晕目眩，神病乏力，纳呆食滞，面色不华。舌苔薄白、舌有齿痕，脉细弱。脉证合参，属气血亏损，清阳不振，精气不足所致之弱视。治宜益气升阳，养血明目。药用补元增明汤减熟地、当归，加升麻、葛根、陈皮、神曲、山楂、丹参、川牛膝、灵芝草、制马钱子等，共服药 174 剂，患儿右眼眼睑启闭自如，视力达1. 0，左眼视力 1.2，诸症尽失，体健力增。随访年余，疗效巩固。

刘佛刚

视神经萎缩以调补肝肾为要务

刘佛刚（1902～　），湘乡市中医院副主任医师

视神经萎缩，临床以视力减退，最终失明为特点。眼底表现为视乳头苍白，属中医“青盲”范畴。其病因多由肝肾阴亏，或肝气郁结，或气血双亏引起。

1. 肝肾亏虚：多见视物昏蒙，视力缓慢下降，至视物失明。兼见头晕耳鸣，失眠，睛珠胀痛，口干眼涩，胃纳欠佳，便燥。舌质红，脉细弦，或沉弦细。治宜滋阴补肾，护肝养血。先用养阴复明汤（经验方）：

熟地 15g　生地 15g　当归 10g　旱莲草 10g　酒黄芩 10g　天冬 10g　太子参 10g　柴胡 10g　地骨皮 10g　枳壳 10g　车前子 10g　黄连 3g　甘草 3g

再用益阴肾气方加减：

熟地 12g　生地 12g　淮山药 12g　当归 10g　丹皮 10g　泽泻 10g　枣皮 10g　茯苓 10g　桑椹子 10g　女贞子 10g　石决明 10g　银柴胡 10g　五味子 3g

每日 1 剂，水煎 2 次，午饭后 1 小时与临睡时各服 1 次。养阴复明汤治疗本病疗效显著，服用过程中必须根据疗效，如服 5 剂后视力好转，可加服 10 剂，然后服益阴肾

气方15剂左右以巩固疗效。

失眠，可加枣仁；胃纳欠佳，加山楂、麦芽、神曲；睛珠胀痛，加杭菊花、石斛；大便秘结，加火麻仁；大便溏或外眼红赤者，去熟地。

2. 肝气郁结：肝气郁结不合适。成人多见于妇女，渐见视物昏蒙。且平素情志不遂，忧怒过重，胸胁胀满，气逆，叹息，或月事不调，口苦咽干。舌质红，脉弦或弦细数。治宜先舒肝解郁，健脾清热。方用加味逍遥散：

白术10g　生地10g　当归10g　赤芍10g　柴胡10g　丹皮10g　黑栀子10g　茯苓10g　车前子10g　郁金10g　酒黄芩10g　石决明10g　荆芥炭6g　甘草3g

其后宜滋阴降火，清心明目。方用养阴复明汤，加石决明10g，五味子3g。

儿童与妇女治疗有别，用药不同。儿童病由热邪伤犯正气，致精神倦怠，视力疲劳，故在症状缓解、视力增加时，必须补气通窍，兼清其余邪。方用益气聪明汤加枸杞子、石决明、谷精草。而妇女多由肝气郁结，气郁化火，肝火上逆侵犯视神经而发病，多气血受损，故在症状缓解阶段，宜调和营卫，滋养气血。方用四物汤加枸杞子、杭菊花、香附；若月事不正常，经来或前或后，或腹中疼痛，可服胶艾四物汤加香附。

3. 气血双亏：患者觉视物朦胧，睛珠隐胀，瞳孔稍散大，或外眼未见异常。兼见面色皖白，心悸怔忡，气短懒言，精神疲倦，四肢无力，或自汗，头晕目眩。舌淡苔薄，脉虚数或沉细。治宜行气和血，用四物汤加味：

生地 12g　当归 10g　白芍 10g　茯苓 10g　黑栀子 10g　丹皮 10g　蔓荆子 10g　石决明 10g　旱莲草 10g　柴胡 10g　香附 10g　川芎 6g　郁金 6g　五味子 3g　甘草 3g

其后，再用补中益气汤加味或八珍汤加味以益气养血安神。

补中益气汤加味方：

黄芪 12g　制首乌 12g　白术 10g　当归 10g　党参 10g　枸杞子 10g　白芍 10g　柴胡 10g　升麻 5g　沉香 1g　陈皮 3g　甘草 3g

八珍汤加味方：

参须 3g　甘草 3g　黄芪 12g　熟地 10g　当归 10g　白术 10g　茯苓 10g　白芍 10g　枸杞子 10g　枣仁 10g　川芎 6g　沉香 1g

如出现视力增加缓慢，舌质红，口干舌苦，可先服养阴复明汤，再服补气养血方。宜随证施治。

在治疗过程中，应该抓住三个环节：

1. 着眼全身症状，审因审证论治。视神经萎缩临床常见的病因多为感染、营养不良、眼部外伤、药物中毒、颅内肿瘤、他病继发等，以致脏腑经络失调，气血失和而引起。因“五脏六腑之精皆上注于目”，五脏六腑之失调，必然影响视物辨色功能，故脏腑功能失调是为主因。根据“有诸内者，必形诸外”的规律，除视力、视觉、视野、眼底改变等眼部症状外，多兼见全身症状。因此，须着眼全身症状，同时结合病人的体质、饮食、起居、生活环境、气候季节等多方面的情况，进行归纳分析，明察脏腑之虚实，从而审证求因，审因论治。

2. 察瞳神形态，辨证之转变。视神经萎缩患者，临床上可见眼部黑睛透明，瞳神无损，或见瞳神稍大，或瞳神展缩不灵。《审视瑶函》云："真精者，乃先后二天元气所化的精气，起于肾，次施于胆，而后及乎瞳神也。"阐明瞳神之展缩，取决于精气的盛衰，精气聚则瞳神缩，精气散则瞳神展。又《医学纲目》云："阴主敛，阴虚不敛，则瞳子散大。"肝气郁结型可因时间和条件的不同，向着其他方面转变。如肝郁日久，多化火伤阴，此时多见瞳神稍大，或瞳神展缩不灵，视力逐渐下降，以致失明。在全身则出现阴虚火旺或阴虚血热之证。如果全身症状不甚明显时，可借瞳神的变化来衡量阴伤的程度，作为证型变换的分界。在用药上，则应该在疏通肝气的基础上，着重养阴清热。

3. 以补肝肾为要务，复调气血健脾胃。视神经萎缩是眼科疑难疾病之一，医家虽立法各异，但每多从肝肾入手。经云："肝开窍于目，肝受血而能视"，"肾虚则目䀮䀮无所见"。肝血亏虚，肾精不足，至气血不能上升，脏腑失其条达，经络阻滞，脉道闭塞，五脏六腑之精气不能濡目，因之青盲随发，故治疗当以补肝肾为要务。然百病之生，多发于气血，气血盛衰，是一切眼病的主要病理变化，也是眼病转归和康复的关键所在。但气血耗伤之补，须遵"气以通为补，血以和为补"之原则，条畅气血，使营卫通达，血气和平，清升浊降，精营上濡于目，则目视正常。妇人病此者，尤需注重治血。在治疗过程中，必须重视调补脾胃，因脾胃为后天之本，生化之源，五脏六腑之精气皆赖脾运而上输于目，中气健旺则气血充盛，升降有序，脏腑和谐，方有利于眼病的康复。但在审证用药时，需注意肝、脾、肾三者的平衡协调，不可有偏。

刘益群

眼底病的内窥辨证

刘益群（1934～ ），安徽中医学院教授

眼底病属内障范畴，内障属水轮病变，以外不见证，从内而蔽为其特征。前人多凭患者的主观视力视觉变化及全身脉证进行辨证。据临床观察，借助于现代仪器之眼底检查，可进行肉眼难以观察之内窥辨证，将有助于提高临床疗效。

眼底病之内窥辨证要领

眼底病早期多属实证，与气、血、痰、湿、瘀滞有关。晚期虽多属虚证，多责之肝肾，但不能不注意促进代谢、流通气血以提高视功能为要。故辨证时，应按起病缓急，病程长短，局部和整体情况，察病灶，审病因，全面辨证，立法拟方遣药，方能获效。归纳之，内窥眼底病变不外炎症改变，血运障碍，或退行性改变几类。

一、炎症改变

不外渗出与增殖改变，渗出又不外水肿与渗出病灶两证。

水肿病灶：常见于炎症急性期、早期或慢性炎症的活

动期。多属气机不畅，气血瘀滞，水湿上泛清窍所致。以邪盛而正未虚者居多。故治宜行气活血，利水消肿。但亦有脾阳不振，或脾肾两虚，运化无权者，此又当从脾肾论治。

渗出病灶：是眼底炎性改变的另一表现。眼底视网膜、脉络膜之渗出病灶，常由脏腑功能失调，无权运化精微以致水肿，日久不能吸收而成。如肺气失宣，肃降失职，气机壅滞；或脾运不畅；或肾阳不振等均可使水湿泛滥，聚而成饮，壅于目络，渗于络外而为患。遂致眼底水肿、渗出叠见不已。然饮有寒热之别，故辨证时又需分清寒、热、痰、湿孰多孰少，分别予以行气涤痰，清热祛湿，或温化痰饮等法治之。若渗出日久不去，病灶陈旧趋向变性，此乃郁结瘀滞，邪未去而正已虚，故又当攻补兼施，扶正祛邪。宜在解郁散结基础上，酌加益气养血或滋补肝肾之品。若网膜灰白，病灶弥漫，清浊紊乱，当属脾阳不运，应予健脾除湿，营运中焦以除上泛之浊；虚寒者当兼以温阳化气之剂助之。

二、血运障碍

眼底可出现血管痉挛、充血、出血、血管阻塞等现象，当窥辨之。

血管痉挛和充血：多见于炎性改变之水肿前期，多属气滞血瘀，亦有因气虚或痰火，以致血运无权，目络受阻者。然肝风内动，阴虚阳亢，又是血管痉挛及充血常见之因，故临证时应细究其因，分别予以活血化瘀、益气和营、化痰热、通目络、复脉复明以治之。

出血：眼底出血无论其部位深浅，出血久暂，均当先予宁血之剂，以塞其源，防止因出血过多而严重损害视功能。新鲜出血灶，色泽鲜红，多呈火焰状。位于浅表，则属火热灼伤目络，迫血妄行，宜凉血止血。若出血病灶颜色深红，呈片状团状，位于深层者，证情发展较重，多属痰热炽盛，须在前法基础上，酌加清解之品。若新旧血斑混杂，或间有白斑，或玻璃体积血、反复发作者，应先止血，次除瘀血，当以和血为要，使离经之血循经而运。若出血日久，斑色暗红，瘀滞郁结，则又当活血化瘀。

血管阻塞：目络瘀阻，有因气、因血、因风、因痰之分。目络瘀阻可致暴盲，亟宜化瘀通络，使目络血运恢复，以极大限度地促使视功能恢复。然在化瘀通络复脉基础上，须适当兼顾他证，分别予以益气、养血、熄风、化痰诸法，以达相辅相成之功。

眼底血证：在辨证治疗时，应力求活血通络而不伤正，止血宁血而不留瘀。故使用活血化瘀剂同时，可适当兼用补血、理气、熄风、解郁之剂，使瘀去而不伤正，血止而不留瘀，以达复脉复明之功。

三、退行性改变

久病伤正，病至后期，常可导致眼底退行性改变。眼底视神经乳头可变苍白，网膜可出现萎缩斑、机化灶等退行性病灶。由于脏腑的功能失调，又可出现气虚、血虚、阴虚、阳虚、肝肾虚、心脾虚等，当分辨其因，随证诊治。

几种常见眼底病的辨证施治

1. 视网膜静脉周围炎：据眼底表现及脉证合参，可分为：

虚热证：除眼底病变外，兼有头晕，颧红，口干，舌红、苔薄，脉细数。乃阴虚内热，灼伤目络。当育阴宁血，拟滋阴降火明目汤。处方：

生地10g　炒知母6g　炒黄柏6g　炒丹皮10g　当归10g　阿胶10g　侧柏炭10g

实热证：除眼底病变外，兼有头痛头晕，口干喜饮，舌红唇焦，心烦，溲赤，脉数实有力。乃火热炽盛，灼伤目络。当凉血宁血，拟凉血止血明目汤。处方：

生地10g　丹皮炭10g　当归10g　茜草炭10g　炒山栀10g　阿胶10g（烊）　广牛角3g（另煎冲）

据病灶变化、病程不同，又可分早、中、晚期病证。

早期：眼底出血灶新鲜，兼有肝热者，当兼予清肝之品，拟清肝泻火明目汤。处方：

霜桑叶6g　菊花炭6g　炒山栀6g　夏枯草10g　石决明10g（打）　墨旱莲10g　藕节炭30g　羚羊角粉1g（吞）

中期：眼底出血病灶新陈兼杂，舌红、苔薄，脉细数者，多偏阴虚火旺，当侧重滋阴降火之品。

晚期：眼底病灶陈旧，有机化现象出现，舌绛苔薄，脉促者，乃目络血运受阻。当逐瘀复脉，拟逐瘀复脉明目汤。处方：

当归尾 10g　赤芍 10g　牛膝 10g　桃仁泥 10g　夏枯草 10g　潼蒺藜 10g　白蒺藜 10g

2. 视网膜中央静脉血栓或分枝血栓：除眼底病变外，还可分为以下几种病证。

实热证：除眼底病变外，兼有头昏，心烦、易怒。舌红苔黄，脉数实。乃血壅目络，血运欠畅。当凉血化瘀复脉，拟凉血化瘀明目汤。处方：

丹参 10g　丹皮 10g　赤芍 10g　白芍 10g　生地 10g　茜草 10g　生炒蒲黄各 5g　三七 5g（打）同煎

虚热证：除眼底病变外，兼有头晕，耳鸣，口苦。舌绛苔少，脉细数。乃阴虚火旺，目络血运滞涩。当育阴复脉，拟滋阴祛瘀明目汤。处方：

生地 10g　丹皮 10g　槐花炭 10g　茜草 10g　三七 5g　藕节炭 30g

心脾两虚证：除眼底病变外，兼有面色少华，神萎，心悸，纳差。苔薄质淡，脉细少力。乃心脾血虚，目络血运无力。当宁心健脾，拟健脾摄血明目汤。处方：

当归 10g　党参 10g　丹皮 10g　赤芍 10g　茜草 10g　生炒蒲黄（各）5g

气血两虚证：除眼底病变外，兼有面皖神萎，心悸纳差。舌淡苔薄，脉细无力。乃气血两亏。当气血双益，以固血入脉，拟补益固血明目汤。处方：

党参 10g　当归 10g　川芎 6g　三七 5g　蒲黄炭 10g

瘀积证：除眼底病变外，兼有头晕，面赤唇红。舌紫黯有瘀点，脉细涩。乃目络阻塞，血运不利。当逐瘀通脉，拟通脉逐瘀明目汤。处方：

当归10g 赤芍10g 川芎6g 丹参6g 血竭1g 丝瓜络10g

以上各证，常可兼杂，故临证宜互参配用。

3. 中心性视网膜脉络膜病变：此证属“视瞻昏渺”范畴，多以肝肾阴虚、虚火上炎，或阴虚火旺为多见。亦有因肝气郁结，脾虚湿泛所致。临床辨治可分：

肝热证：视网膜水肿，黄斑区有细小发亮的渗出点组成的圆形病灶，范围局限于黄斑区，外围有反射光晕，中心凹光反射消失。舌红、苔薄黄，脉细弦数。当清肝解郁，拟清肝复明汤。处方：

当归10g 白芍10g 炒丹皮10g 炒山栀10g 石决明10g（打） 蒲公英10g 夏枯草10g 潼蒺藜10g 白蒺藜10g

肝郁证：视网膜水肿退后，黄斑部有集中或散在境界较清的针尖大小黄白色斑点，有的满布整个黄斑区。舌红偏绛苔薄，脉细弦涩。当和肝解郁，拟解郁复明汤。处方：

当归10g 白芍10g 川芎5g 地黄10g 茯苓10g 陈皮6g 炒白术10g 潼蒺藜10g 白蒺藜10g

肾虚证：黄斑部呈淡黄与灰黑相间杂的团块物，形状不等，境界不清，变化迅速。舌质淡苔薄，脉沉细。多属肾虚。当滋养明目，拟地黄明目汤。处方：

地黄10g 当归10g 山药10g 泽泻10g 茯苓10g 枸杞子10g 丹皮10g 山萸肉10g 炒柴胡3g 潼蒺藜10g 白蒺藜10g

以上各证，临证时应前后互参，辨证施治。

4．视神经萎缩，属“青盲”范畴，为视神经退行性改变，导致视觉功能障碍。除视神经乳头退行病变外，临证辨治可分：

玄府郁闭：除眼底改变，乳头苍白，网膜色淡，血管较细外，常伴失眠，胸胁不舒，舌绛苔薄，脉涩。当和营通脉，开郁复明，拟和营通脉复明汤。处方：

丹参 10g 丹皮 10g 赤芍 10g 白芍 10g 三七 6g 茺蔚子 10g 石决明 10g

余毒未清者，加人工牛黄、忍冬藤；气虚加人参、黄芪、白术。

肝肾亏虚：眼底视乳头苍白，血管细，网膜可见萎缩现象，伴头晕，耳鸣，腰膝酸软，舌淡苔薄，脉细少力。当培益肝肾，拟培益复明汤。处方：

山药 10g 泽泻 10g 生地 10g 熟地 10g 龟板胶 10g（烊） 鹿角胶 3g（烊） 枸杞子 6g 制首乌 6g 楮实子 6g 云茯苓 10g

气血两虚：视乳头苍白，血管细，纳差，体倦乏力，舌淡苔薄，脉沉细少力。当益气养阴，以养目系，拟补益明目汤。处方：

党参 10g 黄芪 10g 丹参 10g 赤芍 10g 地黄 10g 枸杞子 10g 甘草 3g

目系毒侵：眼底乳头苍白，边缘清楚或模糊，血管细。患者平素有偏嗜（如酷嗜烟酒），或有药物中毒史，或病邪化毒侵害目系。舌淡苔薄，脉细。应求因解毒，养脉复明，拟和营解毒复明汤。处方：

丹参 10g　丹皮 10g　赤芍 10g　白芍 10g　三七 6g　菟丝子 10g　青葙子 10g　潼蒺藜 10g　白蒺藜 10g　人工牛黄 1g（冲）

目系损伤：多由外伤所致，视乳头苍白，血管细。舌苔薄，脉缓。当理伤续脉，拟理伤益损复明汤。处方：

当归 10g　赤芍 10g　地黄 10g　川续断 10g　刘寄奴 10g　三七 6g　仙鹤草 10g

5.原发性视网膜色素变性，为慢性退行性视网膜疾病，眼底以骨细胞样色素分布，血管变细，乳头呈蜡黄色改变为主要特征。自觉以进行性夜盲和视野缩小为主症，具有遗传性，为双眼发病，自幼开始，中年逐渐加重，晚年严重视力障碍，甚至失明。属高风内障范畴，多由先天不足，命门火衰，或肝肾亏损，精血不足；或脾胃虚弱，清气不升，目失濡养，气血失和，脉道瘀滞而致。故治宜益培脾肾，调和营卫，舒通目络，促进代谢，以增视明目，常可改善和缓解症状，拟培益和营通脉复明汤。处方：

桂枝 10g　熟地 10g　陈皮 6g　白芍 10g　黄芪 10g　鹿角片 6g　柴胡 5g　党参 10g　五味子 3g　升麻 6g　广郁金 10g　川郁金 10g　红花 5g　水蛭 5g　珍珠母 10g（先煎）　巴戟肉 10g　地鳖虫 10g（炙）　炙狗骨 10g　炒苍术 6g　枸杞子 10g　龟鹿二仙胶 10g（烊）

据全身脉证，随证出入。服 10 剂，休 3 天，30 剂为 1 疗程。

6. 老年性白内障：属圆翳内障范畴。多由肾阴不足，脾虚，精血亏损所致。成熟期以手术为主，未熟期可服中药以增强视力，改善症状。拟培补明目汤。处方：

地黄 10g　山药 12g　菟丝子 10g　枸杞子 10g　茯苓 10g　制首乌 10g　牛膝 6g　潼蒺藜 10g　白蒺藜各 10g

或予益气养阴明目汤。处方：

党参 10g　黄芪 10g　生地 10g　熟地 10g　当归 10g　白芍 10g　菊花 6g　谷精草 10g　白蒺藜 10g　潼蒺藜 10g

结合全身脉证适当增减，常服以增视明目。

眼底病属内障范畴，其成因较为复杂，病在水轮瞳神之内。《审视瑶函》说："五轮之中，四轮不能视物，惟瞳神乃照物者，瞳神之中，神光为目中自然能视之精华也。"故瞳神病变对视力影响最大。今借内窥之辨证，可括之为：

1. 出血病灶：离经之血虽为瘀阻之血，但有点片之别。点状者多为阴虚内热，灼伤血络；片状者多系肝郁脉络受阻，或津亏阴虚，血稠脉阻，迫血离经，或属脾虚难以统摄所致。

2. 水肿病灶：多属脾虚水湿不运，停滞泛滥所致。然"血不利则为水"，故脉阻血瘀为液亦不鲜见。又《素问》云："肾者为胃之关也，关门不利，故聚水而从其类也。"故亦有因肾阳衰微所致者。

3. 充血病灶：多属肝郁化火。肝胆火炽，上乘于目所致。但亦有因肝阳偏亢，升扰清窍，或心火上炎，或脾经湿热，血瘀化热，或阴亏虚火上乘所致。

4. 渗出机化病灶：多由脾失运化，聚湿生瘀，遏热湿阻所致。其病灶边缘模糊多属湿痰，边缘清楚多为老痰，色黄多痰热，色白多寒痰。苍白病灶，多为退行变化。目得血而能视，原为红润，苍白者多属气血两虚，或肝血不足，目失所养，或脾虚血少，无以上润于目，脉道阻塞，血运欠畅所致。网膜灰白者，多为脾虚气弱，水湿停滞。

5. 色素出现：黑焦者属肾虚有热，黑而晦暗为肾阳不振，色素先散后聚，为病久入深，阳损及阴，或阴阳俱损。

6. 血管改变：血管为气血运行之脉道，怒张者多属气滞血瘀，细狭者多为气弱阴虚。扭曲者多为阴虚阳亢，疑有肝风之兆。凡此，皆临床眼底内窥辨证所细究之处。

李传课

眼底病辨证发微

李传课（1938～ ），湖南中医学院第一附属医院教授

眼底病包括黄斑部、视网膜、视神经等组织的疾病。对这些疾病如何进行辨证，是个较为复杂的课题，本人在学习前人经验的基础上，结合临床实践，谈谈个人的体会。

从全身症状辨

眼虽为机体的局部器官，但其眼底病多是全身疾病的局部表现。其病因病机，多为外感六淫、内伤七情、饮食劳倦、它病继发、眼部外伤、药物中毒等，以致气血失和，脏腑经络失调所引起，其中以脏腑经络失调为主。根据“有其诸内、必形于外”的规律，除视力、视觉、视野发生改变以外，多出现全身症状。对于这些全身症状，通过望、闻、问、切，按照八纲、脏腑、病因、五轮、气血、内外障等辨证方法，进行归纳分析，从而审证求因、审因论治。

一、单脏为病，证候典型

袁某，女，42岁，化验员。

1977年因双目出现颞侧偏盲，在别院颅内照片疑为蝶鞍部肿瘤和视交叉炎性粘连，劝其脑血管造影，病人惧而

未作，要求中医治疗。视力右0.7、左0.5，左眼视乳头颞侧色淡。常感头昏，眼睑常欲垂闭，精神不振，四肢乏力，不能上班工作。舌质淡胖、边有齿印，脉沉缓弱。证属脾胃气虚，应以健脾益气为主。投以补中益气汤加减：

黄芪15g　党参15g　当归15g　白术10g　柴胡10g　升麻10g　白芷10g　红花6g　桃仁6g　丹参12g　甘草3g

除经期停服外，连服2个月，视力提高至右1.0、左0.8，症状明显减轻。后仍以上法调理，近数年来一直坚持全日制工作。

每种疾病有其自身的内在规律，在其发生发展过程中，均可表现出一定的症状或固有的症状，这种典型情况是容易透过现象看到本质的。

二、多脏为病，病性单纯

吴某，男，43岁，工程师。

右眼患中心性视网膜脉络膜炎，近5年内发作4次。本次复发用激素、维生素治疗后，视物仍然变小，视力0.8，近月来未再提高，特求中医诊治。查黄斑部中心凹反光不见，周围有黄色点状渗出物，无水肿。症见头昏，间歇耳鸣，记忆力差，心烦难以入眠，眠则多梦，且易早醒。舌红无苔，脉弦细。综观全证，辨为肝肾阴虚，水不制火，心神不宁。治以滋补肝肾为主，兼以养心安神。用生熟地黄汤加减：

生地15g　熟地15g　茯苓10g　黄精10g　枸杞子12g　草决明10g　制首乌10g　柏子仁10g　珍珠母12g

丹参 12g 菊花 10g

经过先后八诊，于上方增加五味、枣仁、夜交藤等养心安神之品。服用 35 剂后，全身症状消失，视力提高到 1.5。

辨证时应注意脏腑相生相克关系，辨明始于何脏，影响于何脏，分清主次，进行论治。

三、多脏为病，病性夹杂

洪某，男，44 岁，技术员。

自 1956 年起，双眼视力下降，诊断为双视神经萎缩。视力 0.6（双），眼底视乳头颞侧淡白，筛板显露，边缘清。症见头晕耳鸣，失眠多梦，饮食不振，胃脘饱胀，二便失调，口苦。苔白腻，脉缓。根据临床症状，为虚实夹杂之证。虚为肝肾不足，实为脾胃湿困。采用急则治其标，缓则治其本的原则，拟化湿醒脾为先。选用平胃散加味：

苍术 10g 厚朴 10g 藿香 10g 陈皮 6g 茯苓 10g 车前子 10g 甘草 3g

服 10 剂后，舌苔转净，脘胀消失，湿邪已化。再以滋补肝肾法调理，视力长期稳定于 0.7（双）。

疾病的发生发展，其病机可以相互夹杂，亦可相互演变，还可兼杂新病。相互夹杂者，应分清主次，以治主为首务，兼顾其次。相互演变者，证随症转，药随证变。出现新病者，先治其新病，后治其旧病。

上述三方面，从眼科角度论，均属以型概病的范围。这种以型概病的形式，体现了异病同治的特点。但当某一证型概括不同性质的眼底病时，应注意疾病的性质和特点。当前辨病与辨证相结合的方法，可以克服这一缺点。若全身疾病与眼底病无内在联系时，宜分辨二者的先后缓急，按标本缓急论治。

从视网膜病征辨

临床上遇到的另一事实，即病人除了视力、视觉、视野改变以外，别无其他自觉症状，甚至舌脉也不特殊。对于这类患者，如有明显病因，当从病因论治，若病因也不明显者，我们着重从视网膜所出现的水肿、渗出物、出血、萎缩、增生、血管阻塞等病变征象辨。如何认识这些征象，主要从以下三方面探究。

一、从脏腑的生理病理特点认识

谭某，男，36岁，工人。

自觉近日左眼前有圆形阴影，视物如隔云雾样模糊，视力0.6，眼底黄斑部水肿，中心凹反光消失，周围有点状黄色渗出物。诊断为急性中心性视网膜脉络膜炎。无其他自觉症状，舌脉如常人。眼底以水肿渗出为主。据《素问·至真要大论》："诸湿肿满，皆属于脾"。故黄斑水肿与脾失运化有关。引起脾失运化的原因，在眼科来说，首推其肝，以其肝开窍于目故也。此系肝木克脾土，脾虚不运所致。治宜疏肝和脾，取逍遥散加减：

柴胡10g　当归10g　白芍10g　白术10g　茯苓10g　车前子10g　丹皮10g　丹参12g　甘草3g

服上方12剂，水肿消失，视力提高至0.8，遗留点状渗出。改用滋补肝肾，活血化瘀法，用生熟地黄丸加减：

生地 15g 熟地 12g 黄精 15g 茯苓 12g 丹参 12g 枸杞子 15g 苏木 10g 丹皮 10g 草决明 10g

服上方 30 剂，渗出物基本吸收，黄斑中心凹反光恢复，视力 1.0，近 1.2，终止治疗。

眼与脏腑，关系密切，《灵枢·大惑论》说："五脏六腑之精气皆上注于目"。脏腑功能协调，则神光充沛，视力正常。若脏腑失调，可致目昏目暗等。故眼底病虽无全身症状，仍可从脏腑的生理病理特点去认识。

二、从疾病的阶段认识

刘某，男，40 岁，教员。

双眼原系高度近视，左眼视力下降月余，眼前黑影遮挡。侧视 0.02，眼底高度近视改变，黄斑部出血，量较多，约 2/3 个 PD 范围。无其他自觉症状，诊断为黄斑部出血。证属出血早期，应以凉血止血为主，用四物汤加减：

生地 15g 赤芍 10g 丹皮 10g 茅根 20g 藕节 15g 荆芥炭 10g 丹参 10g 甘草 3g 三七粉 3g（冲服）

服 15 剂后，无继续出血，且出血灶开始吸收，只遗留半个 PD 范围。证属瘀滞阶段，应以活血为主。用四物汤加减：

熟地 12g 生地 12g 白芍 10g 当归 10g 川芎 6g 旱莲草 12g 红花 6g 丹参 12g 三七粉 3g 甘草 3g

服 15 剂后，出血吸收，视力恢复至原状。

疾病是一个复杂的运动过程，但其发生发展过程中，可有一定的阶段性，不同的阶段有不同的生理病理特点。如视神经炎性病变，早期多为渗出水肿，中期多为组织增生，后期则为萎缩退变。以中医观点认识，早期多为实证，中期多为实中夹虚，后期多为虚证或虚中夹实。根据各个不同阶段，审定脏腑病机。

三、从其他证据认识

张某，男，70岁，干部。

左眼患陈旧性中心性视网膜脉络膜炎，视力0.4，眼底黄斑部中心凹反光隐约可见，周围有点状陈旧渗出。其余虽无特殊，但证据有二：一是年已七旬，阴气不足。朱丹溪在“阳有余，阴不足”论中，引伸《内经》之旨，指出：“年至四十，阴气自半”，“男子六十四岁而精绝，女子四十九岁而经断，夫以阴气之成，止供得三十年之视听言动”。二是病程已久，病变陈旧。《审视瑶函》指出：“凡病目后，宜滋肾水”。病属肾阴不足，嘱其交替服用杞菊地黄丸与二地十子丸。2个月后视力达0.9，后仍以原药调理。

上述三方面，有其内在联系，临证可综合分析。当然对无症可辨的眼底病，应树立整体观念，全面分析病情，正确处理局部与整体的关系，方能辨证准确。

蔡玉友

眼底出血 慎勿滥施活血化瘀

蔡玉友（1921～ ），天津中医学院主任医师

眼底出血之治疗，首先应查明原因，诊断确切。我主张按西医诊断方法，确定病名病因，再按中医辨证施治的方法，给予治疗。两者互相配合，取长补短。目前西医对于眼底病的治疗尚无良好的办法，运用中医方法治疗可能收到一定的疗效，但贵在辨证准确，理法方药合宜。目前中医采用活血化瘀方法治疗很多疾病，此法引入眼科后，治疗眼病也有一定疗效。但用之不当也会发生副作用。有些医院制出活血化瘀丸或活血化瘀汤，凡是眼底出血者都给予服用，有的患者服后反引起出血加重，甚至造成失明。试举2例，以资借鉴。

例1：张某，男，57岁。1982年5月诊。

患高血压病已3年，右眼视物不清，外院治疗不效而来诊。查血压26.7/13.3kPa；视力右眼0.3，左眼1.0。眼底检查：右眼乳头周围视网膜血管呈弥漫性火焰状出血；左眼底见乳头色泽正常，A：V＝1：2，动脉反光增强，动、静脉交叉压迫明显，黄斑反射清楚。印象：右眼高血压动脉硬化眼底出血；左眼动脉硬化二期。舌苔黄腻，脉弦而

有力。证属肝阳上亢。治宜平肝潜阳，凉血止血法。药用（验方）：

龙胆草 15g 钩藤 20g 天麻 20g 汉三七 15g（冲服） 牛膝 15g 侧柏叶 15g 仙鹤草 15g 旱莲草 15g 菊花 10g 石斛 15g 豨莶草 15g 甘草 10g

连服 10 剂，病情大有好转，血压降至正常，眼底出血大部吸收，视力 0.5；再经 1 个月治疗，病情稳定，基本痊愈。2 年后患者又因肝火旺盛，病情复发，某医院以活血化瘀法治之，病情加重。后又来本院治疗，病人右眼视力已为黑朦，左眼视力下降为 0.5。通过治疗，左眼已稳定，眼底出血大部吸收，血压降至正常。

例 2：阎某，男，47 岁。

患糖尿病 5 年，白血病 1 年，眼底出血视物不清，外院医治效果不显。视力：右眼黑朦，左眼 0.3。眼部及眼底检查：右眼睫状充血，角膜水肿，虹膜有新生小血管眼底透入不进。眼压 7.71kPa，左眼网膜污秽，静脉怒张，弯曲迂回，网膜血管有出血火焰状，乳头境界不清。化验检查：红细胞 3.2×10^{12}/L，血红蛋白 80g/L，白细胞 35×10^{9}/L。印象：白血病性视网膜炎出血，继发性青光眼。舌苔白腻，脉洪大而数。此乃内有郁热。法以清热解毒，凉血止血，佐以明目。处方：

金银花 15g 连翘 15g 蒲公英 30g 地丁 15g 黄芩 10g 石斛 15g 决明子 10g 杭菊花 10g 夏枯草 15g 侧柏叶 15g 仙鹤草 15g 陈皮 10g 甘草 10g

此方连服 20 剂，眼底大有好转，视力提高至 0.7，白

细胞下降至 8×10^9/L，住院 3 个月基本痊愈出院。

2 年后左眼眼底出血复发，某医院以通脉活血法治疗，病情未见好转而来求诊。我们又以凉血止血疗法治疗 1 个月后，患者左眼重见光明。

鉴于上述病例，皆因过早使用活血化瘀法引起不良后果，应引为教训。并提出以下眼底出血辨治方法，以供参考。

1. 肝经郁热：患者眼底出血，视力逐渐下降，伴有口苦咽干，尿黄便燥，头晕，面色两颊潮红，肤细而润。舌苔白腻或黄腻，脉洪大而芤。血沉加快。此病发于青年男女患者，女性多于男性。眼底见乳头色泽呈粉红色，静脉怒张，弯曲迂回，静脉有大量出血呈火焰状，或有大小不等的出血斑及不规则出血，视网膜有水肿及渗出物。出血严重者，眼底不能窥视。此类患者或有结核病史，或有腺病史，或属过敏性体质。诊断多为静脉周围炎。治当清热凉血，止血明目。方用自拟验方：

大小蓟各 30g　蒲公英 30g　旱莲草 15g　蒲黄 15g　夏枯草 15g　侧柏叶 15g　仙鹤草 10g　三七粉 1.5g（冲服）　川牛膝 10g

有热者，加金银花 15g；体虚者，加阿胶 20g，烊化入药；胃纳减少者，加香橼 10g，佛手 10g；大便干燥，加大黄 10g；胃热者，加生石膏 20g，知母 10g。

2. 肝阳上亢：患者面色红，头晕、耳鸣，目赤，气粗，口臭，尿赤便燥，口干舌燥，血压增高。舌苔黄腻，脉弦而有力。眼底所见：乳头色泽正常，或乳头表面有新生血管，动脉反光增强，静脉怒张，弯曲纡回如蛇走行，有动静脉交叉压迫，血管渗出及出血呈火焰状出血，动脉或呈铜丝状。此属于动脉硬化眼底出血。治宜潜阳降压，凉血止血明目。方选天麻钩藤饮加减或犀角地黄汤加减。我常用自拟验方，疗效较好，现介绍如下：

天麻 15g 钩藤 10g 龙胆草 15g 石决明 20g 龙骨 15g 牡蛎 10g 夏枯草 10g 三七 1.5g（冲服） 侧柏叶 10g 仙鹤草 15g 川牛膝 15g 杭菊花 10g 决明子 10g 石斛 15g

便燥者，加大黄 10g；胃热者，加生石膏 30g、甘草 10g。

3. 气滞血凝：多见于吸收阶段，因情志不舒，七情内伤，常伴有胃纳减少，不思饮食，胸闷多气，郁闷不舒，睡眠不佳，心烦喜呕等症。眼底所见：玻璃体呈红色或棕黄色，静脉怒张，弯曲迂回，视网膜出现黄白点及暗紫色出血点，遗留陈旧斑点病灶及色素沉着、新生血管等机化物。脉滑而涩。方选活血化瘀汤加减：

川芎 10g 当归尾 10g 生地 10g 熟地 10g 赤芍 10g 丹参 10g 泽兰 10g 郁金 10g 桃仁 10g 红花 6g 夏枯草 10g 旱莲草 10g 川牛膝 10g 木香 5g 佛手 10g 香橼 10g 昆布 10g 海藻 10g 云南白药 0.3g（日 3 次冲服）

4. 肝肾不足：时有头晕眼花，腰膝酸软，全身乏力，头晕耳鸣，睡眠不佳，滑精梦遗，胃纳减少，口苦咽干，有时便燥。眼底检查：视网膜血管出血较安静，出血已基本吸收，仅留少许出血斑点或机化色素条索、色素斑点。舌淡红，脉细弱而缓。治当以滋补肝肾为法，方用六味地黄丸加减，或用石斛夜光丸、十全大补丸、杞菊地黄丸等，也可佐用云南白药以巩固疗效。我常用自拟验方：

党参 15g　黄芪 15g　茯苓 15g　当归 10g　赤芍 10g　枸杞子 10g　菟丝子 10g　旱莲草 10g　汉三七 1.5g（冲服）　川牛膝 10g　黄柏 10g　知母 10g　车前子 10g　泽泻 10g　木香 10g　陈皮 10g　甘草 10g

此方可连续服用，效果佳良。

以上所举不同类型，均为常见的眼底出血疾病。对于眼底出血，应先辨别何种眼底所致，再辨别虚实寒热不同证候，以确定诊断。我把眼底出血分为 4 个类型，并提供相应的 4 个验方，经多年验证，疗效确切。

莫维馨

止血化瘀汤治眼底血证

莫维馨（1903～1978），眼科世家

证病同辨，清心降火

眼病辨证，应与辨病结合，如眼底出血病引起的“暴盲”，若不凭借眼底检查，可能与急性视神经炎、视网膜剥离、视网膜动脉栓塞等眼病相混淆。况且同是眼底出血，确诊为视网膜静脉周围炎者，当与视网膜静脉血栓采用不同的治则。糖尿病眼底出血最为顽固，眼部症状是整体消渴症的一种表现，故在治疗出血的同时需结合全身脉症情况，选加玄参、山药、花粉、制首乌、玉竹、黄精等治疗消渴的药物。眼底出血患者，常出现烦躁不宁，夜卧多梦等兼症，这些症状常易被人忽视，而烦躁不宁，则使心火更盛，从而加重出血现象，故必佐用宁心安神药物。

塞流止血，慎用破瘀

当今活血化瘀治则受到普遍重视，不少眼科医生在治疗眼内出血时，动辄用桃红四物汤、血府逐瘀汤之类方剂，甚或投三棱、莪术、红花、水蛭等药。岂知眼乃弹丸之地，结构精致而又脆弱，祛瘀之药固可消除离经之血，但有引起再次出血之虞。目内反复出血，欲恢复其良好的视力，是十分困难的。敝意治疗眼科血证当注重塞流止血，故自订止血化瘀汤：

全当归 6g　炒白芍 6g　炒丹皮 6g　侧柏炭 6g　白及 6g　连翘 6g　黄芩 6g　旱莲草 9g　大生地 9g　夜交藤 9g　决明子 9g　炒荆芥 3g

本方适用于视网膜静脉周围炎、玻璃体出血混浊、增殖性视网膜炎等。方中用大生地、连翘、丹皮、黄芩凉血清热；决明子清泻肝火。生地止血养血且无滞血成瘀之弊，是治疗眼底血证的第一要药。炒荆芥、侧柏炭、旱莲草、白及止血塞流。止血之方需动静结合，否则瘀血滞留眼底可致视瞻昏渺，云雾移睛，为此以丹皮协全当归、炒白芍，静中有动，缓缓消瘀，加以夜交藤一味，意在宁心安神，为治疗眼科血症之妙药。一候病情稳定，视力逐渐提高后，复加用大蓟炭和桑寄生二味，此二药配合，有化瘀之功，无动血之弊。

加减法：外伤性出血，加刘寄奴、川续断；高度近视黄斑部出血，且伴腰酸耳鸣者，加桑椹子、枸杞子；视网膜静脉血栓，加川芎、丹参、王不留行、炙地龙增加化瘀力量；钩端螺旋体病引起的眼底出血，加败酱草、土茯苓、地肤子。破瘀之三棱、莪术不宜使用，即如川芎、红花亦宜少用，若用则药量宜小。由于行气之药同活血药并用，消瘀作用倍增，故治疗视网膜动脉栓塞、静脉血栓时，除广郁金、延胡索等外，理气之品也不宜用。对于参三七与阿胶，因三七之功在消瘀，止血之力不足，而阿胶虽有补血、止血之能，但其性粘滞，不利瘀血的吸收消退，亦在不用之列。

（赵经梅　整理）

柏超然

黄斑病变应调脾胃

柏超然（1935～ ），浙江中医学院主任医师

益气聪明汤 滋毓添神光

中心性浆液性视网膜病变，是以中心性视力下降，视物变形、易色、变远为症状。眼底镜检查：黄斑部肿胀，中心凹反射消失或减弱，后期出现黄白色渗出物。病因众多，眼底荧光造影黄斑部有荧光渗漏。然35载遇此症千例以上，认为湿浊郁积黄斑，及脏腑之气不平，脾虚气弱使然，复发难愈者，益气聪明汤主之。

例1：陶某，男，31岁。1972年10月20日初诊。

右眼视力0.2，黑影趁中，病历4月余，中西药不效。苔薄质红，脉细弦尺浮。诊为湿浊黄斑。益气聪明汤加车前子30g。服50剂后，左眼视力1.0，黄斑部肿胀消失，中心窝光反射恢复正常。继续巩固治疗，共服90剂。

益气聪明汤由人参益胃汤（人参、黄芪、甘草、白芍、黄柏、蔓荆子）加升麻、葛根组成。轻扬升发，通利九窍，东垣法也。本病有30％女性患者在妊娠后期发病；60％男性复发患者查出慢性前列腺炎，加用白花蛇舌草、狗舌草、

车前子各 30g，清理下焦湿热，治疗慢性前列腺炎，能减少复发，增加视力。

宁络能摄血　柔肝络气匀

黄斑出血主要有 2 种：外伤性黄斑出血和近视性黄斑部脉络膜出血。其他的黄斑出血是由视网膜出血所影响的。外伤性黄斑出血，吾善用除风益损汤（当归、白芍、川芎、熟地、藁本、前胡、防风）加酒蒸大黄 6g，橘络 3g，宁络摄血。近视性黄斑部脉络膜出血，用自拟柔肝宁络汤：

生地 30g　生地炭 15g　沙氏鹿茸草 15g　赤芍 15g　丹皮 15g　枸杞子 15g　阿胶 15g　荠菜花 15g　茺蔚子 15g

大便坚，脉弦紧者，加生大黄粉 1g（冲），怀牛膝 6g；羸瘦脉细涩濡者，加丹参、川芎各 15g，宝珠茶花 7 朵。

例 2：刘某，男，50 岁。1979 年 5 月 31 日初诊。

夙有－16.00D 球近视，初夏怒气伤肝，陡然左眼黑影挡中，视物不清。查得黄斑部一片红，红白成斑。脉弦著于左关，苔白质青。用柔肝宁络汤，加生大黄粉（冲）1g，怀牛膝 6g，青葙子 15g。经六诊服药 42 剂，黄斑部血迹吸收。

血者，阴物也，类地之水；性本静，行其势也。行为阳，为阴中之阳，乃坎中有火之象，阴外阳内，故行也，纯阴故不行也。不行则凝，凝则经络不通，不通则血溢络外，为出血。黄斑部有 12～14 条微血管到达，仅有 6～8 条可到达中心窝附近。其外伤、血热、气滞、气虚，都可导致黄斑出血。因到达黄斑部的微血管乃肝窍中视衣上的肝络，非薄而脆，非柔不能摄，故拟此柔肝宁络汤。

阴升阳秘烛生光　填合裂孔治腑脏

黄斑裂孔是一种严重损害中心视力的眼底病。眼底镜检查：黄斑部形成红褐色的圆孔，周围稍微隆起，呈黄白色。本病亦称为中心性萎缩性视网膜炎，或蜂窝状黄斑。活体显微镜下，裂隙灯光学切面：病变区上视网膜切线中断。余应用中药治疗黄斑裂孔95例，疗效较为理想。

例3：韩某，女，48岁。1977年3月11日初诊。

右眼底黄斑裂孔，眼前光感。舌质淡，脉细。脾肾阴伤。滋毓涵光：

生山药（包煎）30g　党参15g　龟板15g　菟丝饼30g　鳖甲15g　白术9g　苍术9g　木香9g　甘枳6g　沉香曲9g　甘草6g　龙眼7枚　红枣7枚

前后十诊，上方稍有出入服70剂。至5月18日诊，右眼视力0.3，脉来有力。上方加鹿角胶、阿胶各15g（另炖分冲）填补肾阳。再十诊用药70剂，至8月10日，视力增达0.6，黄斑裂孔愈合。

黄斑裂孔的发生，局部解剖因素是视衣上最薄顶灵的神光着力处，外力极易震穿，内力极易迸透。其原因乃禀赋薄弱，阳光飞跃，阴精亏损。治宜“平衡阴阳，调补脾肾”，重用生山药、菟丝饼、白及。除以补脾肾阴精为主，还必须重视健脾与安神。健脾增纳是旺盛自身生机的有效方法，安神是修复神经细胞的唯一手段。“安神则脏和，脏和则眼目清洁。”为了填孔，宜适时重用龟板胶、鹿角胶、阿胶、鳖甲、薏苡仁、熟地、补骨脂等，以填补真阴，修复神光。

杨国松

滋阴祛瘀法应用举隅

杨国松（1923～ ），浙江临海市中医院主任医师，
浙江天台眼科世家

精血不足是致虚之本，气机不畅是致瘀之源。阴虚瘀痹所致的内眼病变，由情志与劳倦所伤者多。此时复感时邪，必先伤其气，损及血，继而耗其精，渐致目有瘀滞。盖“瘀”之形成，皆由于气滞，而气滞血瘀导致眼之病变者，难免伤及膏汁而致脉络瘀痹，继则成为虚瘀交织之证。膏汁，由神膏、神水、真精、真血及真气共同凝聚而成。从现代医学来看，是指眼内营养物质，也是眼球内组织的基质，如葡萄膜、玻璃体、房水、晶体及其他液体。

内眼之病，一般全身症状并不明显，辨识时应观目之神色形态，询其所苦，然后审证，诸如视物昏渺倦怠、视久隐痛、润泽逊色、目光乏神、头晕、腰酸、失眠等症，即属于虚；若有昏渺羞涩、胀痛且痒、球内瘀积、瞳孔失常等症，当属于瘀。但二者有时很难明确区分，而视力下降，皆因虚瘀交变所致。对于阴虚致瘀目疾，治以滋阴祛瘀，能使真精充，瘀痹通，而目疾愈。临床应辨明虚、瘀孰轻孰重，参考兼症，然后按病机主次投药，适当增损，方可收

效。益肝肾之真阴，先予生地、女贞子、桑寄生、玄参、白芍、墨旱莲等。待瘀滞有所减轻，继以填精之枸杞子、熟地、阿胶、龟板、巴戟、菟丝子、玉竹、怀山药，据证参以益肝肾通血脉之续断和补血活血之当归。至于行血祛瘀，当以丹参、丹皮、茜草、赤芍、茺蔚子、夜明砂为主，酌加通络之地龙、丝瓜络，有助于祛瘀。其中地龙及虫类灵动之物，其性善祛久瘀之胶着。病变迁延者，是法王道，可守方长服。

李某，男，27岁。1974年11月9日初诊。

患者因过度劳累而致右眼视物模糊5月余，于7月底曾至某医院治疗月余未效，后经杭州某医院诊断为右眼葡萄膜炎，认为预后不良。选用激素、抗生素、葡萄糖酸钙、碘化钾等，症状未得改善，且视力日渐下降。检查：视力右眼0.04，左眼0.1。右眼前房较浅，角膜后有沉淀物，虹膜纹理不清，瞳孔反应迟钝，眼前如云雾及点状。视倦，目干涩，面容黯，头晕，腰酸，睡眠欠安，舌色偏暗，脉涩。目病由于劳倦所致，且迭用克伐，因而肝肾一虚再虚，病目几乎失明。球内瘀积，目窍与全身皆见虚瘀之症。诊为青盲。治当滋养肝肾，行血祛瘀。处方：

生地12g　枸杞子6g　生白芍9g　桑叶9g　黄柏4.5g　女贞子12g　蝉衣4.5g　丹参9g　丝瓜络9g　夜明砂9g

二诊（12月22日）：前方增损，连服30剂。右眼视力0.1，睡眠安定，诸症较前减轻，步前法化裁治之。处方：

生地10g　桑寄生10g　女贞子18g　丹皮6g　黄柏

6g　夜明砂 9g　茜草 9g　花粉 9g　蝉衣 4.5g

三诊（1975 年 2 月 16 日）：经治 3 个月，右眼视力由 0.04～0.1，诸症减轻过半，神色俱丰，继则半调半益。处方：

生地 18g　玄参 9g　女贞子 18g　桑寄生 15g　丹皮 4.5g　怀山药 12g　茜草 9g　秦艽 4.5g　钩藤 4.5g　黄柏 6g

随其所宜进 30 剂，至 4 月 18 日复查，视力右 1.2、左 1.5，眼与全身症状逐步消失，终以杞菊地黄丸善后，且嘱其自我调摄以巩固疗效。至 1976 年 2 月来院检查，双目视力 1.5。历经 5 年，其疗效依旧巩固。

庞万敏

青盲审肝郁阴虚 出血辨热扰血瘀

庞万敏（1935～ ），河北邢台地区眼科医院主任医师

治视神经萎缩重在和肝
用家传经验方宜乎灵动

视神经萎缩治之不易，余通过多年的临床探索，常以和肝法治疗本病，疗效尚满意。

一、明辨肝郁阴虚

视神经萎缩属于中医“青盲”、“视瞻昏渺”之范畴。此病之初起，系风热侵入目系所致。风邪发于前，火邪乘于后，风热之邪袭于目系，则引起炎症改变。病之甚者，邪热入里，耗伤阴精，致目系失养。其次，情志不畅，肝气郁结，则血行滞涩，使经脉空虚，目系不荣。故肝郁阴虚为本病之主因，当须明辨。

二、和肝方药及加减

和肝法，即疏肝法与滋阴法相结合的治疗法则。适用于肝郁阴虚，气滞不行所致的视物昏渺，蒙昧不清，视功能减退，青盲等病症。伴有胁肋窜痛，胸腹胀闷，口干咽燥。舌红无苔，脉弦细弱或沉弦细数。方用舒肝解郁益阴

汤（《中医眼科临床实践》）：

当归 白芍 茯苓 白术 丹参 银柴胡 熟地 山药 生地 枸杞子 焦神曲 磁石 栀子 升麻 五味子 甘草

本方具有滋阴潜阳、舒肝解郁之功。原系家传治疗一切慢性眼底病变的有效良方，更适用于炎性视神经萎缩。应用时应当根据具体病情灵活运用，如热重，加三黄或石膏、知母等以清热；血热，加犀角、白茅根等以凉血；头痛，加荆芥、防风，或决明子、蔓荆子以散风；伤津，加麦冬、玄参以生津润燥；遗精，加金樱子以固涩；阳虚恶寒肢冷，加附子、肉桂以温补命门；阳亢风动，加石决明、珍珠母以潜阳熄风；病程较长，耗气者，加参、芪以益气；瘀滞较重者，加三棱、莪术以破瘀。

实践证明，应用和肝法治疗炎性视神经萎缩，对于改善视网膜的血液循环，提高视觉功能，实有裨益。

眼底出血

眼底出血不是一个独立的疾病，而是眼科临床颇为常见的一个症状。余通过多年临床实践，认为眼底出血的病因病机与热、气、瘀三者密切相关。

热：《济生方·吐衄》云："夫血之妄行也，未有不因热之所发。"火热，有六气化火，五志之火，也有阴虚内热化火，皆能上炎，灼伤目络，而血溢脉外。

气：气血相互为用，若因某种精神因素，致使气机不利，郁于目络，则造成气滞血瘀。或因气血升降失常，气行逆乱，上冲于目络，则络破血溢。或因气虚不能摄血，则血溢脉外；或气虚无力推动血液，则血行缓慢，造成气滞血瘀，瘀则血泛溢于目络。

瘀：瘀指瘀血。凡血行受阻，皆可为瘀。血受寒则凝，或血受热则煎熬成块；或气虚无力推动血液而瘀滞；或气滞以及外伤皆可致目血运行失畅而凝滞；或痰瘀于目络，血壅冲击，以致血不归经，逆经出络而外溢，造成出血。

1. 实瘀热证：见于热性（炎性）疾病眼底出血，病程较短。伴有目赤口苦，溲赤便秘。舌红苔黄，脉实数。治宜清热泻火，凉血止血。方用凉血地黄汤（《医宗金鉴》）：生地、黄连、当归、甘草、栀子、玄参、黄芪。

2. 虚瘀热证：多见于长期的或反复发作性热性眼底出血，病程较长。伴有烦躁失眠，五心烦热，颧红，盗汗，梦遗失精。舌红无苔，脉沉细数。治宜滋阴清热，凉血散瘀。方用滋阴解郁汤（《中医眼科临床实践》）：生地、黄芩、山药、枸杞子、女贞子、知母、沙参、白芍、生龙骨、生牡蛎、蝉蜕、木贼、赤芍、旱莲草、甘草。

3. 郁热证：多见于血管阻塞性以及陈旧性出血。伴有头晕，目胀，两胁胀满，烦躁易怒。舌黯紫红，脉弦细涩。治宜疏肝解郁、活血通脉。方用疏肝破瘀通脉汤（《中医眼科临床实践》）：白芍、当归、茯苓、白术、银柴胡、甘草、丹参、赤芍、木贼、蝉蜕、羌活、防风。

4. 气虚瘀热：多见于退行性病变，或长期不愈的眼底出血。全身伴有眩晕，面色萎黄，体倦乏力，食欲不振，心悸，失眠。舌淡，脉细。治宜益气统血，凉血止血。方用归脾汤加减（《中医眼科临床实践》）：白芍、党参、黄芪、当归、茯神、远志、炒枣仁、生地、五味子、栀子、阿胶、木香、甘草。

5. 肝脾郁热：眼底出血，伴有渗出，或外伤性者。兼见头痛，目眩，烦躁易怒，神疲纳呆，腹胀。舌淡、苔薄白，脉弦细。治宜清肝解郁，健脾渗湿。方用清肝解郁益阴渗湿汤（《中医眼科临床实践》）：银柴胡、菊花、木贼、蝉蜕、羌活、防风、苍术、白术、生地、赤芍、女贞子、菟丝子、甘草。

用药心得

以局部病变为主的眼底出血，多属瘀热。出血在球内，不能及时排出与消散，瘀久化热是谓瘀热。炎症性者，多属热重于瘀；血管阻塞者，多属瘀重于热；退行性者，多为阴虚火旺，或气不摄血的瘀热证。对原因不明的一切眼底出血，全身无明显兼证，脾胃尚健者，皆从瘀热论治。治宜凉血散瘀。方用凉血散瘀汤（自拟方）：

生地　芍药　丹皮　夏枯草

以全身疾病为主的眼底出血，为原发病的并发症，多见于原发病的晚期。辨证时，要立足于整体，辨清眼底出血与全身疾病的关系。徐灵胎云："欲治病者，必先识病之名，能识病名而后求其之所由生，知其所由生，又当辨其生之因各不同，而病状所由异，然后考其治之之法。"治疗时，要分清标本主次，采用体急治体，体缓治目，或体目同治的原则。一般初期为热重于瘀，陈旧期为瘀重于热，恢复期则重于瘀热伤阴。对每一种眼底出血遵循一个基本方剂，然后进行随症加减治疗。

高血压性视网膜病变，多属阴虚阳亢所致，治疗宜滋阴潜阳，破瘀行血。方用育阴潜阳通脉汤（《中医眼科临床实践》）：

生地 山药 枸杞子 麦冬 白芍 沙参 盐知母 盐黄柏 珍珠母 生龙骨 生牡蛎 怀牛膝 丹参 赤芍 木贼 蝉蜕

动脉硬化性视网膜病变，多属肝肾不足，热郁阻络所致。治宜滋阴清热，活血通络。方用滋阴活络汤（家传方）：

生地 山药 菟丝子 女贞子 泽泻 丹参 赤芍 川牛膝 当归尾 夏枯草 决明子 黄芩 三七粉

糖尿病性视网膜病变，多属郁（瘀）热耗伤精气所致。治疗宜滋阴益气，清热散瘀。方用生津清热汤（自拟方）：

熟地 山药 山茱萸 黄芪 玉竹 麦冬 花粉 沙参 栀子 黄连

妊娠中毒性视网膜病变，多属气血两虚，郁滞内结所致。治宜益气养血，解郁散结。方用加味逍遥散（自拟方）：

当归 白芍 茯苓 白术 柴胡 甘草 木贼 蝉蜕 枸杞子 菊花

不论以全身病变为主的眼底出血，或以局部病变为主的眼底出血，在辨证分型论治的基础上，还要参照眼底所见，随症加减。

1. 眼底出血新鲜者，加用凉血止血药，如藕节、蒲黄、三七、大蓟、小蓟等；陈旧性暗黑色出血，为瘀血表现，宜加用活血祛瘀药，如丹参、赤芍、当归尾、鬼箭羽等。

2. 视网膜动脉硬化为衰老表现之一，亦为肝肾精血不足所致。临床需加用滋阴养血之品，如熟地、天冬、麦冬、白芍、枸杞子、女贞子、菟丝子、阿胶、旱莲草等。

3. 视网膜静脉纡曲怒张多见于炎性眼病，为热郁脉络，应用清热凉血药物，如生地、丹皮、栀子之类；非炎性眼病，多属瘀血阻络，加用活血祛瘀之品，如桃仁、红花等。

4. 视网膜水肿为出血伴随症状。如属炎性眼病，则从湿热互结辨证，加黄芩、木通等清热祛湿之品；非炎性眼病，宜加益母草、泽兰等活血利水药，如脾虚湿重，加健脾渗湿的白术、苍术、薏苡仁、车前子、茯苓、泽兰，也可加羌活、防风等。

5. 视网膜渗出物大多从郁论治。药用：木贼、蝉蜕、菊花、谷精草、白蒺藜之类。陈旧者，配伍软坚化痰药，如珍珠母、海浮石、昆布、海藻、白芥子等。

6. 视网膜色素紊乱，胆固醇结晶，为久病必虚，久病致郁所致。治宜补益和解郁同用。

7. 玻璃体混浊，出血性为血瘀，炎症性者为热郁，退行变性者为虚郁，据证分别治之。

8. 增殖机化条索，长期反复出血易形成此症，为痰瘀互结之征。治宜祛痰软坚。药用三棱、莪术、夏枯草、生牡蛎、鳖甲之类。

9. 新生血管多为瘀热伤阴所致，治宜滋阴清热，凉血散瘀。药用丹皮、生地、沙参、阿胶、鳖甲等。

眼底出血常见的并发症有：并发性白内障、出血性青光眼及继发性视网膜脱离。关键在于早期发现，及时治疗，尽量减少这些并发症的发生。

曹仁方

针药并用治疗眼底疾病

曹仁方（1936～　），苏州市中医医院主任医师

视网膜中央动脉阻塞

中医眼科称本病为“暴盲”。多发生于有高血压动脉硬化，或心血管系统疾患的病人，或患有可发生血栓脱落的全身性疾病的患者。

本病多因忿怒暴悖，肝气上逆，气血郁闭，精明失用；或因惊恐过度，心神失守，气血妄乱，不能运精于目；或因恣酒嗜辛，胃热蕴蒸，气血逆行而致。亦有思虑过度，用心过极，营血暗耗，或色欲过度，水虚火炽，以致脏腑精华不能上升，而致暴盲者。

本病患者平素眼无它病，一眼或双眼骤然失明。有些患者最初感到眼前有黑影，在2～3小时后对光线的感觉全部消失。外眼无翳障之气色，无特殊之苦楚。眼底所见，视乳头水肿呈灰白色，黄斑区呈轮状之光晕，中心凹郁血呈一点樱桃红色。

本病的治则当以通调气血，舒通脉道，平肝熄风为主，针刺疗效较好。其选穴为：睛明、曲池、风池、翳风、承

泣、合谷、四白、球后。

手法：睛明、球后，针刺1.2～1.5寸，轻轻小幅度捻转（进针时），针入皮肤后基本上不捻转，更不可行提插手法，而将针向前推进。曲池、合谷、风池，针刺1.0～1.5寸，用提插泻法。翳风、四白，针刺0.5～1.0寸，用雀啄泻法。承泣，针刺1.0～1.2寸，手法同睛明、球后。

以上穴位针刺后留针20分钟，每日1次，10次为1疗程。

治疗本病时，必须详细进行内科检查，在针刺操作过程中，要提防冠心病患者心绞痛的发作，必要时应在备有心血管扩张剂的条件下进行针刺，以防发生意外。

眼底出血

中医称眼底出血为目衄。视力突然下降，轻者如有云雾、薄纱笼罩之感，称“云雾移睛”；重者仅能辨明暗或眼前红光满目，或一片漆黑，称为“暴盲”；风轮后一片鲜红血液，甚者瞳神被掩盖，称为“血贯瞳神”。除外伤以外，很多眼底病可引起眼底出血，其病因、病机、治则大致相似，因此可用一方为基础，随症灵活加减而治之。基本方为桃红四物汤加减：

桃仁12g　红花12g　赤芍12g　川芎12g　仙鹤草10～12g　三七粉（冲）6g　生地20g　玄参20g

静脉周围炎：基本方加白及12g，沙参9g，牡蛎12g，浙贝母6g，海藻12g，昆布12g，蒲公英12g。渗出，机化重，加三棱6～9g，莪术6～9g，地龙9g。

视盘血管炎（静脉阻塞型）：基本方加白芍15g，木通6g，柴胡12g，丹参12g，当归12g，地龙9g，鸡血藤12g。黄斑水肿加黄柏12g，知母12g。

针刺取穴：

1. 肝火炽盛，目络瘀阻者取合谷、风池、足三里、睛明、承泣。

2. 气滞血瘀，水湿内停，肝肾阴虚者，取合谷、曲池、睛明、承泣、三阴交。

高血压、动脉硬化：基本方加石决明20g，草决明12g，柴胡12g，白芍15g，菊花6g，丹参12g。针刺取合谷、太阳、攒竹、三阴交、丰隆等穴。

高度近视眼底出血：基本方加远志12g、石菖蒲12g；玻璃体混浊者加枸杞子30g，茯苓12g，车前子9～12g。

糖尿病眼底出血：基本方加黄柏12g，知母12g，黄芩12g，玉竹20g，天花粉30g，生地20～30g，山栀12g，丹皮9g。针刺取合谷、睛明、曲池等穴。

视网膜中央静脉阻塞：基本方加柴胡12g，香附9g，玄参9g，栀子20g，枳壳9～12g，牛膝5g，丹皮12g，丹参12g，黄柏12g，知母12g。针刺取穴：合谷、睛明、承泣、足三里、三阴交。

外伤性眼内出血：中药可用基本方。针刺取穴：合谷、足三里。根据眼底外伤性出血部位，加取以下穴位：鼻侧上方加见阳$_4$，鼻侧下方加下睛明，正中上方加中明，颞外方加球后，黄斑区加睛明。

总之，对于眼底出血，凉血止血与活血化瘀相辅相承，不能偏废。对眼底的新鲜出血，虽然必须以凉血止血为主，但不能单纯止血，如果能早期应用活血化瘀之品，促进出血吸收，存留的机化物就可以少一些，对视力的恢复较为有利。关于止血与活血的关系，应根据出血时间与眼底望诊而决定。新鲜出血，发病时间短，则以凉血止血为主，活血化瘀为辅；对于陈旧性出血斑，无新鲜出血，发病时间较长者，则以活血化瘀为主，凉血止血为辅。

对于反复出血，出血量较大者，如静脉周围炎等，常由于多次复发，眼底为大量机化物所遮盖，演变为增殖性视网膜病变而丧失视力。我采取两种方法：

1. 嘱咐病人，一旦眼前有出血阴影，立即服用常备止血药（如三七粉、云南白药等），以自救止血，并安静休息片刻，再去就医。

2. 对于眼底机化物的治疗，着重于全身调理，使疗效稳固，不再复发。用药偏重活血化瘀，又不可攻伐太过，防止再度出血。

全色素膜炎

中医称本病为“神光外逸”、“视惑”、“青盲”、“暴盲”、“青风内障”、“云雾移睛”等。本病是指眼部整个色素膜的炎性病变。

本病的病因病机为肝肾阴虚，血虚生风，风血相搏；或气血两燔，肾水不能涵木，肝血亏损，不能上荣于目，而致抱轮红赤，瞳神干缺，神光外逸；风血相搏而致白癜风，毛发白化，脱发，头晕目眩耳鸣等。

临床常见视物不清，眼胀痛，畏光，脱发，耳鸣，白癜风，毛发白化，大便秘结，眼前闪光。眼部呈抱轮红赤，裂隙灯下风轮后壁可见沉着物，房水混浊，黄仁纹理不清，颜色变灰失泽，与风轮后壁或睛珠相粘连，瞳神变形呈“瞳神干缺”、“瞳神紧小”症，睛珠混浊，神膏混浊。眼底望诊：视乳头边界模糊，静脉充盈纡曲，黄斑水肿，视网膜呈波纹状或放射状皱褶，视网膜呈豹纹状或红润如“晚霞状”的改变。亦可见黄斑部的囊样变性、硬性渗出物。视网膜萎缩性病变，可见到黑色素膜显露；又有出血、渗出之变化。

本病与全身气血密切相关，因此，其治疗以针刺与中药相结合为收效最佳。笔者常用清热解毒，凉血散风，滋补肝肾法。药用：

丹皮 20g　玄参 20g　白茅根 15g　板蓝根 15g　蒲公英 12～15g　防风 12g　柴胡 9g　野菊花 12g　蔓荆子 12g　茺蔚子 12g　大青叶 12g

加减法：风热较盛，前房积脓，角膜后壁沉着物，房水混浊，宜散风解毒，加地丁 30g、穿心莲 12g，并重用防风、茺蔚子至 15g。

玻璃体混浊，眼底水肿，网膜皱褶、渗出，宜利湿透邪，加生地 15～30g，茯苓 12g，泽泻 12g，车前子 12g，紫草 6g，通草 6～9g。

眼底静脉充盈、纡曲，宜散瘀通络，加地龙 9～12g，鸡血藤 12g，络石藤 12g，白芍 15g。

关节疼痛者加海风藤 12g，木瓜 12g。

球结膜充血加桑白皮 9～12g。

大便秘结，舌苔黄燥加生石膏 20～30g，熟大黄 6g，决明子 12g。

眼底渗出加黄柏 12g，知母 12g；网膜渗出，欲发而不得加紫草 6～9g。

脱发、白癜风、毛发白化加何首乌 12～15g。

针刺取穴：合谷、风池、曲池、睛明。

应用中药、针刺治疗本病，疗效较好且稳定。全身症状常随着眼部症状的好转而减轻，随着眼部症状的缓解而消失。应当指出的是，本病急性发作期，经常出现大便秘结，应用通便泻火的方法，保持大便通畅，常可使炎症得以控制。

原发性视网膜色素变性

本病在中医眼科里称为“高风内障”、“阴风内障”（《目经大成》），多为先天性，具有一定的遗传因素。

临床以夜盲为主症，发生的年龄不一，随着病情的发展而出现视力减退、视野缩小，乃至管状视野；晚期在日光下也出现视物不清。本病由于视网膜外层色素上皮的变性，色素细胞的破坏，色素颗粒集合在视网膜血管周围，形成骨细胞状的色素斑。近赤道部网膜上，似骨细胞状，呈多角形的色素斑是本病的特征之一。由于视网膜杆状细胞变性并向中心转移，使视野日益缩小。本病的命名方面，《目经大成》里批评《审视瑶函》对此病命名为“高风内障”，认为义不可释。

本病为元阳不足，阳气下陷，阴气上腾，故不能响应天地之昼夜，阴阳之变化，所以夜间不能视物。

本病的证候特点为：外观无内外翳障之色，初起唯夜晚视物不见，白昼视力似如常人。起病年龄不一，或在少年，或在壮年。先为夜间罔视，后视力日益减退，视野缩小，时有碰撞身旁之物之虞。晚期出现白昼怕光，有些患者眼前呈现条束状闪光。

本病之治，当取调补气血，滋肾健脾，舒通脉道之法。针刺选百会（补法，或灸）、合谷、睛明、球后、承泣、足三里等穴。

同时配合中药治疗，常用方为：

熟地 12g　黄芪 15g　白术 12g　何首乌 12g　夜交藤 12g　五味子 12g　夜明砂（包）15g　薏苡仁 9g　茯苓 12g　苍术 12g　玉竹 12g　知母 12g　太子参 12g　石斛 9g

此类疾病不易治疗，尤其是视网膜色素变性发生的视野缩小，要使它恢复和扩大，更感困难。运用上述方法治疗，虽可获得视野扩大、视力增进的效果，但是要求早期治疗，收效方佳。一旦视力仅留存眼前指数，或 0.2 以下，视野极度缩小时，则疗效较差。而晚期合并晶体混浊、玻璃体混浊及视神经萎缩者，疗效极差。

陆南山

中心性视网膜脉络膜炎
当从脾湿论治

陆南山（1904～1988），原上海
第二医科大学教授，著名中医眼科学家

中心性视网膜脉络膜炎，在眼底病变范畴中，属于比较常见的一种。对于一般性的初病患者，可用健脾利湿法治疗，而对陈旧性病变，眼底病灶区的水肿稍退，或完全消退而视力仍未提高者，或反复发作而不易痊愈者，则需在辨病中结合辨证，也就是观察眼底病灶区有无水肿及水肿程度如何，更须注意是否反复发作，然后再结合全身的体征详审，这样才能更好地对症用药。

治疗中心性视网膜脉络膜炎，以纠正“脾虚水湿”为主导，在辨证与辨病结合中，有如下规律。

1. 病系初发，初诊时无全身不适，仅见眼底黄斑水肿。在辨证时，则以眼底水肿为主。眼底水肿的病因，乃脾虚水湿上泛所致，治以五苓散为主的健脾逐湿升阳法。疗效尚属明显。

例1：潘某，男，25岁。1972年8月21日初诊。

左眼患中心性视网膜脉络膜炎已近2个月，在某医院住院治疗47天，曾用较多的西药，包括静滴促肾上腺皮质激素1周，以及口服地塞米松等。检查：右眼视力1.5，左眼视力0.4。右眼底正常。左眼外表正常，眼底视神经乳头色泽正常，视网膜黄斑区有明显水肿，生理凹陷反光消失。平面视野检查，有比较性中心暗点。诊断：左眼中心性视网膜脉络膜炎。证属脾虚不能制水，故水湿上泛，从而眼底黄斑区出现水肿。治宜五苓散加味，以资健脾逐湿升阳。处方：

炒白术6g　制苍术6g　带皮茯苓12g　猪苓6g　福泽泻9g　川桂枝3g　楮实子9g　杭菊花9g

二诊（8月26日）：上方已服5剂。眼底检查：黄斑区水肿依然存在，生理凹陷反光消失。但自觉症状的中心暗点大有改善，原方继服。

三诊（9月8日）：上方又服14剂，左眼视力恢复至1.2，眼底视网膜黄斑区水肿消失，生理反光明显出现。为巩固疗效，改服明目地黄汤加味：

炒白术6g　制苍术6g　大熟地15g　怀山药9g　云茯苓12g　福泽泻9g　粉丹皮6g　山萸肉4.5g　软柴胡3g　全当归9g　北五味4.5g

上方连服14剂，病已痊愈。

2. 病程已久，反复发作，且全身体质较差，眼底局部仍有轻微水肿者。治宜扶正祛邪，用五苓散加党参、黄芪、苍术、楮实子、菊花等。待水肿明显消退，再用滋补肝肾之剂以求明目。

例2：周某，男，38岁。1973年6月16日初诊。

8年前两眼次第反复发作中心性视网膜脉络膜炎。右眼最后1次发病于1年前，最近始告痊愈。左眼于4个月前复发，经他院用激素治疗，迄今未愈。检查：右眼视力1.0，左眼视力0.7。两眼外表正常。眼底检查：右眼视网膜黄斑中心凹生理反光存在，有陈旧性渗出。左眼视网膜黄斑区水肿，生理反光消失，有细点状渗出。诊断：左眼中心性视网膜脉络膜炎。左眼黄斑水肿已达4个月之久。脉象濡弱无力，舌苔薄白。属脾失健运，水湿上泛。且数年来复发频繁，病象虚证已见。拟培扶正气，消逐湿邪：

西党参9g　炙黄芪12g　炒白术6g　制苍术6g　云茯苓12g　福泽泻9g　猪苓6g　川桂枝3g　楮实子9g　杭菊花9g

二诊（6月27日）：上方已服10剂，左眼视力1.0，但眼底黄斑区反光尚未见到。仍以原方继服。

三诊（7月7日）：上方又服10剂，左眼黄斑区水肿明显改善，生理反光已隐约可见，视力右眼1.2，左眼1.0。患者欲回外地，故除建议上方继服数剂外，又拟滋补肝肾之明目地黄汤加味，配合成丸，带回继服，以巩固疗效。

西党参90g　生地黄150g　大熟地150g　全当归90g　云茯苓120g　山药90g　福泽泻90g　丹皮60g　柴胡30g　山萸肉30g　菟丝子120g　决明子120g　五味子30g　覆盆子120g

上药炼蜜为丸，每日服9g。

3. 对于陈旧性中心性视网膜脉络膜炎，无明显全身症状者，则以观察眼底的局部症状作为辨证依据；全身症状重于局部眼病时，在辨证中即着重于全身症状，先求得全身症状的改善，则局部眼病亦可由此迎刃而解。

例3：陈某，男，40岁。1975年1月14日初诊。

双眼在2年前均患中心性视网膜络脉膜炎，以中西医结合治疗而愈。因最近视力下降而来诊。检查：右眼视力0.4，左眼视力0.5。两外眼均正常。右眼黄斑区有陈旧性渗出物痕迹存在，中心反光甚弱，虽未见明显水肿，但自觉有中心暗点及视物变形。左眼黄斑区有陈旧性渗出物痕迹，中心反光明显。诊为两眼陈旧性中心性视网膜脉络膜炎。患者经常失眠，怔忡，疲倦，耳鸣，头部似有空虚感的隐隐作痛，进食后胃部不适，且有呕吐感。脉濡弱无力。此为心脾两虚，治宜滋养心脾而鼓动少火，使脾阳得运则上气可足，诸恙自愈。药用：

潞党参 9g　炒白术 6g　炙黄芪 12g　全当归 9g　炙甘草 4.5g　茯神 12g　炒远志 4.5g　酸枣仁 9g　煨木香 1.5g　骨碎补 9g　吴茱萸 1.8g　大枣 5个　生姜 2片

二诊（1月21日）：上方连服7剂，右眼视力0.5，左眼0.6，两眼视网膜黄斑区无明显变化。两眼视物比较清晰，右眼中心暗点缩小。头痛、耳鸣、呕吐感等均消失，失眠略有改善。原方加钩藤 9g 再服。

后其家属来说，眼病自觉症状已改善，已回外埠原单位工作。

韦玉英

瞳神内眼病滋补通利
视神经萎缩治肝化瘀

韦玉英（1925～ ），中国中医研究院主任医师

儿童视神经萎缩重在治肝

儿童视神经萎缩是眼科疑难病之一，属中医“小儿青盲”范畴，最早记载于公元610年，隋代巢元方《诸病源候论·小儿杂病篇目盲候》中言道：“眼无翳障，而不见物，谓之盲。”清末刘耀先《眼科金镜·青盲症》中对本病描述较为生动和详细。书中指出：“小儿表现盲眼，此症极危险，盖因病后热入经络，壅闭玄府，得是病者不少。症初起不痛不痒，不红不肿，如无病状，只是不睹物，盲瞽日久，父母不知为盲，以速速急治，缓则经络郁久，不能治疗”。说明本病及早治疗十分重要。韦氏自1956年开始，随其父韦文贵，与协和医院、同仁医院有关专家共同研究本病，通过门诊、住院对12岁以下患儿进行了长期系统的临床治疗观察。在不断观察中发现，各类脑炎、肺炎、中毒性痢疾、流感重症等急性温热病后发生本病较多。对本病错综复杂的临床现象进行了去粗取精、去伪存真，由表及里的分析、

归纳，抓住病因病机中的主要矛盾和矛盾的主要方面，并密切结合患儿具体证情，大胆化裁前贤方药，灵活取舍，取得了十分满意的疗效，基本掌握了本病传变过程的治疗规律。并把本病归纳为4种证型，6个主方。

本病以肝经风热型疗效最好，本型多为急性温热病后期风热未解，病程短，病情急，兼症多。主症见双目青盲，瞳神散大，目多偏视，烦躁不安，兼有项强口噤，双耳失聪，肢体强直，舌绛或红，苔微黄薄腻。这是温热病后，风热未熄，扰动肝风所致。《素问·至真要大论》言："诸风掉眩，皆属于肝"，"诸暴强直，皆属于风"。韦老先生提出，肝风属于内风，外邪引动内风，形成原因很多，历代医家多侧重肝脏本身的病变和五脏生克乘侮关系的失调，致使经络受阻，气血不通，筋脉失养的病理变化。而韦氏认为，本型治疗关键是抓住肝风这一主要矛盾。肝气郁风或热极生风为矛盾的主要方面。根据热解风自灭的中医理论，治疗眼病，又顾及全身，标本兼施，一举两得。韦老先生用自制的钩藤熄风饮加减，治以平肝熄风，清热解毒，芳香开窍。并酌情选服紫金锭、安宫牛黄丸或散、局方至宝丹等。如有低烧，寒热往来，伴项强口噤抽搐者，属邪在少阳，热极生风，治宜清透少阳，和解为主，主用小柴胡汤加全蝎、僵蚕、钩藤等熄风定惊之品。本型患儿还可在主方中加入1～2味养血活血药，取其"治风先治血，血行风自灭"之意。临床辨证若见痰多，选加天竺黄、制胆星、制半夏、化橘红；3岁以下顽痰不化者，加全瓜蒌通便排痰；夜卧不宁加茯神、灯芯草、炙远志、柏子仁等；便秘加炒火麻仁、决明子；肢体屈伸不利或痿软，选加伸筋草、桑寄生、牛膝、木瓜。有的患儿平卧则安，抱起哭喊，这是气血凝滞于筋骨，不通则痛，故肢体触痛明显，可加丹参养血活血通络以解其痛，重用白芍养血柔肝止痛。待上述症状缓解或消失，病程稍久，症见烦躁不安，肢体不灵，手足颤抖，神烦瞳散，脉弦细或细，舌质红苔薄白时，病情已转为血虚肝郁型。此型临床最为常见，多为治疗失当或不及时，使热留经络，玄府郁闭，脏腑精华不能上升荣目所致。目为肝窍，玄府是联系肝与二目的门户，《证治准绳·杂病篇》言："玄府者，乃气出入升降之道路门户也，人之眼、耳、鼻、舌、身、意，神识能为用者，皆由升降出入之通利也，有所闭塞者，不能为用也"。又提出："目主气血，盛则玄府得利出入升降而明，虚则玄府无以出入升降而昏。"均说明了玄府通闭和目主明暗直接有关，通利玄府是治疗本型的关键。受前人用丹栀逍遥散治疗怒气伤肝、血少目睛症的启发和其父擅长用逍遥散验方治疗各种视神经病变的影响，韦氏仍以丹栀逍遥散为基本方，去生姜之辛散，加菊花、石菖蒲等，组成明目逍遥汤，全方宗旨是解肝郁、通玄府、清余热、补气血。因本型多有虚实互见之证，故方中可加枸杞子、女贞子养肝补肾明目。若仍见抽搐足软等症，可参照肝经风热型加减用药。瞳神散大者可以白芍重用，再加五味子、山萸肉收敛缩瞳；表邪已解，低烧消退，可加薄荷；药后便溏，去栀子，加党参或炒白术健脾补中。韦氏以本方为主治疗血虚肝郁型小儿青盲疗效显著，她认为，只要辨证有肝郁气滞，气血不足，或热病后余邪尚存，络脉受损，玄府郁闭的各种眼病，均可用本方异病同治取效。为方便患儿用药，韦氏还积极创造条件，将本方汤剂改进为散剂冲服，深受广大患儿及家长的欢迎，至今一直供不应求。病程日久，若出现脾虚气弱，中气不足之证，多表现有眼睫无力，睛珠隐痛，头痛绵绵，面色萎黄，食少懒言，便溏量多，舌淡体胖，脉沉细，可用补中益气汤为主益气升阳，调理脾胃；伴双耳失聪，则以益气聪明汤为主。当病久视力不增，双眼干涩，虚烦少寐，腰酸足软，舌红少津，脉细数，证属肝肾阴虚者，可用明目地黄汤或四物五子汤补养肝肾，并适当加用活血通络之品。若见小便频数，加补骨脂、覆盆子或水陆二仙丹益肾缩尿；热病伤阴或久病津亏，“无水行舟”所致大便困难，可加肉苁蓉、火麻仁、决明子润肠通便。总之，韦氏治疗小儿青盲，以治肝为重，依据病情缓急轻重，病程远近，体质强弱。早期风热为主，正盛邪旺，治以平肝熄风，清热解毒；中期肝郁血虚，虚实并存，治以通补兼施，疏肝养血；晚期脾虚肝弱，正虚为主，治以健脾养肝，健脾勿忘理气，养肝首当补肾，母实子壮，精血泉源不竭，则目有所养。玄府通利可使升降出入之气畅通不滞，邪有出路；荣养脏腑之精血输布有序，补有所入。故本病治疗开通玄府应贯彻各期始终。小儿稚阳未充，卫外之力弱而易于感邪；稚阴未长，五脏之藏精少而易于内伤，发病容易，传变迅速，易虚易实，易寒易热。了解这些小儿生理病理特点，不但可提醒医家对小儿青盲的诊治应随时密切观察病情变化，组方用药应慎用苦寒、燥热、辛散等药，更可启迪后学，应重视患儿护理调养，谨防冷热饥饱失度，以助病体康复。医生从预防角度出发，还应主动加强卫生宣传，避免病从口入和虫蚊叮咬，按时接种疫苗，杜绝各种急性热病和传染病的发生，这才是“防患于未然”，减少本病发生的根本措施。韦氏专攻本病30年来，理论联系实际，临床结合科研，所论本病诊治经验对于指导今后进一步深入开展临床和基础研究，使更多盲童重见光明，具有重要的学术价值。

内障眼病重在滋补　兼以通利

内障眼病指主要发生于瞳神及眼内的疾病。韦氏认为瞳神属肾，肾水不足乃是内障疾患的主要原因，所以治疗内障眼病的主要方法是滋补肾水。《医宗金鉴》有“内障皆因七情”，“内障受病，心肝肾三经者居多”。对内障成因，以及涉及之脏腑经络有较全面认识。韦氏推崇其说，在滋补肾水同时，注意审明是心、肝、肺哪一脏与肾虚相兼，补虚时还应考虑滋补肝肾、补肾健脾、交通心肾、补金生水等法，灵活选用。

另外，对《审视瑶函》关于内障治法更是推崇，傅氏对内障的治疗“必究其肝肾果无邪而虚耶，则以补剂投之，倘下气虚而邪气有余，必先驱其邪气，而后补其正气，斯无助邪害之弊。内障虽云难治，亦可以少尽病情矣”。强调内障眼病的治疗，以滋补为主，兼以通利。内障组方，常以补益药加理气活血药和解表药为基本形式。以理气活血、解表通腠以达通利的目的。目窍至高，表面经络纵横，窍内血脉致密丰富，稍有瘀滞，五脏六腑之精气难以上输，非经脉通利，滋补之品亦难以达到目窍，起到滋养的目的。对内障治疗，应以疏达肝气，活血通络，通利玄府配合滋补之品贯彻始终。《异授眼科》云："肝则以泻为补"，《神农本草经疏》云："凡脏气之所欲而遂之，便是补。"肝主疏泄，性喜条达，开窍于目，柴胡又为肝经要药，故对内障治疗，韦氏对柴胡的应用，颇具匠心。多种内障眼病，特别是小儿青盲的治疗，几乎每方必加柴胡，且随其剂量大小和配伍不同，有时用其清散透表之力，有时图其引经报使之功，但总以专司通畅郁结为主。常以柴胡加香附、郁金疏肝解郁；加川芎、当归疏肝调血；加白术、茯苓疏肝健脾；加丹皮、栀子疏肝清热；加决明子、女贞子疏肝明目；加姜半夏、川厚朴疏肝和胃。并指出柴胡有动肝阴之弊，用柴胡时应佐以养阴柔肝之品。韦氏认为解表具有开发腠理，调气通津之功。《素问·至真要大论》云："开发腠理，致津液，通气矣。"通过开发腠理，使全身气机通畅，津液敷布正常，五脏六腑之精可上注目窍，使眼目得养，目病可愈。在众多治疗内障的方剂中使用解表药，其理即在于此。常用解表药有：防风、羌活、荆芥、细辛、白芷等。总之，韦氏治疗内障眼病，以滋补为主，兼以通利。滋补以补肾为主，兼顾其他脏腑之虚而灵活运用。通利则主要以行气活血、疏内解表进行配伍，以达疏肝解郁，行气活血，开发腠理，通利六腑的目的，这是治疗内障眼病总的大法，对眼科临床颇有指导意义。

外伤性视神经萎缩化瘀为先

外伤性视神经萎缩是颅脑或眼部创伤后引起的下行性视神经萎缩，相当于中医的撞击暴盲、撞击青盲、亡血目病等症。早在公元992年的《太平圣惠方》中，就有用琥珀散治疗眼被物撞打后白睛瘀血不散的记载，元代倪维德所著《原机启微》的“为物所伤”篇中提出：“目为血所养，今伤则血病。”主张用四物汤加祛风药组成的除风益损汤治疗。

韦氏结合临床实际，抒发己见，认为本病早期病机的重点在于一个“瘀”字。患者受突然强烈的外伤刺激，易使精神惊恐，气机逆乱，升降失常，气滞脉络，血行失度，瘀血内阻；亦可脉络受挤压扭伤后破损，血溢脉外，离经成瘀。瘀血留积体内，妨碍血液化生及运行，其害有三：新血不生，再次出血，压迫目系。该期病急势重，往往短期内视力丧失殆尽。韦氏主张以中西医结合救急为妥，更应把握治疗时机，当断则断，必要时应手术治疗。中医治疗应收涩止血，活血化瘀消肿。尚有个别颅脑伤情严重者，因视神经重挫伤或被骨折片直接损伤，伤后立即失明不见三光，预后不良。伤后2周内的早期病例多因颅脑挫伤等全身情况重笃，以抢救生命为主，忽视眼部情况。或者伤者大多先就诊于西医医院，中医门诊常难以遇到，故治疗经验尚少。外伤2周后多属中期（2～8周）和晚期（8周以上），这类患者意外受伤，视力骤减，往往求医心切，治疗经过也很复杂。韦氏常常要详审病史，旁及各项检查后，再辨证论治。通过感性和理性认识的不断深入，她从中逐步观察到，中期病例大多以瘀为主，瘀中挟虚，伤后局部离经之血未能及时排出体外或化瘀消散不利，瘀血存留，加之多数患者伤后口、鼻诸窍出血，部分病人又接受开颅开眶手术，造成再度出血。反复失血，血少气亦亏，还可导致阴亏。病人多有局部胞睑肿胀或白睛瘀血，头痛或伤眼刺痛不移，睛珠转动不灵，神疲乏力，口咽干燥，舌质偏淡或见瘀斑，脉象细涩或细数无力。由于血流迟缓，血运障碍，或血肿等有形病理产物压迫视网膜、视神经，加之气血偏虚，均可导致目窍失养，目昏不明，眼底则以视乳头色浅或苍白，血管变细为主要表现。该期瘀血未消，正气渐亏，气虚则瘀更难除，故治疗除继续活血化瘀外，应施以补气助活法，补气不但可增强机体抵抗力，有利于损伤的视神经修复，更可作为活血化瘀之动力，使气旺血生，气助血行。可用补阳还五汤为主加减，或以血府逐瘀汤加用黄芪、党参、茯苓等益气健脾之品。如 1989 年春治疗患儿姜某，男，8 岁，右眼石块伤后视力下降 13 天，视力 0.4 不能矫正，眼底视乳头色泽尚红，舌脉如常。证属目系受损，气滞血瘀，目窍闭塞而视瞻昏渺，施以活血化瘀，行气通络之法，适加益气养阴之品，方用二地、枸杞子各 10g，当归、赤芍、桃仁、红花、路路通、太子参、伸筋草、僵蚕各 6g，柴胡、牛膝各 3g，服药 20 天后，右眼视力恢复至 1.0。又如 1991 年初治疗患儿张某，男，11 岁，右眼外伤后 1 个月余，视力 0.4，验光无提高，视乳头淡白，黄斑颞侧有脉络膜破裂后残留的弧形灰白萎缩条，患儿伤后纳少，面黄少言，脉细舌淡，韦氏以补益气血为主，兼用化瘀滋阴之法，选用四物汤加生黄芪、太子参、五味子、鸡血藤、菟丝子、茯苓、石菖蒲等，坚持服药1个月后视力逐日上升，病后40天就诊，右视力已达1.2。

韦氏提出，伤后病程迁延日久已属晚期，虽有久病入络，因虚致瘀，造成虚实互见之证，但总以补虚为要，根据辨证，或八珍汤平补气血，或四物五子汤、驻景丸等补益肝肾，为防补药滋腻和呆补不行，活血化瘀理气之品仍不可少。并从实践中积累大量病例，积极探索其治疗规律，反思其中经验教训，初步总结出本病临床上以气滞血瘀和气虚血瘀者多见，并自创通用验方外伤复明汤，以此方为基础，治疗全过程要抓住一个“瘀”字，以瘀化通，邪实可去，以通助补，补可防滞。化瘀药常选用桃仁、红花、丝瓜络、水蛭、虻虫、三棱、莪术等，破血逐瘀，搜剔络道之邪的峻烈之品则不轻易用，以防过伤正气。

此外，病程超过半年，视力恢复甚慢或停止不前者，韦氏仍按补虚化瘀原则，但以丸剂为主，或汤丸交替服用，常用明目地黄丸加补中益气升阳，补肾明目，用活血通脉片或丹七片活血化瘀通脉，一补一活，各收其功，以达提高视力，巩固疗效的目的。

干祖望

辨析鼻槁审三证　肺燥脾湿肾水涸

干祖望（1912～　），南京中医药大学教授，著名中医学家

萎缩性鼻炎，中医称鼻槁。这是一种脏腑不足，阴津亏损所致的鼻病。其主要症状有：鼻腔干燥不适，鼻涕粘稠或结痂，阻塞鼻道而窒塞，鼻粘膜燥裂出血，由于鼻中涕痂堆积，日久则腐败发臭，患者自己却因鼻塞而往往不能闻到。检查鼻腔，可见鼻甲萎缩，鼻腔空旷。一般病程较长而难愈。

治疗萎缩性鼻炎，首先强调辨证。鼻腔缺乏津液滋养，而致干燥，粘膜甚至骨质萎缩。然而阴津亏损原因，却涉及肺、脾、肾三脏。肺为水之上源，开窍于鼻，故此病与肺关系密切；脾为气血津液生化之源，主肌肉，脾弱则津液不能上输，肌肉瘦削，而且常易遭湿浊之邪侵犯；肾为水脏，寓真阴真阳，藏精生髓养骨，肾虚则津涸骨萎。从临床看，常见以下3类证候。

一、肺燥津伤

鼻中干燥，或觉灼热疼痛，或如烟熏，鼻涕甚少，粘稠难擤，常结成痂皮，或涕中带有血丝、血痂。鼻甲瘦削，粘膜色红，鼻腔空旷。伴有干咳少痰，讲话无力，多言则

喉中干痛，口干思饮，皮肤干燥，皲裂，毛发不荣。舌红少苔，脉细数。治宜养阴润肺，常用方如清燥救肺汤、沙参麦冬汤。药如：桑叶、生石膏、杏仁、枇杷叶、沙参、麦冬、玉竹、石斛、芦根、天花粉等。一般药量10g，生石斛及芦根可用30g。若能加入柿霜3g冲服则更好。亦可配合用成药枇杷叶膏，简便而有效。但须注意枇杷叶膏与“枇杷膏”不同，后者系果肉制成，不宜采用。

二、脾弱湿困

鼻涕腥臭，色黄或绿，不易擤出，或有鼻涕、痂皮夹杂。挖鼻之后，常致鼻衄。鼻粘膜色淡，鼻甲萎缩。伴见头昏如布裹首，喉中痰多而粘，食欲不振，脘腹胀满，大便时溏。舌淡胖而有齿印，苔白腻，脉细弱。治宜健脾化湿，常用方如参苓白术散、藿香正气散。前者健脾渗湿，用于鼻涕腥臭不甚，舌苔不腻者，药如党参、白术、茯苓、山药、白扁豆、苡仁、泽泻、滑石等；后者重在芳香化湿，用于涕臭苔腻者，药如藿香、佩兰、厚朴、陈皮、制半夏、山楂、六曲、砂仁等。药量一般亦在10g左右，砂仁质轻，厚朴温燥，用3g左右。

运用此法，还要注意3点：①健脾与化湿是相辅相成的，脾气旺则清阳上升，浊阴下降。因此，有时两个方剂可以综合化裁。②健脾益气，用参最好，但湿浊重者又恐其恋邪，可根据舌苔情况掌握。舌苔净者，可用党参；舌苔微腻，则用太子参；苔腻明显，则不宜用参，而用桔梗，有利于升清降浊。此外，还可以在方中加入升麻、葛根之类以升发清阳之气。③病所在鼻，可加入一两味引经药或宣散通窍药物，前者如辛夷、白芷，后者如菖蒲、马兜铃、路路通之类。量不必多，3～5g 即可。

三、肾虚水涸

患病日久，鼻塞、鼻燥、鼻气腥臭、鼻甲萎缩均较重，亦常见鼻出血。伴有形体消瘦、头晕、耳鸣、神萎、健忘、手足心热等症。舌红、苔薄，脉细数。治宜滋阴益肾，常用方如知柏地黄汤、百合固金汤。药如生熟地、玄参、桑椹子、山萸肉、制首乌、黑芝麻、女贞子、百合、知母、黄柏等。若能加入一些“血肉有情之品”如龟板、鳖甲、鹿角胶、猪脊髓等，更能有助于肾阴之补。有条件者，可以服用一些西洋参。治疗一段时间，症情减轻之后，可以服用成药以巩固疗效。常用六味地黄丸、二至丸等。

各种证型在内服中药的同时，还可采用以下一些外治法。①以少量麻油或蜂蜜滴鼻，也可以用棉签蘸搽鼻腔。用药之前，宜以温生理盐水或高锰酸钾溶液（1∶2000～5000）冲洗鼻腔，排除涕痂。每日 1～2 次。②杏仁去皮，捣成糊状，用甘草煎水调匀，涂搽鼻腔。③用黄连油膏涂搽鼻腔。

在治疗的同时，还应注意预防和护理。首先要设法改善居处环境，避免燥热及烟尘、化学气体，在不良环境下工作者，要采取洒水或带上微湿口罩等防护措施。其次，患者禁用麻黄素、滴鼻净之类血管收缩剂滴鼻，以免加重病情。此外，戒除烟、酒习惯，少食椒、蒜、芥、姜之类辛辣助火食物，对本病防护亦有重要意义。

华良才

慢性鼻炎证治体会

华良才（1938～ ），海南省中医院教授

慢性鼻炎是常见的鼻病，它包括了慢性单纯性鼻炎、肥厚性鼻炎和萎缩性鼻炎 3 种，是以鼻腔粘膜病理改变为主要特征的疾病。慢性单纯性鼻炎的主要病理改变为鼻粘膜充血肿胀，各鼻甲海绵窦丛更显舒张，各种腺体分泌物增加。肥厚性鼻炎主要病理改变为鼻粘膜（尤其下鼻甲）肥厚，纤维组织增生，阻塞鼻腔呼吸通道，造成“客观性鼻塞”，影响鼻腔的正常生理功能。萎缩性鼻炎主要病理改变则是鼻腔粘膜萎缩，弥漫性硬化，严重时累及骨膜及鼻甲骨部发生萎缩，各种腺体分泌减少、变质，造成“主观性鼻塞”，并使鼻腔逐渐失去生理功能。

中医无慢性鼻炎之病名，其症因脉治散见于古籍“伤风”、“嚏”、“鼻窒”、“鼻槁”、“鼻燥”等记载中。慢性单纯性鼻炎的主要临床表现为：间歇性或交替性鼻塞，鼻内分泌物增多及鼻腔粘膜肿胀，其病症较为轻浅，一般可参照内科风寒外感、风热外感治法治之。但作为鼻科病症，在治疗上应注意掌握“宜辛温而慎寒凉”的特点，在我国北方地区秋冬季节尤为重要。若过用或早用寒凉之品，致寒

凉冰伏鼻窍，血瘀痰（涕）凝局部，有使慢性单纯性鼻炎演变为肥厚性鼻炎之虞。本症主要病机为肺失宣降，笔者体会，在有表症时以解表为主，无表症时则以宣降肺气为主。曾治患者刘某，男，35岁，2年来经常鼻塞、涕多，常易患感冒，每逢感冒则鼻炎发作。1个月前因感冒，鼻炎又发，在某医院诊为慢性单纯性鼻炎，服抗生素多日无效，要求服中药治疗。查：双侧鼻腔粘膜充血，发红，肿胀，双下甲肿大与鼻中隔相接触，鼻腔底部有白色粘液涕积留，鼻腔喷1%麻黄素液，粘膜收缩尚敏感。脉、舌无异常。药用：

羌活6g　独活6g　苍术8g　防风10g　升麻10g　白芷10g　葛根10g　麻黄4g　川椒1.5g　生黄芪10g　苍耳子10g　辛夷10g　细辛3g　生姜、大枣、葱白为引

治疗1个月，诸症悉除，随访1年，未见复发。

肥厚性鼻炎的主要临床表现为：持续性鼻塞，鼻腔稠厚或脓性分泌物增多，鼻腔粘膜（尤其下甲）肥厚增生。其治疗较之单纯性鼻炎棘手得多，需内外兼治方有良效。一般常见2种类型：①鼻腔阻塞，白色粘涕甚多，常流入咽部，患者有痰多之感。常伴头晕，嗅觉失灵。鼻腔检查：双侧下甲显著肥厚，呈灰白色，鼻腔骨有白色粘涕多量。症由肺气虚弱宣降失司，脾气虚弱健运无权，治以双补肺脾，蠲涕通窍为法。用益气聪明汤合苍耳子散加鹅不食草主之。辅以15%氯化钠及50%葡萄糖混合液做下甲注射（每次两下甲各注射1ml，每周1次，体质虚弱者也可每次注射单侧，交替进行，每下甲注射3次为1疗程，一般1～2个疗程即可）。曾治患者雷某，患肥厚性鼻炎已3～4年，每年

冬季尤甚。鼻息阻塞，涕多，头昏闷胀，每遇感冒则上述症状加重，屡经治疗，效果不明显，前来诊治。如法内服汤剂 2 个月，下甲注射 2 个疗程，诸症获愈。次年冬未再复发。②鼻腔检查：双侧下甲显著肥厚，色暗红，后端肥厚尤著，呈紫红色，表面不平，状如桑椹，鼻腔内有粘脓性涕。症由气滞血瘀，痰（涕）凝于鼻窍所致，治宜行滞活血，化瘀散结为法。用通窍活血汤去麝香加山慈菇、天竺黄、茺蔚子主之。辅以 5%鱼肝油酸钠下甲注射，每次每下甲各注射 0.5ml，余法同①型，一般 2～3 个疗程即可，疗效满意。曾治王某，男，35 岁，患持续性鼻塞已 2 年，四季皆阻，嗅觉失灵，常觉头痛，耳鸣，听力渐减。靠滴鼻净维持通气。服中西药治疗，效不显著。用上法治疗，服药 70 余剂，5%鱼肝油酸钠注射下甲 3 个疗程而愈。随访 1 年，未见复发。

萎缩性鼻炎的主要临床表现为鼻塞，鼻腔内脓痂形成，头痛，咽喉干燥，咳嗽，耳鸣耳聋等。其病机为肺肾阴虚，鼻窍失荣。治疗以双补肺肾之阴为法，以养阴清肺汤合麦味地黄丸（去泽泻、茯苓）主之。若为臭鼻症，则症属肺肾双亏，兼夹肺经郁热，以清燥救肺汤（方中人参改为沙参）合六味地黄丸（去泽泻、茯苓）加柿霜（冲服）、桑皮主之。若兼有黄绿脓涕，头痛甚重，则为兼有胆经郁热，需在上方基础上加蒲公英。本症外治法，主要应清洗鼻痂，还可用芝麻香油加少许冰片溶解滴鼻，或以白蜜涂鼻腔，1 日数次均可。几种慢性鼻炎均不宜用粉剂药物吹入鼻腔，萎缩性鼻炎尤应忌用，以防鼻腔更加干燥，加重病情。

曾治尚某，女，29岁，1984年12月8日初诊。患者于11年前即诊为萎缩性鼻炎。现症鼻塞、鼻干、头痛、鼻腔内干痂甚多，不易擤出，用力挖鼻，常致出血。时流黄绿色脓涕，鼻臭。药用：

生熟地15g 沙参15g 山萸肉10g 生山药15g 丹皮8g 桑叶10g 蒲公英20g 炙枇杷叶10g 生石膏30g 阿胶珠10g 杏仁10g 麦冬10g 生甘草6g 黑白芝麻各10g（嚼服） 柿霜10g（冲服）

每剂药煎3次，头2次煎出液内服，第三次煎出液加温水至500ml，灌洗鼻腔。鼻腔内涂白蜜，每日3～4次。并嘱忌食辛辣刺激性食物、牛羊肉及无鳞鱼类，忌烟酒。治疗3个月，头痛、鼻痂、黄绿脓涕及鼻臭均除，鼻腔粘膜湿润光泽。随访1年，未见复发。

蔡福养

鼻窒五法

蔡福养（1917～ ），河南中医学院教授

慢性肥厚性鼻炎属中医“鼻窒”范畴，对于本病的治疗，我常用以下数法进行调治。

一、通窍

持续鼻塞是本病的主要症状，亦是患者的主要痛苦。因此，治疗本病的关键是恢复鼻窍通畅，而通窍法及其相应方药的运用则是解决这一问题的有效措施。本法虽属治标之法，但配合诸法常能较快取效。通窍有内服、外用二类，内服方药如苍耳散、碧云散。药物有：苍耳子、辛夷、白芷、鹅不食草、通草、菖蒲、细辛等。外用以鼻炎灵滴鼻。

二、清热

本病属热者今人每有不识，殊不知肺气通于鼻，邪毒袭鼻犯肺，则每致肺经蕴热不去，此热如釜底之薪，薪火不去，则热势不断上蒸熏鼻，如是则鼻塞，肌膜肿厚终无得愈矣。故临证若见鼻肌膜色红或暗红肿厚，流涕色黄，鼻塞久窒，咳嗽痰黄，舌尖红有瘀点，苔薄黄等则多属肺经郁热，治宜清泄肺热，宣郁导滞。方如黄芩清肺饮，药用：黄芩、桑白皮、连翘、葛根、天花粉、薄荷、防风、生地、

赤芍、川芎、红花等；便秘者加生大黄。

三、蠲痹

脾胃湿热循脉留滞鼻窍，痹阻脉络，则亦致鼻肌膜潮红肿厚，鼻甲肥大，鼻塞不减，涕黄粘稠，量较多，头闷重，苔腻黄等，用风湿热痹通窍汤（经验方：黄芩、黄连、苡仁、通草、藿香、丝瓜络、苍耳子、赤茯苓、白芷、菖蒲、辛夷、甘草）加减。

除热痹外，亦有风寒湿痹阻鼻窍，症见鼻肌膜色白或淡白肿厚，流涕白粘或清稀，鼻塞嗅减，头重，遇风冷则加重，苔白腻等。治宜祛风化湿散寒，蠲痹通窍。方用辛夷散：辛夷、细辛、藁本、升麻、川芎、木通、防风、羌活、白芷、甘草加减。

四、益气

肺脾气虚，鼻失温养，邪滞鼻窍，则致鼻肌膜淡白肿厚，鼻甲肥大，鼻塞嗅减，流涕色白或清稀，倦怠乏力，易患感冒，舌淡苔白，脉缓弱等。治宜补益肺脾，升清通窍。方用补中益气汤、玉屏风散等，药用：黄芪、党参、白术、升麻、葛根、防风、菖蒲、甘草、大枣等。

五、活血

邪毒袭滞，壅遏脉络，瘀阻气血，则见鼻窒久塞，鼻肌膜红肿厚，鼻甲肿，实质硬，头闷痛，舌黯或生瘀点。治宜活血化瘀，通络散结。方用通窍活血汤，药用：桃仁、红花、川芎、赤芍、当归、丹参、通草、白芷、三棱、莪术、地龙等。

慢性肥厚性鼻炎属顽疾痼疾之列，临床证情表现多较复杂，故在实际应用以上五法时，需据证候寒热虚实的兼夹灵活调配施治。

吕承全

辛散透窍 内外两途

吕承全（1917～ ），河南中医学院附属医院教授

慢性鼻炎是四季常见病，临床以鼻塞、流粘涕为主要表现，多由急性鼻炎演变而来。慢性鼻炎有单纯性鼻炎和肥厚性鼻炎之分，前者属中医学的“伤风”，后者属“鼻窒”范畴，临床实践体会，其主要病机为感受风邪，肺气不足或肺胃郁热，内外合邪，肺失宣发，郁久不愈，湿滞血瘀所致。二者治疗常以辛散透窍为主，但同中有异，肥厚性鼻炎以湿滞血瘀为主，治疗宜兼用行滞化瘀法，以抑制分泌物的产生及促使炎症吸收，慢性鼻炎治疗途径分为内治法和外治法两种。

一、内治法

1. 单纯性慢性鼻炎　其病为鼻粘膜充血肿胀。临床以感受风邪后交替性鼻塞，分泌粘性鼻涕为主症，伴有头痛头昏、鼻咽发痒、脉细紧、舌苔薄白等症状。治宜疏风通窍法。我常用辛夷消风散化裁。药用：辛夷、细辛、藁本、川芎、白芷、防风、升麻、通草、甘草。冬季加麻黄、杏仁、桔梗；春夏加葱白、薄荷、牛蒡子、菊花；炎暑加藿香、佩兰、苍耳子、淡豆豉；舌苔黄腻，流黄粘涕，肺胃

有热者，加栀子、苏叶、桑白皮、薄荷、菊花、生石膏；肺气虚，易感冒者，加白术、防风、党参、薏米。

2. 慢性肥厚性鼻炎　临床以持续性鼻塞，分泌粘性或脓性鼻涕为主症，可伴嗅觉减退、头痛、咽喉干燥，咽鼓管发炎，甚至听力减退，脉细弱，舌质淡、苔白稍厚等。治宜辛温通窍、行滞散瘀法。我常用苍耳子散加减。药用：苍耳子、辛夷、薄荷、白芷。冬季加麻黄、细辛、升麻、川芎之类辛温发散；春夏加苏叶、川芎、牛蒡子、桔梗之类辛散透窍；肺胃郁热，口鼻干燥、鼻塞流黄粘涕者，酌加生石膏、知母、麦冬、银花、公英之类清火发散。

二、外治法

单纯性鼻炎和肥厚性鼻炎，我常用自拟方嗃鼻散外涂鼻粘膜肥厚处，药用：山柰 30g，白芷 30g，细辛 10g，薄荷冰 2g，鹅不食草 30g。上药共研细面，贮瓶密闭备用。每次用少许嗃鼻，每天用 3～4 次，一般 1～2 周即可痊愈，无不效者。此方加入硇砂 3g，枯矾 10g，还可治疗鼻息肉，效果亦佳。

曾治赵某，男，45 岁。鼻塞流涕，每遇天气变化则症状加重，头痛头胀，鼻塞声重，已病 2 年余未愈。诊时鼻粘膜充血肿胀，鼻甲肥厚，鼻梁变宽，流黄粘涕，脉微数，舌苔微黄。证属外感风邪，肺胃郁热，湿滞血瘀。治宜疏风清热、行滞化瘀法。药用：

辛夷 10g　防风 10g　川芎 10g　藁本 10g　白芷 10g　薄荷 10g　桑白皮 10g　银花 30g　公英 30g　生石膏 30g　通草 6g　麦冬 10g

外用嗃鼻散。治疗 3 天，呼吸通畅，黄舌苔渐退，继用嗃鼻散外用 1 周余，鼻腔炎症全消。追访 6 年，鼻炎未再复发。

治疗慢性鼻炎以通为用，药物以辛散透窍之品为主，既可疏散消肿，又可抑制其分泌物过多，以助呼吸通畅。但慢性鼻炎虚证较多，不宜过用黄芩、黄连、大黄等苦寒之品，防止其耗气伤阴，若夹有实热之症，方可适当用之。

谭敬书

慢性鼻炎以活血为主

谭敬书（1913～　），湖南中医学院附属第二医院教授

慢性肥厚性鼻炎多由慢性单纯性鼻炎迁延日久，使鼻粘膜血络扩张郁血，脉络阻滞，组织增生硬化，失其柔韧可缩之性，以致鼻甲肥大，堵塞鼻窍而为病。根据上述病理，我治本病多以活血祛瘀为主，并结合软坚散结，行气通窍之法，随症加减。药物常选用：桃仁、红花、归尾、赤芍、川芎、路路通、鸡血藤、丹参、降香、生牡蛎、玄参、苍耳子、辛夷花、石菖蒲等。兼见肺气虚者，加黄芪、党参；中气不足再加升麻、白术、柴胡；肺热加黄芩、桑白皮；胆热加龙胆草；痰浊加二陈汤；鼻痒风盛者，加防风、白芷、蝉衣。

耿鉴庭

散风活络清气肃鼻
荸荠冰硼清窍外用

耿鉴庭（1912～　），中国中医研究院西苑医院

慢性单纯性鼻炎，以学龄儿童为多，常常流涕、鼻塞交替出现，常是卧侧不通。检查鼻粘膜充血，或红或紫或暗，下甲见到增大，容易伤风感冒，感冒1次，就加重1次，这种患者，脉多显滑象，若在伤风感冒时，脉多浮象，舌常布粘滑苔。感风时，即头有微痛。

肥厚性鼻炎，患鼻炎时间往往已经很长，自觉症状是通气欠佳，检查则下鼻甲肥大，粘膜增厚。说话有瓮中音，鼻涕不一定太多，舌有粘厚滑苔，嗅觉也有障碍。

我治疗鼻病，是外治为主，内服为辅，都是根据传统验方，又须经过辨证论治，加上生活起居方面的注意，综合治理，收效甚佳。

慢性单纯性鼻炎，以及轻度肥厚性鼻炎，和慢性上颌窦炎，其病因大都肺气不充，卫气不固，易为风寒所袭，气不温煦于颜面，血亦因而失其畅达，若不能及时治疗，则成慢性。治疗法则：散风通络活血，清肺与大肠。倘若伏风较重者，入手便须先散其伏风。外治则清其局部，通畅

气机，使浊涕易于排出。处方：以清气肃鼻汤为主：药用近根丝瓜藤15g（切断晒干，微炒），黄芩12g，金莲花10g，甘草6g。以上为基本方，水煎服。若交替鼻塞者加菖蒲6g，路路通6g；若流涕较多者，加桔梗10g，白芷10g；若兼有头痛，加川芎10g，蔓荆子10g；若是肥厚性，加土贝母10g，白蔹10g，芙蓉叶10g；或粘膜色赤，加紫草6g，丹皮6g；若在冬季，且遇寒即重，而舌脉均显寒象者加鹿角屑3～6g，或再酌加辛夷亦可。

外治：用秘制清窍散（荸荠粉、硼砂、冰片等）吸入鼻内，可两侧交替吸用。

张赞臣

鼻鼽补肺并宣泄

张赞臣（1904～ ），上海中医药大学教授

慢性鼻炎以鼻塞流涕为主要临床表现，但各种类型不同，须加以分辨。其中之一为鼻塞不通、清涕不断，尤多见于老年人，中医辨证属“鼻鼽”范围。其因主要由于肺气虚寒，证治要领有三：

一、重在补益肺气

肺气一旦恢复充实，虽不用酸敛药，收敛机能亦能改善，清涕即能自止。我常用前胡玉屏汤加减治之（即辛前甘桔汤与玉屏风散之合方），适当重用黄芪，多获良效。

二、配合宣通药，开泄并用

益气固本是基础，但尚需调整气机枢纽。肺气条达，则呼吸自利。故方用前胡降气化痰，开泄通窍；桔梗提升，辛开苦泄，有升有降，尽物理之妙。

三、结合鼻粘膜色泽情况，辨证加减用药

此类患者鼻粘膜呈苍白、水肿者为多，甚则趋于萎缩，粘膜功能不全；但亦有色泽鲜红或紫红者，可酌加赤芍、丹皮之类。

3 年前吾曾经治一张姓病人，75 岁。几年来鼻清涕常

流，通气不畅，颇以为苦。经友人介绍前来求诊。检查其舌质淡胖，脉来虚细，乃予前胡玉屏汤（前胡、辛夷、桔梗、花粉、炙甘草，炒苡仁、炒白术、生黄芪、青防风），其中黄芪用量为 15～30g，连服 1 月后，减量 1/3，共服药 3 个月，诸症悉除，至今 3 年未再发。

汤承祖

鼻鼽、鼻渊的内外治法

汤承祖（1907～ ），南通市中医院主任医师

慢性鼻炎属中医学“鼻鼽”、“鼻渊”范畴。其主要症状为鼻塞、流涕。非伤风感冒之一过性，而属于慢性。经常鼻流清涕为“鼻鼽”，经常鼻流稠涕，甚则涕中混有血迹或如脓臭者为“鼻渊”，俗称“脑漏”。鼻鼽属性为寒，鼻渊属性为热。有鼻鼽而转为鼻渊者，转与不转并不绝对决定于外因相加，而常以体质变化为转移。本病常伴见头昏，两耳闭气，嗅觉障碍。病变在鼻，实质与脏腑和整个机体有关。根据症情，体会到内服药与外用药结合治疗，收效更满意。

1963 年曾治李姓中学生，鼻气不通，流涕逾 3 年，近半年来流浊涕，头昏鼻塞，两耳闭气。苔脉无异常，按风热上犯，肺失宣畅论治。予宣窍清热法。药用：

辛夷 6g 白芷 6g 苍耳子 6g 黄菊花 6g 蔓荆子 10g 薄荷 3g（后下） 荆芥 5g 甘草 5g

10 剂，日服 1 剂。另细辛 3g，白芷 3g，白蔻仁 3g，冰片 1g，鱼脑石 6g，丁香 3g，明雄黄 2g。研极细粉，用消毒棉球蘸药粉少许塞鼻孔内，左右两鼻孔交替塞药，1 日各

3～4 次。10 天后左鼻孔已通气，左耳闭气消失，鼻涕由稠变薄。苔脉如前。原方又服 10 剂，外用药继续用。10 天后诸症均瘥。

1977 年 5 月又治邵姓退休工人。鼻塞不通已 1 年，清涕流不止，近 4 个月鼻腔痒不堪，头疼，嚏频。进食时清涕常滴入碗中。五官科检查诊断为慢性鼻炎。纳食可，大便 2 日 1 次难解。脉缓，舌苔薄。此为风寒上受，肺气失宣，清窍不利所致；传导功能失常则大便难解。爰予宣肺润肠兼治。药用：

麻黄 5g　杏仁 10g　甘草 4g　细辛 2g　白芷 9g　陈皮 6g　全瓜蒌 18g　火麻仁 12g

5 剂后清涕基本消失，鼻腔痒大减，头疼轻，大便日 1 次，晨起时尚有喷嚏数次。原方麻黄改 6g，细辛改 3g，加辛夷 9g，去全瓜蒌。又服 5 剂全愈。

许履和

苍耳子散治鼻渊

许履和（1913～　），南京中医学院教授

慢性鼻炎多由伤风之后，余邪留于肺经。肺气不清，缠绵不愈而成。其症鼻塞流涕，左右交替，涕色或黄或白，涕质时稠时稀，鼻孔干燥，前额痛胀，平时容易伤风，伤风期症状加重。中医属“鼻渊”范畴。余治此症，悉以苍耳子散（苍耳子、辛夷、白芷、薄荷）合甘桔汤（甘草、桔梗），加黄芩、桑白皮、麦冬、枇杷叶宣通壅滞，清解肺热。口不渴去麦冬；口干甚而舌苔黄加芦根、生石膏；头额昏胀加桑叶、杭菊；涕中带血加黑山栀、炒丹皮、茅花；涕味腥臭加鱼腥草。一般服药30剂，即可痊愈。若鼻流黄浊涕如脓，其味腥臭，嗅觉减退，头痛脑胀，为胆热移于脑所致，俗称“脑漏”，可服《医宗金鉴》藿香丸（今名“藿胆丸”）清其胆热，每次5g，1日3次，温开水送下，连服半年，可望根治。有的患者，兼有头昏眼花，精神不振，容易疲劳，为病久中虚，清气不升，浊气不降，需合入补中益气汤服之。又鼻渊单方，同死狗头骨煅存性，加入梅片少许，研成细末抹鼻，1日3～4次，用治脑漏，亦有良效。

慢性鼻炎兼鼻息肉（鼻痔）者，是由肺气不清，风湿

郁滞而成。内服辛夷散 6g，1 日 3 次；外用王旭高先生“鼻痔验方”，以西月石 10g，雄黄 3g，冰片 0.3g，共研细末，抹鼻，1 日 3～4 次。有的病例，只须外治，亦能消退。

慢性鼻炎兼有“囊肿”（“痰包”）者，亦以苍耳子散加味治效。如一王姓患者，男，17 岁，鼻塞流涕，或黄或白，有时带血，其味腥臭，病已 2 年，在某医院诊为“慢性鼻炎”，又摄片断为“右上额窦腔内囊肿”。平时容易伤风口干，脉舌如常。按风热郁于肺经论治，方选清肺宣壅之苍耳子散合甘桔汤加味，药用：

苍耳子 10g　辛夷 6g　白芷 5g　薄荷（后下）5g　生甘草 3g　桔梗 5g　桑白皮 10g　黄芩 6g　枇杷叶（去毛）10 片　丹皮 6g　鱼腥草 10g

连服 20 剂，除有眉头部胀痛外，各种症状全部消失，原方加炒杭菊 6g，服 10 剂，眉心部胀痛亦除，摄片复查，右上额窦腔内囊肿已消失。

鼻渊而兼鼻痔，容易发现，若兼囊肿，须经西医检查才能确诊。确诊后，须手术摘除，中医内服汤药亦能消散。苍耳子散为治鼻渊之主方，俾肺热得清，壅滞得通，故不仅鼻渊告愈，而且囊肿亦随之消失。所谓正本清源，源清则流自洁是也。

屠揆先

鼻内治养肺　外治宣散

屠揆先（1916～　），常州市中医院主任医师

鼻炎之起因，多由于风邪客于上焦，在急性期，可用疏散而愈。但有些患者，因肺气虚馁或肺阴不足，抗病力较弱，时常感冒，鼻炎反复发作，久之，则成为慢性鼻炎。对本病之治疗，必须内服补肺方剂，外用局部药物，内外合治，标本兼顾，方能收满意的效果。

内服方：凡慢性鼻炎患者，有畏寒，怕风，容易感冒，气短力乏等肺气虚弱证象，脉象浮弦或偏小，舌苔不黄腻，舌质不绛者，可用加味玉屏风散：黄芪、白术、防风、炙甘草、苍耳子、辛夷、生姜、大枣。如本病患者有咽部潮红、喉间干燥、口干、盗汗等肺阴不足之证，脉象浮数或弦而带数，舌苔少或舌质绛者，宜用养肺通窍汤（自制）：南沙参、北沙参、麦冬、川百合、生甘草、蝉衣、辛夷、苍耳子、玉竹。以上二方所列症状不必一一俱备，只要辨清气虚、阴虚即可，药物可按具体病情加减。如属气阴两虚，两方适当配合。

外治方：①麻甘散：麻黄、甘草各等份，共研极细粉，每次用药粉如小豆大，嗅入鼻中，1日4次。本方适宜于慢

性鼻炎，经常鼻塞流涕或不流清涕者。②鹅不食散：鹅儿不食草1味，研成极细粉，每次用药粉如米粒大，嗅入鼻中，1日4次。本方适宜于慢性鼻炎，鼻塞流黄水或流黄涕者。对部分病例有小鼻息肉者亦有效。③月栀散：黑山栀、硼砂（用量为山栀的1/3）共研极细粉，每次用药粉如黄豆大，嗅入鼻中，1日4次。本方适宜于慢性鼻炎有鼻出血者。

在治疗期间必须严禁吸烟，预防感冒。

蔡福养

莫云口疮多火热　应审脾肾阳气衰

蔡福养（1917～），河南中医学院教授

口疮是口腔常见病，老幼均可患发，但青壮年较为多见。临床见证，分虚实两种类型。实证分脾火上蒸、心火上炎两类。虚证又分心阴虚、脾阴虚、肾阴虚 3 型。在治疗上，脾火致病，以清热凉血消肿为法，选用清胃散；心火上炎者，以清心利尿导热为法，用导赤散；心阴虚，以滋阴清热，养血安神为法，选用归芍天地煎；脾阴虚宜滋阴清热利湿，多用甘露饮；肾阴虚宜滋阴补肾、清降虚火，方用六味地黄汤加减。

上述分型论治诸法，迄今盛行不衰。但在运用诊治中，症见因阳虚而发口疮者，也屡见不鲜。

一、脾胃虚寒口疮

症见患处溃烂色白，周围不红肿，数量少，时犯时愈，伴有舌质淡，苔白腻，四肢不温，大便稀溏，脉沉虚等。其病机，因脾胃属土，同居中焦，主运化，为后天之本。若脾胃虚寒，运化失调，乃生湿邪，上渍于口，湿腐肌膜，而成口疮。《寿世保元·口舌》："如手足冷，肚腹作痛，大便不实，饮食少思口疮者，中焦虚寒也，附子理中汤主之。"

治法宜温中健脾，益气化湿，收敛溃烂。方以理中汤（《伤寒论》），方中党参、白术、干姜、炙甘草共组成温中散寒、补气健脾之剂。

随症加药：症见溃烂久不愈合者，加苍术、茯苓助健脾祛湿，收敛溃烂；大便溏泄兼口内溃烂者，加白扁豆、炒山药健脾祛湿，收敛溃烂；肢冷腹痛兼口内溃烂者，加制附子，以增强回阳补火，温化湿邪，收敛溃烂作用。

外吹鹿枯散（经验方）（煅鹿角霜15g，枯矾10g，共研细末，吹撒患处），日吹3～4次，在局部起到温化湿邪，愈合溃烂作用。

二、脾胃寒热错杂口疮

症见患处溃烂色白，周围不红肿或微红，数量少，时轻时重，久不愈合。伴有口渴，泄泻，呕吐酸水，脉象迟弦等。其病机，因脾主阴土，主升；胃主阳土，主降。二者调和，相互为用，化生气血，供养全身。若脾胃阴阳偏盛，升降失调，乃生湿邪，湿郁化热，湿浊上蒸口舌，腐蚀肌膜，发为口疮。治以温中散寒，清热燥湿，愈合溃烂。方以连理汤（《症因脉治》），方中党参、白术、炮姜、炙草，温中散寒，益气健脾，加黄芪归经脾胃，清热燥湿，共奏扶正祛邪、调和阴阳、除湿化浊、愈合溃烂之效。

随症加药：症见溃烂周围不红肿，加茯苓助健脾渗湿；溃烂面周围微红，加苦参以清热燥湿；腹泻而发口疮者，加白扁豆、炒山药，健脾止泻，愈合溃烂。

外吹阴阳散（《外科大成》），方中干姜、黄连各等份，共研极细末，吹撒患处，日2～3次，在局部起到调和阴阳、除湿化浊、愈合溃烂的作用。

三、中气不足口疮

症见患处溃烂，周围不红肿，或微红肿，数量少，时轻时重，每遇劳倦则加重，气虚发热，口渴，喜冷饮，少气懒言，脉洪大按之虚软等。其病机，因脾与胃同居中焦，为升清降浊之枢。若脾胃虚弱，中气不足，升降失调，湿浊上渍，淫于口舌，发为口疮。《寿世保元·口舌》："如发热作渴，饮水口疮者，上焦虚热也，补中益气汤主之。"治法宜健脾补中，益气升阳，愈合溃烂，方以补中益气汤（《脾胃论》），方中参、芪、术、草归经脾胃，味甘性温，配当归、柴胡、升麻养肝升阳补气，加陈皮调理脾胃，协助降浊，共组成补中益气、甘温除热之剂。

随症加药：症见溃烂周围发红者，加栀子、丹皮，助清热凉血；溃烂周围不红，加茯苓，健脾渗湿；溃烂面色黄者，加苦参清热燥湿。

外吹柳花菜（《医宗金鉴》）：黄柏、青黛各3g，肉桂1.5g，冰片0.3g，共研细末，吹撒患处，日3次。

四、肾阳虚口疮

症见患处溃烂色白，周围不红肿，数量少，久久不愈。舌苔白腻，腰脊酸痛，大便溏，小便反多，下肢不温，脉沉弱尺脉更甚等。其病机，因肾为阴阳之宅，主命门之火，能温煦五脏六腑。若肾阳虚弱，温化失常，脾先病湿，上泛口舌，湿腐肌膜，而成口疮。《寿世保元·口舌》："如食少便滑，面黄肢冷，火衰土虚也，八味丸主之。"治法宜温补肾阳，以资化源。方以桂附地黄丸。方中熟地、丹皮、泽泻、茯苓、山药、萸肉滋补肾阴，配伍肉桂、制附子温补肾阳，使元阳振复，脏腑得温，湿邪自化。

随症加减：症见溃烂久不愈合，加苍术、石菖蒲助醒脾化湿，收敛溃烂；溃烂周围发红，兼有下肢常觉冷感，属浮阳越于上，阴寒伏于下（上热下寒），减去制附子，用肉桂引火归原，复入其宅矣。

口疮局部辨证要点：

实火口疮：发病急，病程短，口疮周围红肿突起，疮面大小不等，数量多，甚则融合成片，疼痛剧烈，进食、说话时尤甚等。

虚火口疮：发病缓，痛程长，时轻时重，或时发时止，口疮面大小不等，周围微红微肿，数量少而分散，疼痛较轻等。

阳虚口疮：发病缓，病程长，久治不愈，口疮色白量少，周围不红肿，或暗红微肿，一般无痛等。然运用之妙，在于心领神会，尤以随机应变，用于临床。

掌握阳虚口疮的标本关系，以确定治法与方药。

口舌部位出现溃烂面为之标，脏腑失调出现全身症状为之本。在辨证上应掌握标本关系，进行综合分析，以此为基础，确定其治法与方药。如脾胃虚寒证，症见口舌溃烂，标本合参，属脾胃虚寒，湿邪作祟所致。内服理中汤，温中散寒，益气化湿治其本；外吹鹿枯散，温阳化湿治其标。共奏振复脾阳，温通上下与内外，使湿邪消除，溃烂愈合之效。

傅再希

细辨虚实疗口疮　每需辛热用干姜

傅再希（1899～1984），原江西中医学院教授

抚州某厂刘某，患口疮多年，反复发作，久治不愈，颇感痛苦。1974 年春来余处求治，自诉口腔颊粘膜及唇舌等处经常发生大小形状不等的溃疡，饮食时感到疼痛而妨碍进食，曾服中药百余剂，效果不佳，余检阅其前服诸方，不是苦寒泻火，即是滋阴清热。因思《丹溪心法·口齿》有云："口疮，服凉药不愈者……用理中汤。"遂疏方用四君子汤加干姜，数剂而愈，后未复发。

盖口疮一症，无非虚实两端，新病多实，久病多虚。实证宜苦寒泻火，直折其热，至于虚证，则非寒凉所宜。每见世医，仅知滋阴清热一法，鲜有用甘温药者，一见无效，则茫然失措，不知此症若久服凉药不愈者，应责之中焦土虚，必须用干姜，始能奏效。即使外观热象，亦勿犹疑，此乃气虚之热，干姜正宜。后读王肯堂《郁冈斋医学笔尘》云："邑侯许少微患口糜，余谓非干姜不能愈，公犹疑之，后竟从余言而愈。从子懋铻，亦患此，势甚危急，惟欲饮冷，余令用人参、白术、干姜各 2 钱，茯苓、甘草 1 钱，煎成冷服，日数服乃已。噫！此讵可与拘方者道也。"王肯堂此言，

盖能深读丹溪之书者，录之以告世之专用寒凉药治口疮者。

吴光烈

大枣绿豆羊肉汤治疗复发性口疮

吴光烈（1925～　），福建省南安县中医院主任医师

复发性口疮是一种常见的口腔疾患，临床表现为口腔内侧粘膜上生黄白色如黄豆样大小的溃烂点，常反复发作，缠绵难愈，痛苦不已。余治疗此病有与众不同的良方。临床所见的病例，大多是服过清心导热或滋阴降火药无效而求治的。引起本病的原因，多系病程长，中土亏虚，津液不能上承兼有虚热，口腔失于濡养，所以按照清心泄热、滋阴降火之常法治疗无效。《圣济总录》中指出："胃气弱，谷气小，虚阳上发而为口疮"；《疮疡大全》谓"胃虚谷少"是引起本病的原因。至于在治疗上，朱丹溪说："口疮服凉药不愈者，因中土虚"；明清医学家如张景岳、龚廷贤、喻嘉言、沈金鳌等也指出，对口疮服凉药无效，应用甘温治法以取效。余治以大枣绿豆羊肉汤（大枣 10 枚，绿豆 30g，生姜 5 片，羊肉 120g）加水炖服，每日 1 次，经验数十年，屡收良效。年前治一病例，苏某，男性，55 岁，供销人员。患口疮已历 20 年余，患部呈灼热疼痛，说话或进食接触则疼痛难忍。失眠或工作紧张则加重。嘱用上方治疗，患者置疑地问道："大枣、羊肉气味甘温，功可入脾，又是血肉之

品，以形补形，正是妙物；但生姜温热食物，怎能用治口疮？岂不是火上加油，加重口疮溃烂吗？”遂引用本方的方义向患者解释：《内经》云：“形不足者，温之以气，精不足者，补之以味。”羊肉气味甘温，功专入脾，又是血肉之品，以形补形，正是妙物；生姜温中散寒，补脾和胃；大枣为补益脾胃的对药；绿豆味甘性寒，既滋补脾胃和五脏，又能清虚热。这个方子是以药物和营养食物相配合，具有调补脾胃，清泄虚火的作用。脾胃为“后天之本，营血化生之源”，脾虚得治，则诸虚俱愈矣，苏某信服，连进3剂痊愈，甚为高兴，称谢不已。事后据苏某云：他有一友，也患口疮多年，介绍用本方治疗也效如桴鼓。本方不但治复发性口疮有良效，对气虚发热，身大热有汗，渴欲热饮，少气懒言，舌嫩色淡，脉虚大者，以及妇女产后劳倦内伤发热，症见肌热面赤，烦渴欲热饮，舌淡红，脉洪大而虚者，用之也效。盖因本方是扶正驱邪的治法，具有调节机体功能，增强抗病能力的作用。

傅宗翰

实火宜泄宜折　虚火宜养宜潜

傅宗翰（1917～　），南京市中医院主任医师

余治此症，首辨寒热虚实。本病之起，诚以火热为多，然火有虚实之别，其属实火者，来势急峻，致使心脾积热，热盛化火，火邪循经上攻使然，症见唇颊粘膜多处生疮溃烂，周围红肿，甚则腮舌俱肿，疼痛较甚，碍于饮食，口渴饮冷，大便干结，小便黄赤，舌红苔黄，脉数有力。暴病邪盛，可肆意攻冲，按“实火宜泻宜折”，直以苦寒清泄以求速效。

因虚火而发者，每见病程迁延，反复发作，疼痛不剧；昼轻夜重，口内溃疡色泽淡红，可布白斑，苔少花剥，舌红露底，舌体龟裂，脉沉细数。常因禀赋阴亏液燥，或由烦劳过度，阳伤阴耗，肾水亏乏，或由思虑太过，失寐神劳，心肾不交，均致虚火上炎，熏蒸口舌所发。本“虚火宜养宜潜”，忌用苦寒，乃以生地、茯苓、泽泻、玉竹、白芍、石斛、女贞子、墨旱莲、牛膝、淡秋石、生甘草、桂附八味丸等育阴摄纳之剂。

此外，余治此病，在内服汤药的同时，每喜处予锡类散、珠黄散、绿袍散等局部涂搽，或用野蔷薇、生甘草煎汤频频含漱，内外合治，每收相得益彰之效。

史方奇

复发性口疮四证

史方奇（1912～ ），重庆市中医院主任医师

复发性口腔炎是指发生在口腔粘膜和软组织上的多种类型的疾病，以反复发作、久治难愈为特征。凡过嗜烟酒、辛辣、炙煿厚味，湿热蕴结脾胃，或七情动火伤及阴血，或肾阴不足、虚火上炎等等因素，均能引起口腔炎症。临床常分以下4个类型：

一、脾胃实火

年轻体壮，素嗜烟酒，满口烂斑色红，甚则腮舌俱肿，口干脉洪，治宜清火除热，药用：

银花20g 连翘15g 生石膏15g 板蓝根15g 野菊花12g 黄芩12g 射干12g 厚朴12g 酒军6g（重者改生军3g，泡开水兑服）

小便黄赤又热痛者，加萹蓄、瞿麦各15g。

二、心肾虚火

凡思虑过度，七情动火伤血，或房劳伤肾，真阴过耗，日久虚火上炎，口腔唇舌溃烂，色淡而白斑细点，甚或牙龈疼痛出血。若心火盛者，药用：

黄连6g 银花15g 连翘12g 栀子12g 石菖蒲6g

川牛膝 15g　白茅根 30g　生地 12g　紫花地丁 30g

并配服清心牛黄丸。

若肾虚火盛者，药用：

黄柏 12g　知母 12g　熟地 12g　山萸肉 12g　丹皮 12g　泽泻 15g　地骨皮 20g　牛膝 15g　白茅根 30g　银花 20g　板蓝根 15g

每次饭后浓茶漱口，症减后长服知柏地黄丸或归脾丸巩固之。

三、经期口烂

每当经期将至即发，经后逐渐好转，此为肝郁气滞，治宜疏肝调经，药用：

柴胡 10g　白芍 15g　白术 9g　当归 10g　黄芩 12g　制香附 12g　丹皮 12g　焦山栀 10g　生地 10g

平时每 3 天 1 剂，经期每天 1 剂，连服 3 个月经周期。

四、正虚湿热

溃疡反复多发，疡周充血，疡面色淡灰白，甚则陷露龟裂。清之则正气受伤，温之则溃疡加重，以养正温化宣湿之法治之，缓解证势，防止恶化，药用：

西洋参 3g　麦冬 6g　苡仁 15g　佩兰叶 3g　野菊花 3g

微煎泡水当茶饮，3 个月为 1 疗程。

郑艺文

寒热错杂虚实并见
燮理阴阳引火归原

郑艺文，湖南医学院第二附属医院教授

口腔溃疡，中医称口糜。口糜之病虽一，而为证绝非寒热两类可以概括。临床所见，寒热夹杂，虚实并见，上热下寒，口糜而溏泻之证极多。昔贤张路玉治此以甘草泻心汤。口糜微溏，并发心烦少寐，脉濡身重，舌微绛咽干，有治以柏子养心丸、天王补心丹者，反致损害脾阳，使便溏口糜加剧。有用民间流传单方验方，如地龙、吴茱萸包扎涌泉穴，或服蒲公英，或服蔷薇根茎叶煎剂，通治口糜，有效有不效。回顾“文革”期间，余之长女，年方30许，患口糜，反复发作，当时医务室用维生素B_1、B_2、B_{12}，维生素C和核黄素治疗无效，改服中药天王补心丹，口糜如旧，溏泻加甚，周末归家，述及诊疗经过，观察口腔粘膜，深浅不一的溃疡不少，舌质淡瘀，诉心烦不寐，脉濡不渴，无寒热，诊为脾元不足，湿邪内蕴，郁热上炎，应予滋血养阴，引火归原之法，选用四物汤加知、柏、丹皮、肉桂，嘱服5剂。事后告知，上药进口，极感舒适，溃疡逐日全愈，其同队之患此者数人，见其病愈，竞相抄录原方服用，均获痊愈。迄今逾10年，均未复发。因思本方性味功能，与柏子养心丸、天王补心丹类似，独此方有此卓效，其关键或系养阴药中反佐温煦命火之肉桂，而收引火归原之作用。观夫上盛下虚，寒热夹杂，阴阳失调之证，必须领会师法仲景所制泻心方之精义，庶可掌握燮理阴阳、平调寒热虚实之手段，使病理状态恢复生理正常状态。

乔保钧

复发性口疮外治举要

乔保钧（1926～ ），洛阳市第二中医院

治疗本病应分寒热虚实，属实火者，用大黄黄连泻心汤与导赤散合而化裁，基本方为：

大黄9g 黄连9g 黄芩9g 麦冬15g 生地10g 木通9g 甘草梢5g 肉桂3g

属虚寒者用附子理中汤加味化裁，基本方为：

附子9g 干姜3g 黄连7g 党参9g 白术10g 川朴9g 陈皮9g 薏仁9g 砂仁9g 炙草5g

方中党参、炙草补中益气；白术、薏仁、砂仁健脾化湿；附子，干姜辛热温阳，配以黄连辛开苦降。无论虚实，治疗中皆配以硼砂10g，冰片1g，薄荷5g，细辛3g，开水浸泡，取滤液漱口，每日数次，可清洁口腔，减轻疼痛，促进溃疡愈合，屡用屡效。

张珍玉

口疮病心脾 渗湿佐清热

张珍玉（1921～ ），山东中医学院教授

本症多由于慢性疾病，如胃溃疡、肠炎、肝炎、神经衰弱及精神刺激所引起。炎症多在舌边及腮唇粘膜处，初起如米粒大水泡，后溃破，形成浅表性溃疡，有单发或多发，溃疡表面呈现灰白色或淡黄色，四周粘膜有轻度的发红，常有疼痛，影响进食。本症反复发作是其特点。中医学认为：本症多为外感风热与心脾湿热上攻口舌，或思虑过度，睡眠不足，心肾不交，虚火上炎所致。就临床所见，多病程日久，时愈时发，缠绵不愈。由于病本在心脾，心主热，脾主湿，湿热搏结，交结不退，缠绵难愈。故治当将湿与热分化瓦解，各自击破，遵叶天士“渗湿于热下”之治，其效甚佳。自拟方如下：

金银花 15g 连翘 9g 茯苓 9g 苍术 9g 泽泻 6g 当归 9g 丹皮 6g 甘草 3g

水煎 2 次，分 2 次温服，一般服上方 6 剂即可见效。

曾治仇某，58 岁，男，离休干部。患神经衰弱，长期失眠，5 年前患口腔炎，经多方治疗无效，时愈时发。来诊见：口腔溃疡，发于舌两边，口臭，疼痛，进食时加甚，脉

弦数，舌苔腻而黄。经服上方6剂，疼痛消失，继服6剂，溃疡平复而愈。去岁来诊胃病，自云口腔溃疡至今未发。

又治刘某，男，65岁，离休干部。10年前患前列腺肥大，手术后，经常尿路感染，3年前患口腔炎，下唇粘膜为甚，略有硬肿，干燥疼痛，说话、进食疼痛加甚，脉沉数，左弦，舌苔腻微黄。经服上方加当归9g，丹皮6g，服20余剂，溃疡平复，嫩肉生出，自觉冷热敏感，唇部干燥，病人怕复发，又服上方3剂，至今未再复发。

汤承祖

温摄并举 引火归原

汤承祖（1907～），南通市中医院主任医师

复发性口腔炎，中医称“慢性口疮”。病因多属肾阳虚于下，虚阳浮于上，簇聚口腔部及心脾所主之唇、舌，甚至上腭、颊内侧亦出现症状。如兼湿困于内，则舌苔必白腻。脉象多见细无力。失治，常可迁延数年反复发作。其病“本”在肾，病“标”在口。笔者体会到必须运用中医学“八纲”结合脏腑辨证，方能治愈本病。

1973年5月，笔者曾治本病一例，女性，26岁。其唇内侧及舌尖部发生口疮已三载。无分冬夏，如米粒大，白腐，三五日可自消，但不久又出现新起病灶。说话、进食时痛均加剧，颇以为苦。内服、外用药叠治无效。便、纳均正常。现下唇内侧及舌尖部共有米粒大溃疡三处。口不干渴，脉细无力，舌苔薄。脉证合参，是下元不足，脾阳不振所致。虚阳浮越于上，伤害心脾所主之窍而成口疮。欲清上浮之阳，应先温下元。爰予温阳养阴，引火归原，潜摄并举。方取：

油肉桂3g，补骨脂12g以温肾阳；陈皮6g，茯苓12g，甘草5g以和中州；玄参12g，麦冬、生地黄各12g以养阴

促唇舌之疮速愈，采灵磁石益肾而潜虚火。药服4剂，口疮竟痊愈而数年未发。

1979年余治1例口疮，沈姓，年54岁。唇内侧舌边尖部经常出现大如豆、小如粟米不等3～5处口疮，腐白疼痛，进食时痛尤甚。两颊内侧粘膜热辣感如抹上胡椒粉之难受，并不肿，其色较正常人颊粘膜为淡。食量尚可，大便经常5～6日解1次，燥结如颗粒状难排。口疮外用药、内服泻下通便药可取效于一时，不能根治。病程已达6年之久。余诊其脉沉细无力，舌苔薄淡有齿痕，知非实证热证。询其是否畏冷与面热时作？曰：一年四季两足不温，面部有时烘热伴头昏。此乃肾之真阳虚于下；肾主二便，大便之5～6日1行，乃系阴结而非阳结。肾阳虚于下，虚阳格于上，阵发性浮于面部则烘热头昏。病程6年，所用之内服、外治方药，均为清热解毒、消肿、泻下润肠等，以实治虚，以寒治虚，均为隔靴搔痒，所以暂效而不能持久也。亟宜温肾之阳，引火归原。肾阳渐长，格拒于上之浮阳即可渐返其宅。方取四逆汤加味：

淡干姜5g　制附块10g　炙甘草5g　菟丝子12g　甜苁蓉12g　油肉桂4g　灵磁石30g

先煎为汤剂。日服1剂，持续服20剂。当服至第五剂时口疮渐少，颊肌之热辣感即渐减轻，大便3日1行，成条易解。服至10剂时口疮全消，颊肌热辣感消失，大便每日1次，服至20剂时，上述症状完全消失，并无反复，3年来一直安好。

跋

余曾受教于吉林省名老中医洪哲明先生，耳提面命，受益良多。读书稍多，始悟及老中医经验乃中医学术之精粹，舍此实难登堂入室。自七九年滥竽编辑之职，一直致力于老中医经验之研究整理。寝馈于斯，孜孜以求，倍尝艰辛几近二十年矣。登门拜访，每受教益，茅塞顿开；鱼素往复，展卷捧读，亦如亲聆教诲，快何如之！

编纂、重订《当代名医临证精华》丛书，蒙国内名宿嘉许，纷纷应征，惠寄佳构。展阅名家之作：一花一世界，千叶千如来；真知灼见，振聋发聩；灵机妙绪，启人心扉……确不乏枕中之秘，囊底之珍，每每喜不自禁。

中国中医药出版社社长兼总编辑胡国臣先生，嘱余汇纂古今名医临证经验，并赐名曰“古今名医临证金鉴”，立意高远，实先得我心。爰以告竣之《重订当代名医临证精华》为基础，酌选古代文献，而成是编。

古代文献之选辑，乃仓促之举，殊欠砥砺。况不才识浅学疏，阅历有限，实难尽人意，尚祈诸贤达不吝赐教，使其臻于完善是幸。

著名学者，中国中医药出版社副总编辑傅芳、张年顺先生，对本丛书编纂惠予指导。本丛书责任编辑们也都花费了不少心血，余之挚友吴少祯主任付出的劳动尤多，于此谨致谢忱！

本丛书蒙各位老先生鼎力支持，尤其是著名中医学家朱良春先生在百忙中为本书作序，奖掖有加，惓惓于中医事业之振兴，意切情殷，余五内俱感，没齿难忘。

中国首届杰出青年中医十大金奖的获得者陈子华研究员，石志超教授协助我做了一些工作，对于他们的支持，余亦十分感谢。

杜甫客居蓉城，论诗有“戏为六绝句”之作，其六云：

未及前贤更勿疑，递相祖述复先谁。

别裁伪体亲风雅，转益多师是汝师。

杜甫虽有“未及前贤”之论，但主张不可轻率地抑此扬彼，盲目地贵古薄今，关键是别裁伪体，转益多师。诗圣之论，用来指导中医治学亦切中肯綮。

文章千古事，得失寸心知。如果说《当代名医临证精华》曾为诸多中医前辈所垂青，为临床界的朋友们所关爱，相信《古今名医临证金鉴》更会对提高临床水平有所裨益，更会得到朋友们的认可，不会因时间的推移成为过眼烟云而流传下去。

单书健

一九九九年春节于不悔书屋